本书是贵州师范大学博士科研启动项目成果、哲学社会科学重大科研项目培育项目阶段性成果，由贵州师范大学学科建设专项资金资助出版。

历史时期武陵山区药材产地分布变迁研究

胡安徽 著

（618—1840）

厦门大学出版社
XIAMEN UNIVERSITY PRESS
国家一级出版社
全国百佳图书出版单位

图书在版编目(CIP)数据

历史时期武陵山区药材产地分布变迁研究：618—1840/胡安徽著.—厦门：厦门大学出版社，2020.9

ISBN 978-7-5615-7891-9

Ⅰ.①历…　Ⅱ.①胡…　Ⅲ.①山区—中药资源—分布—变迁—研究—贵州—618—1840　Ⅳ.①R281.473

中国版本图书馆 CIP 数据核字(2020)第 172077 号

出 版 人	郑文礼
责任编辑	章木良

出版发行 厦门大学出版社

社　　址	厦门市软件园二期望海路 39 号
邮政编码	361008
总　　机	0592-2181111　0592-2181406(传真)
营销中心	0592-2184458　0592-2181365
网　　址	http://www.xmupress.com
邮　　箱	xmup@xmupress.com
印　　刷	厦门兴立通印刷设计有限公司

开本	720 mm×1 000 mm　1/16
印张	15.5
插页	2
字数	231 千字
版次	2020 年 9 月第 1 版
印次	2020 年 9 月第 1 次印刷
定价	68.00 元

本书如有印装质量问题请直接寄承印厂调换

厦门大学出版社
微信二维码

厦门大学出版社
微博二维码

自 序[*]

　　自古至今，中药材在维护人民群众生命健康和百姓维持生计、多种经营方面都有着重要的地位和作用。在中国历朝历代应对疫情的关键时刻，中药材都发挥了巨大作用，尤其是 21 世纪以来的 SARS 和新冠肺炎，中药材更是扮演了重要角色。同时，随着"中医药"热在世界范围的不断升温，以及脱贫攻坚的大力推进和乡村振兴战略的逐步实施，中药材的经济效益更为凸显，社会地位迅速提升，产业发展如火如荼，正日益成为未来的朝阳产业。2006 年 10 月，党的十六届六中全会提出要"大力扶持中医药和民族医药发展"。2007 年 10 月，党的十七大报告提出要"扶持中医药和民族医药事业发展"。2009 年 4 月，《国务院关于扶持和促进中医药事业发展的若干意见》正式颁布，对推进中医药事业发展具有重要指导意义。2017 年 7 月 1 日，正式颁行的《中华人民共和国中医药法》专门就中药材的保护与发展做出规定：国家建立道地中药材评价体系，支持道地中药材品种选育，扶持道地中药材生产基地建设，加强道地中药材生产基地生态环境保护，鼓励采取地理标志产品保护等措施保护道地中药材。这既为中药材保护及其产业发展提供了法律依据和保障，又表明了国家大力发展中药材产业的态度和指向。因此，研究道地中药材及其相关问题既是时代的必然，

---

　　[*] 在我看来，最有资格为本书作序的当是导师卢华语先生，怎奈她身体欠安，心有余而力不足，在征求了导师意见后，笔者就只好以自序为之。

又顺应了国家的要求。

武陵山区既是"天然药库",药材资源丰富,又是多民族聚居区,同时又是国家扶贫和重点开发之区域。本书以此特定地区的药材生产为研究对象,综合运用自然科学与社会科学方法进行系统研究,探讨了历史时期(618—1840)武陵山区药材产地分布变迁及其特点、产地变迁趋势、影响产地分布变迁的主要因素、产地变迁的规律和现实影响等内容,对研究我国药材发展史具有积极意义。现实是历史的延续。对历史时期武陵山区药材产地分布变迁进行研究,不仅具有重要的学术价值,而且具有很强的现实意义,有助于武陵山区当前通过发展中药材产业实现脱贫致富,对今后乡村振兴亦有积极作用,同时,对武陵山区现代经济发展和区域开发也有相当的实践价值。

在本书作为博士学位论文时,得到多位名家学人的鼓励。陕西师范大学周伟洲教授评价说:"研究历史时期某一地区药材产地分布的历史文献资料较少,且分散和记述不清,因而给研究者带来了较大的困难。论文作者从大量的本草药物古籍、正史、方志、笔记小说等文献中爬梳整理,使其研究有了较为扎实的基础。""将本草资料引入历史地理学的研究中,将中医药物学与历史地理学相结合,根据药材产地分布特点,应用'以点带面,以小见大'的理念,在研究方法上有一定的创新意义。"四川大学刘复生先生评阅说:"论文是首部全面总结武陵山区历史时期的药材分布变迁成果。"尽管评价有溢美之词,然有关历史时期武陵山区药材产地分布变迁的成果确实不多,从这个角度说,本书的创新意义也值得肯定。华中师范大学龚胜生教授评阅认为:"历史医学地理是一个新兴的交叉学科研究领域,历史药物地理又其中一个十分薄弱的研究环节,武陵山区的历史地理研究也十分迫切,本选题对唐代以来武陵山区的药物地理变迁进行探讨,具有重要的学术价值。"学界诸位先贤名家的鼓励,既是鞭策笔者努力修改好本书的动力,也是笔者以本书出版为起点,继续做好历史药物地理研究的助推剂。

毛主席说："中国医药学是一个伟大的宝库，应当努力发掘，加以提高。"本书只是发掘祖国医药学宝库微不足道的一角，需要更多的学者花费更多的时间和精力去探索。笔者期盼以本书的出版为契机，希望有更多的学者加入历史药物地理的研究队伍，为推动该方向的学术研究、为中药材产业更快更好地发展注入新的力量。

路漫漫其修远兮，吾将上下而求索。

谨以此为序。

胡安徽

2020 年 7 月

目　录

绪 论

　　自古以来,药材就是人类防治疾病的重要物质,对人类的健康和生存发展具有重要的作用和价值。我国药材资源出现的历史非常悠久,传说中就有神农氏"始尝百草,始有医药"[①]的说法。另在《史记》等正史中也有相关记载[②],尤其若干本草类著作[③]的出现更是对药材资源开发状况总结的结晶。随着时代的变迁,人们对药材功效的认识和利用水平不断深化和提高,唐至清代,仅在《新修本草》和《本草纲目》中所记药材品种即已分别多达 850 种和 1892 种。[④]

　　药材在中国古代经济社会生活中有着不可忽视的重要地位,《史记》云:"若千亩卮(栀)茜,千畦姜韭,此其人皆与千户侯等。"[⑤]其经济价值可想而知;正因如此,历代政府都设有相应职能部门对其进行管理,如"秦、两

---

　　① 唐·司马贞:《史记索引》卷 30《三皇本纪第二》,《四库全书》本,第 246 册,台湾商务印书馆 1986 年版,第 663 页。

　　② 汉·司马迁:《史记》卷 129《货殖列传》,中华书局 1973 年版,第 3260 页。

　　③ 尚志钧辑校:《神农本草经校注》,学苑出版社 2008 年版;南朝梁·陶弘景编,尚志钧等辑校:《本草经集注》,人民卫生出版社 1994 年版;唐·苏敬等撰,尚志钧辑校:《新修本草》,安徽科学技术出版社 1981 年版;宋·唐慎微撰,尚志钧等点校:《证类本草》,华夏出版社 1993 年版;明·李时珍:《本草纲目》,人民卫生出版社 1982 年版;清·赵学敏辑:《本草纲目拾遗》,人民卫生出版社 1963 年版等。

　　④ 李钟文:《中药学·附篇·历代本草著作简介》,中国中医药出版社 2002 年版。按,"附篇"无页码。

　　⑤ 汉·司马迁:《史记》卷 129《货殖列传》,中华书局 1973 年版,第 3272 页。

汉有太医令、丞,亦主医药……隋太医署令二人,大唐因之,主医药"[1]。宋代在全国设置和剂局和太平惠民药局,"掌修合良药,出卖以济民疾"[2]。明代,"凡药,辨其土宜,择其良楛,慎其条制而用之。四方解纳药品,院官收贮生药库,时其燥湿,礼部委官一员稽察之"[3]。同时,药材的开发利用也受到历代政府重视,围绕着药材开发的政策、管理及成效等若干问题,甚至酿成重大事件,引起社会关注。如秦始皇为巴寡妇清筑"怀清台"[4];宋淳熙十五年(1188)发生的震惊朝廷的泉州香药走私凶杀贿赂案[5];明永乐八年(1410)思州宣慰田琛与宗鼎争夺丹砂产地而导致宣慰司被废、田氏灭亡[6]等,均说明药材开发及生产不仅会在宏观上影响社会发展脉络,也会在微观上对地方社会经济产生重要影响,直到今天,我们也不能低估这种影响。

一、药材史研究的学术史回顾

我国对药材历史的记述和研究可以追溯到远古时期。如果说传说中的神农氏"始尝百草,始有医药"[7]、甲骨文中有关药材"人参"的记载[8]仅仅反映了药材开发和利用的历史由来已久的话,那么我国最早的本草典籍《神农本草经》、最古的方书《五十二病方》[9]以及此后相当多的本草著作和

---

[1] 唐·杜佑撰,王文锦等点校:《通典》卷25《职官七·太医署》,中华书局1988年版,第696页。

[2] 元·脱脱等:《宋史》卷165《职官五·太府寺》,中华书局1977年版,第3908页。

[3] 清·张廷玉等:《明史》卷74《职官三》,中华书局1974年版,第1812页。

[4] 汉·司马迁:《史记》卷129《货殖列传》,中华书局1973年版,第3260页。

[5] 宋·洪迈撰,何卓点校:《夷坚志》己志卷6《王元懋巨恶》,中华书局1981年版,第1344~1346页。

[6] 清·张廷玉等:《明史》卷316《贵州土司》,中华书局1974年版,第8177~8178页。

[7] 唐·司马贞:《史记索引》卷30《三皇本纪第二》,《四库全书》本,第246册,台湾商务印书馆1986年版,第663页。

[8] 李向高等:《古代人参基原考辨》,《中药材》2002年第11期,第818页。

[9] 马王堆汉墓帛书整理小组编:《五十二病方》,文物出版社1979年版。该书记载药名多达240余种,其中矿物药21种、植物药115种、动物药57种,此外尚有器物类药、泛称类药、待考药物共50余种。

类书、农书,如《新修本草》《证类本草》《本草纲目》《植物名实图考》①《古今图书集成》②《四时纂要》③《农政全书》④等中关于药材产地、数量、功效、考释等方面的内容,以及农史、科技史等所涉内容,均说明我国对药材史的研究历史极为悠久。

近代以来,我国药材史研究跨入一个新阶段,尤其 20 世纪初期至今,对于中国药材史最早和最主要的研究来自医药学界,随着时代的发展和研究的深入,医药学界、史学界、农学界、植物学界和科技史学界等在各自的研究领域都取得了丰硕成果。现根据学界关注的药材史内容、特点及研究倾向性,将中国药材史的研究分为四个历史时期进行回顾:

(一)20 世纪初的初步研究和新中国成立前的缓慢发展期(1911—1949)

这一历史时期的药材史研究又可以分为两个阶段:

1.从 1911 年辛亥革命发生到 1927 年南京国民政府成立

通过多种方式对这一时段有关药材史的文章进行检索,仅有少数以"医学史"命名、部分内容叙及了药材史的著述,如《中国医学史》⑤《医学史》⑥等。这一时期代表性的研究成果是《增订伪药条辨》⑦。这部著作由著名医家曹炳章(1877—1956)于 1927 年在郑肖岩撰写的《伪药条辨》的基础上编写而成。该书介绍了 111 种药材的产地、形态、色泽、气味等自然特征,分析了当时伪药产生的原因及其带来的危害和影响,如"得一药则赚一药之利,制一药则损一药之功,以伪乱真,以贱抵贵,巧诈相尚,夭札生

①　清·吴其浚:《植物名实图考》,中华书局 1963 年版。
②　清·陈梦雷编纂,蒋廷锡校订:《古今图书集成》,中华书局、巴蜀书社 1985 年版。
③　唐·韩鄂原编,缪启愉校释:《四时纂要校释》,农业出版社 1981 年版。
④　明·徐光启撰,石声汉校注:《农政全书校注》,上海古籍出版社 1979 年版。
⑤　陈邦贤:《中国医学史》,《中西医学报》1914 年第 1~4 期,1915 年第 7~12 期,1915 年第 1~2 期。陈无咎:《中国医学史》,《广东医药杂志》1926 年第 4 期。按,陈邦贤先生又在 1920 年撰成专著《中国医学史》,该书在 1929 年由上海医学书局出版。
⑥　陈志潜:《医学史》,《协医通俗月刊》1925 年第 4 期;1926 年第 5~10 期。
⑦　郑肖岩辑著,曹炳章增订:《增订伪药条辨》,科学卫生出版社 1959 年版。

灵"[1],并提出了应对伪药的诸多对策,如采办药材宜真、贩卖药材宜审、购买药材宜慎、使用药材宜谨等。[2] 该书虽有比较丰富的药材史内容,但由于主要是针对如何识别当时市场上常见的伪药而作,并非对药材史进行专题研究,因此研究不够全面和系统。

纵览这一阶段的药材史研究,成果甚少,且不全面、不系统。之所以如此,主要原因有二:其一,国内战乱不断,政局不稳,社会动荡,缺乏研究药材史的社会环境;其二,新文化运动时期对中医学的批判和否定。如陈独秀在《新青年》创刊号上发表的《敬告青年》云:"(中)医不知科学,惟知附会五行生克寒热阴阳之说,袭古方以投药饵,其术殆与矢人同科;其想象之最神奇者,莫如'气'之一说。其说且通于力士羽流之术;试遍索宇宙间,诚不知此'气'之果为何物也!"[3]傅斯年也曾说:"我是宁死不请教中医的,因为我觉得若不如此便对不住我所受的教育。"[4]郭沫若则曰:"中医和我无缘,我敢说我一直到死决不会麻烦中国郎中的。"[5]鲁迅的言辞更为激烈:"中医不过是一种有意的或无意的骗子。"[6]反对中医最为激烈的是余云岫,他1917年写成《灵素商兑》一书,把中医说得一无是处,甚至被诟为"杀人的祸首",并以此主张要"坚决消灭中医"[7]。毫无疑问,一些颇有影响力的学者对中医学的批判态度也会影响到与中医联系甚密的中药材研究,故而研究成果甚少,也就不可能全面和系统。

2.从1927年南京国民政府成立到1949年中华人民共和国成立

1927年以来,国民政府出于发展经济的需要,一定程度上对作为重要商品的药材有所重视,在研究如何开发和利用药材资源以增加财政收入的

---

① 郑肖岩辑著,曹炳章增订:《增订伪药条辨·自序》,科学卫生出版社1959年版,第8页。

② 郑肖岩辑著,曹炳章增订:《增订伪药条辨·劝戒刍言》,科学卫生出版社1959年版,第1~2页。

③ 陈独秀:《敬告青年》,《独秀文存》,安徽人民出版社1987年版,第9页。

④ 傅斯年:《所谓"国医"》,《独立评论》1934年第115号。

⑤ 郭沫若:《郭沫若全集》第19卷《文学编》,人民文学出版社1992年版,第429页。

⑥ 鲁迅:《呐喊·自序》,人民文学出版社1956年版,第2页。

⑦ 曹东义:《余云岫:"废禁中医"第一人》,《环球人物》2006年第17期,第16页。

同时,也对一些药材的开发史进行了研究,如朱恒璧《几种国药之科学的研究》①、张继有《汉药集览》②等。同一时期,由于西医的不断侵入和影响的不断加深,一些学者从振兴国药出发,也撰写了涉及药材史内容的专著,代表作是陈仁山编撰的《药物出产辨》③,该书主要介绍了 731 种药物的产地优劣,是研究道地药材演变历史的重要参考文献。除此之外,还有学者和机构开始对区域药材经济进行了研究,如《四川省之药材》④《绵阳麦冬调查记》⑤《四川药材市场概况》⑥等对四川省药材经济进行了专题研究。这些论著虽以发展当时的药材经济为主题,但也部分述及了历史时期药材品种的开发和利用概况。另有学者对外来药材在中国的传播历史进行了探讨,如范天磬《汉唐以来外药输入的史料》⑦《外药输入史的考察》⑧等。同时,学者们还对矿物药材有所关注,如陆志鸿《汉药中之矿物》⑨以列表的形式对白石英、钟乳石、雄黄等 29 种矿物药材的汉药名、矿物学上的名称、形状、药效和化学成分等内容进行了简要说明。又如左士丁《中国水银剂之研究》⑩对水银的开发史进行了探讨。再如劳干《中国丹砂之应用及其推演》⑪,详细追述了丹砂炼制长生之药的历史过程。特别要提出的是杨大金所编《现代中国实业志》,该书仿《史记·货殖列传》的志书体裁编纂而成,主要反映民国时期中国制造业、矿冶业的发展现状,以及各行业之间的关系状态,上册为制造业,下册为矿冶业,但内容涉及了不少宝贵的中药治疗,一是市场所售药材的主要产地,大都来自东北、内蒙古、陕西、四川、云南、两广及华北各地。二是各地的道地药材,如长白山的人参;内蒙古和青

①　朱恒璧:《几种国药之科学的研究》,《中华医学杂志》1939 年第 1 期。

②　张继有:《汉药集览》,《东方医学杂志》1939 年第 4 期。

③　陈仁山:《药物出产辨》,中国文化研究会纂《中国本草全书》,华夏出版社 1999 年版。

④　中国银行重庆分行编:《四川省之药材》,中国银行总管理处经济研究室 1934 年版。

⑤　陈希纯:《绵阳麦冬调查记》,《建设周讯》1939 年第 8 卷第 5 期。

⑥　钟古熙:《四川药材市场概况》,《四川经济季刊》1946 年第 3 卷第 2 期。

⑦　范天磬:《汉唐以来外药输入的史料》,《新医药刊》1934 年第 17～20 期。

⑧　范天磬:《外药输入史的考察》,《医药导报》1935 年第 1 期。

⑨　陆志鸿:《汉药中之矿物》,《学艺》1929 年第 9 卷第 6 期。

⑩　左士丁:《中国水银剂之研究》,《东方医学杂志》1938 年第 4、7 期。

⑪　劳干:《中国丹砂之应用及其推演》,《历史语言研究所集刊》1939 年第 4 期。

海以及部分北方地区的甘草(主要出口日本和美国);内蒙古、青海、西藏、四川、湖北等地的大黄;云南的茯苓;贵州、安徽、浙江等省的土茯苓(主要出口印度和缅甸);四川的川芎(主要出口日本);河北、山东的杏仁;薄荷产地较广,广东所出薄荷油,其原料多来自江西吉安;我国北部和中部地区的五加皮;广东的陈皮;广西的桂皮;南洋的白豆蔻;西藏之麝香;东北三省的鹿茸等。① 这些成果虽多是从矿业史、经济史和科技史的角度进行研究,但客观上却为药材史的研究增添了新的内容,也再次体现了药材史的研究具有交叉学科研究的特点。

与 20 世纪之初的研究相比,这一阶段药材史研究有三个特点:一是研究范围有所扩大,二是成果数量增多,三是研究服务于经济需求。这些特点的出现既是因为人们认识水平的提高、关注领域的扩大,又得益于国民政府为发展经济的需要不得不重视对药材资源的开发,从而不可避免涉及历史时期药材资源的开发和利用。但也必须正视的是,由于国民政府采取歧视中医药甚至废除中医的态度和措施②,一定程度影响了学界对药材史的研究,决定了该研究的扩展范围和成果数量有限。

特别需要说明的是,20 世纪三四十年代,伴随着日本对中国的觊觎和侵略,不少日本人对中国的药材高度关注,编撰了一些颇有价值的调查报告,石户谷勉所著《中国北部之药草》③即是代表。该书对中国东北、华北地区与蒙古、朝鲜所产药材及其开发历史和市场销售情况做了详尽的记录。这一著作当时虽是作为日本侵略中国之用,但单纯从学术研究的角度看,其中不少学术观点和资料都很有参考价值,它不仅介绍了当时中国北方和蒙古、朝鲜药材的产地、生产和交易状况,还以相当的篇幅叙述了药材的开发史,其中很多观点都给后来的研究者提供了启发。例如,根据药肆的商品目录推定药材的产地,再根据药物志及生药学的知识弄清楚药材的来源,依照本草和医学文献确定药材的地位等。同时,该书在叙述药材开发过程中屡次提到日本其他学者及其著作对中国药材的研究内容,显示了

---

① 杨大金:《现代中国实业志》,商务印书馆 1937 年版,第 1134～1137 页。
② 薛愚:《中国药学史料》,人民卫生出版社 1984 年版,第 386 页。
③ (日)石户谷勉著,沐绍良译:《中国北部之药草》,商务印书馆 1950 年版。

当时日本人对中国药材开发状况的强烈关注。虽然我们现在不能见到这些著作的原貌,但从中可以反映出日本人对中国药材史的研究已领先于同时代的中国人。20世纪三四十年代的日本人对中国药材史的研究有很强烈的实用目的,正是这些或有特殊用意的研究,对中国古代药材进行了客观的认识和评价,也显示了对药材史关注的现实意义。

(二)从新中国成立到改革开放之前的曲折发展期(1949—1978)

新中国成立后,百废俱兴,各行各业显示出一派欣欣向荣的景象,学界对药材史的研究也呈现出勃勃生机。首先是论文数量显著增多。《医学史论文资料索引(1903—1978)》统计了1903—1978年间发表的医学史论文,其中专论或涉及1949—1978年间药材史的文章约有98篇,平均每年约3.4篇文章问世,而1911—1949年的38年间共有专论或涉及药材史的论文约60篇,平均每年仅有1.6篇文章发表。① 显然,无论是发表文章的绝对数还是年均数,本期较上一时期均有显著增加,增幅分别约为30%和113%。其次是论著内容相当丰富,方法有所创新。如王筠默《从证类本草看宋代药物产地的分布》②一文利用历史地理学的方法和研究成果,通过绘制地图和古今地名之间的对照,较为详细地考证了《证类本草》所载药材的产地。该文避开了单纯用本草学知识研究药材史的方法,开创了药材史研究的新途径,堪称历史医学地理的开山之作。此类专论还有《"本草经"药物产地表释》③《中药的历史地理关系》④等。再如赵燏黄等人编著的《药用黄耆本草学及生药学的研究》⑤交叉运用本草学及生药学的知识详尽地探究了黄耆在历代本草中的名称、道地产区、形性和气味、主治和功用等,认为黄耆最道地的产地在今山西静乐、娄烦一带,其次是蒙古人民共和国以及我国内蒙古、湖北等地。郭成圩《四川方志中所见有关黄连的部分记

① 中医研究院医学文献研究室编:《医学史论文资料索引(1903—1978)》,中医研究院1980年版。
② 王筠默:《从证类本草看宋代药物产地的分布》,《医学史与保健组织》1958年第2期。
③ 李鼎:《"本草经"药物产地表释》,《医史杂志》1953年第4期。
④ 江春:《中药的历史地理关系》,《新民晚报》1959年5月5日。
⑤ 赵燏黄等:《药用黄耆本草学及生药学的研究》,科学出版社1959年版。

载》①以方志为切入点,分别对黄连的产区和产量、采集和栽培做了总结,该文虽然将方志资料引入药材史的专论中,但由于缺乏对史料的分析,基本属于资料集锦。尽管如此,这种有益的尝试仍值得肯定。这一时期还出现了对动物药材史的专题研究,像冯汉镛《露蜂房考》②专门探究了中国古代对露蜂房的利用历史。此类文章还有《羚羊角刍议》③《动物类中药历代应用简介》④等。区域药材史料的总结也是一项不可忽视的新成果,高铭功《黑龙江省药材史料汇辑》⑤即是典型代表作。还有学者对历史时期药材的发展、演变进行专题总结,如汪殿华《近百年来的药学》⑥、任应枚《药物的起源及其演变》⑦、谢宗万《中药材品种论述》⑧等,尤其是北京中医学院 1957 年班编写的《中药简史》⑨,这是药材史编写过程中极为少见的集体创作结晶。可见,这一时期的药材史研究,无论内容还是方法都有不少创新。最后是关注少数民族药材史研究。新中国成立后,党和国家制定了正确的卫生路线和中医政策、民族政策,少数民族医学得到蓬勃发展,包括药材史在内的少数民族医药学史的研究也翻开了崭新的一页,如太宝《蒙医药学发展史概述》⑩叙述了蒙古族人远古时期对植物、动物和矿物药物的发现,以及《神农本草经》《本草经集注》《备急千金要方》《开宝本草》《蒙药本草从新》等典籍所记内蒙古特产药材和蒙医常用药材,高度概括了从远古到清代乃至新中国成立后蒙医药学形成和发展的历史。关注民族药材史研究的还有潘锦堂《一些藏药品种的考证》⑪等。这些专论虽然数量有限,内容较为单薄,研究也有待进一步深入,但却开辟了少数民族药材史研

① 郭成圩:《四川方志中所见有关黄连的部分记载》,《中医杂志》1959 年第 6 号。
② 冯汉镛:《露蜂房考》,《浙江中医杂志》1959 年第 6 期。
③ 梁光裕:《羚羊角刍议》,《上海中医药杂志》1958 年第 8 期。
④ 林乾良:《动物类中药历代应用简介》,《中草药通讯》1978 年第 5 期。
⑤ 高铭功:《黑龙江省药材史料汇辑》,《哈尔滨中医》1962 年第 5、7～8 期。
⑥ 汪殿华:《近百年来的药学》,《医药学》1951 年第 1 期。
⑦ 任应枚:《药物的起源及其演变》,《中医药》1952 年第 2 期。
⑧ 谢宗万:《中药材品种论述》,上海科学技术出版社 1964 年版。
⑨ 北京中医学院 1957 年班编:《中药简史》,科学技术出版社 1960 年版。
⑩ 太宝:《蒙医药学发展史概述》,《新中医》1977 年第 5 期。
⑪ 潘锦堂:《一些藏药品种的考证》,《中草药通讯》1978 年第 1 期。

究的新领域,成为少数民族药材史研究的奠基之作。

尤其值得一提的是,该时期出现了药材史研究的争鸣和讨论现象。王晓涛《唐代〈千金翼方〉中记载的"道地药材"》①通过说明"道地"二字的来源和"道地药材"的意义,考释了《千金翼方》所载药材的品种和产地。针对王文,刘元发表了《我对唐代"道地药材"产地的几点商榷》②一文,对王文中存在的不少问题,尤其是对唐代道地药材产地的古今地名提出了自己的看法,并纠正了其中一些地名的错误。这种学术争鸣和讨论无疑有助于推进和加深对药材史的研究,值得提倡和发扬。同时,这一时期,农学界也有一些涉及药材史内容的研究成果,如《我国古老的作物——薏苡》③《虫白蜡利用的起源》④《本草学的起源及其发展》⑤等。农学界对药材史的关注显然有利于拓展药材史研究的视角和方法,丰富药材史研究的内容和成果。还需要注意的是,少数西方学者也开始研究中国的药材史。美国学者爱德华·谢弗(Edward H. Schafer)所著《唐代的外来文明》所列参考书目中,有 L. Carrington Goodrich、P. Huard、M. Wong 于 1958 年撰成的 *Evolution de la matière médicale chinoise*(《中国药材发展史》)⑥。由于多种原因,笔者未能见到该书,对其内容也不得而知,但从著作的名称看,这无疑是一部研究中国药材史的专著。由此可见,对中国药材史的研究,是中西方学者共同关注的一个内容。

总览该时期国内学者对药材史的研究状况,除了上述特色外,还有一个重要的特点是研究成果在时段分布上的不均衡。据统计,1950—1966年,专论或涉及药材史研究的论文有 80 篇,平均每年即有 5 篇文章发表,

---

① 王晓涛:《唐代〈千金翼方〉中记载的"道地药材"》,《上海中医药杂志》1956 年第 4 期。

② 刘元:《我对唐代"道地药材"产地的几点商榷》,《上海中医药杂志》1958 年第 3 期。

③ 宋湛庆:《我国古老的作物——薏苡》,中国农业科学院、南京农学院中国农业遗产研究室编《农业遗产研究集刊(第二册)》,中华书局 1958 年版,第 33~40 页。

④ 邹树文:《虫白蜡利用的起源》,中国农业科学院、南京农学院中国农业遗产研究室编《农史研究集刊(第一册)》,科学出版社 1959 年版。

⑤ 孙家山:《本草学的起源及其发展》,中国农业科学院、南京农学院中国农业遗产研究室编《农史研究集刊(第一册)》,科学出版社 1959 年版。

⑥ (美)爱德华·谢弗著,吴玉贵译:《唐代的外来文明》,中国社会科学出版社 1995 年版,第 633 页。按,该书最初在 1963 年由加利福尼亚大学出版社出版。

1966—1976 年则仅有 3 篇,平均每 3 年才有 1 篇文章发表,1976—1978 年有 15 篇,平均每年约有 7 篇文章发表。[①] 显然,新中国成立之初到 1966 年前的研究成果较多,1966—1976 年的成果则相对较少,1976—1978 年的成果持续增加。这反映了该时期药材史的研究在曲折中发展。之所以如此,主要是因为新中国成立后,党和国家十分重视中医中药工作,一大批献身中医药事业的学者和专家不懈努力,这为新中国成立初至"文革"前药材史研究的蓬勃发展提供了有利条件。"文革"期间,由于国内特殊的形势,"中医研究人员遭到冲击,各级中医药研究单位研究工作基本停顿"[②],而史学研究则"经历了灾难性的浩劫","历史科学事业处于低潮阶段"[③],不可能关注药材史的研究,农学界、科技史学界、植物学界的情况也大致如此,因此这十年的研究成果相对较少。"文革"结束后的拨乱反正,又为学术研究创造了新的社会环境,故而药材史的研究成果明显增多。由此看来,药材史的研究与国内社会环境尤其是政治环境有着直接的关系。

(三)改革开放至新时代前的迅速发展和全方位研究期(1978—2012)

1978 年 12 月召开的党的十一届三中全会揭开了改革开放的序幕。以此为契机,学界对药材史的研究迎来了新的发展机遇,取得了丰硕的成果。在前一时期研究的基础上,本期药材史的研究又呈现了许多新的特点。首先,药材史研究的基础资料整理和工具书编撰成果丰硕。资料是学术研究的基础,扎实的资料是学术研究顺利进行的有力保证。改革开放以来,随着思想的进一步解放,学术研究的视野也在不断扩展,对研究资料的需求也与日俱增,对基础资料的整理工作便日显重要。而且随着边缘学科的不断诞生,越来越多的知识在不同学科之间相互流通,相互借鉴,为药材史的研究提供了新的资料来源。在此背景下,与药材史密切相关的资料整理成果应运而生。代表性的著述主要有陈邦贤《二十六史医学史料汇

---

① 据《医学史论文资料索引(1903—1978)》统计。

② 余永燕:《中医药科研机构发展概况(1949—1999 年)》,谬果等编《东西方医学的反思与前瞻》,中医古籍出版社 2002 年版,第 95 页。

③ 白寿彝:《60 年来中国史学的发展》,王学典、陈峰编著《二十世纪中国史学史论》,北京大学出版社 2010 年版,第 169~170 页。

编》①、陶御风等编《历代笔记医事别录》②、马继兴《敦煌医药文献辑校》③、樊普《建国以来全国各地出土的医药史料》④等。林文超《中医药文献查阅法》共有 27 篇文章,分为 5 个部分:查阅中医药文献的一般知识、中医药各学科文献介绍、中医药文献的检索、国内外中医药期刊简介、怎样撰写中医论文。该书基本上反映了 20 世纪 80 年代初期我国中医药文献检索指南方面的新资料概况,为读者检索提供了便利。⑤ 胡滨等《中医药文献检索》系统阐述了文献检索的基本理论和一般规律,介绍了中医药词语、人物、机构与古代专题资料、中医药图书、中医药论文与特种文献、中医药外文文献的检索途径与检索方法⑥,一定程度上丰富和拓展了前揭《中医药文献查阅法》的内容。另有不少对资料考释的专论,如王永潮和吴焕才《矿物药的沿革与演变》⑦、马继兴《当前世界各地收藏的中国出土卷子本古医药文献备考》⑧、赵健雄《敦煌医粹·敦煌遗书医药文选校释》⑨等。同时,薛愚、傅维康、陈新谦等学者分别撰成药学史料通史。⑩ 这些学者不辞劳苦或从浩瀚的古籍中爬梳点点滴滴的史料,或对各类出土文献、文物进行多方面的考释,为后人的研究提供了方便。应该说,正是这些专家学者的辛苦工作为今后药材史的研究奠定了坚实的资料基础,药材史研究的每一个进步都与他们所从事的基础性的资料整理和考释有着直接或间接的关系。在资料整理的基础上,一些以索引和目录为主的工具书相继问世,如中医研究院医学文献研究室和上海中医学院医史博物馆对 1792—1980 年间学术界

　　① 陈邦贤:《二十六史医学史料汇编》,中医研究院中国医史研究所 1982 年版。

　　② 陶御风等:《历代笔记医事别录》,天津科学技术出版社 1988 年版。

　　③ 马继兴:《敦煌医药文献辑校》,江苏古籍出版社 1998 年版。

　　④ 樊普:《建国以来全国各地出土的医药史料》,厦门大学 2006 年硕士学位论文。

　　⑤ 林文超:《中医药文献查阅法》,福建科学技术出版社 1985 年版。

　　⑥ 胡滨、黎汉津主编:《中医药文献检索》,上海科学技术出版社 2002 年版。

　　⑦ 王永潮、吴焕才:《矿物药的沿革与演变》,青海人民出版社 1996 年版。

　　⑧ 马继兴:《当前世界各地收藏的中国出土卷子本古医药文献备考》,《敦煌吐鲁番研究(第六卷)》,北京大学出版社 2002 年版,第 129～182 页。

　　⑨ 赵健雄:《敦煌医粹·敦煌遗书医药文选校释》,贵州人民出版社 1988 年版。

　　⑩ 薛愚:《中国药学史料》,人民卫生出版社 1984 年版;傅维康:《中药学史》,巴蜀书社 1993 年版;陈新谦:《中华药史纪年》,中国医药科技出版社 1994 年版。

发表的医学史文章进行了分类整理,分别编成《医学史论文资料索引(1903—1978)》[①]和《中文医史文献索引(1792—1980)》[②],其中收录了不少研究药材史的文章。此类工具书还有吉文辉主编《中国科技期刊中医药文献索引·中药学(1949—1986)》(第8分册)[③]等。还需要提及的是,一些学者撰写了医药学史的学术史研究论著,如宋之琪的《中国药学史研究60年》[④]、王致谱和蔡景峰编写的《中国中医药50年(1949—1999)》[⑤]等,都为后来学者对药材史的研究奠定了基础,并提供了便利。

其次,区域药材史的研究异军突起。伴随着区域经济开发的勃兴,区域药材史的研究成为学界研究的热点之一。如对浙江地区药材史的研究,朱德明《南宋时期浙江医药的发展》[⑥]和《南宋浙江药学发展概论》[⑦]专门探究了南宋时期浙江医药发展状况:药材丰富,药市红火,药店林立,药物炮炙技术精湛,药品种类繁多,药商远涉海内外。这表明南宋时期是古代浙江药学发展的转折时期,极大地推动了同时期中国药学事业的发展。管家齐等《浙八味及其相关品种的产地变迁》[⑧]分别考证了历史时期盛产于浙江的道地药材"浙八味"(芍药、白术、菊花、麦冬、玄参、延胡索、温郁金、贝母)产地变迁情况。王德群等《历史名药宣黄连的兴衰沿革》[⑨]则对安徽宣城及其相邻的部分皖南山区和毗邻的浙江西北山区的短萼黄连兴盛和衰落的发展史进行了研究。又如对云南药材史的研究,田敬国《云南医药卫

---

① 中医研究院医学文献研究室编:《医学史论文资料索引(1903—1978)》,中医研究院1980年版。

② 上海中医学院医史博物馆编:《中文医史文献索引(1792—1980)》,上海中医学院医史博物馆1986年版。

③ 吉文辉:《中国科技期刊中医药文献索引·中药学(1949—1986)》(第8分册),光明日报出版社1993年版。

④ 宋之琪:《中国药学史研究60年》,《中华医史杂志》1996年第3期。

⑤ 王致谱、蔡景峰:《中国中医药50年(1949—1999)》,福建科学技术出版社1999年版。

⑥ 朱德明:《南宋时期浙江医药的发展》,中医古籍出版社2005年版。

⑦ 朱德明:《南宋浙江药学发展概论》,《中华医史杂志》2005年第2期。

⑧ 管家齐等:《浙八味及其相关品种的产地变迁》,《浙江中医药大学学报》2008年第4期。

⑨ 王德群、彭华胜:《历史名药宣黄连的兴衰沿革》,《中华医史杂志》2008年第3期。

生简史》①介绍了云南从远古、古代、近代直至现代各个历史时期医药卫生的发展情况和规律，并对云南多民族所积累的丰富医药经验做了概述、分析和评价，是一部颇有分量的关于云南药材史研究的专著。再如对陕南药材史的研究，陈小赤《陕南中草药的历史文化价值研究》②从历代本草中发掘了陕南中草药厚重、浓郁的文化价值和品位。由此可知，学界对区域药材史的研究不仅限于历史时期区域药材产地分布、开发，而且向区域药材文化延伸，这说明药材史的研究内容在不断丰富和扩大。特别值得一提的是，河北安国创建了中国第一个也是目前唯一一个药材博物馆③，该馆不仅以大量的图片、文物、雕塑、书画和文字资料介绍中国各个历史时期医药发展的情况，还突出展示了安国种植和加工传统中草药的成就，是了解和认识中国药材史的一个窗口。可以说，安国药材博物馆(现改名安国中药文化博物馆)是一部活化了的区域药材史。学界对武陵山区药材史的研究虽然不多，但也有一些关注，如张万福等《恩施地道药材川药产区的历史背景及传统品牌地位评价》④通过分析恩施的地理生态环境(包括地理区位、气候特点、土宜性、环境质量)、川产药材的历史背景、道地药材及其品种，提出了"恩施道地药材"的地域概念，明确了恩施具有川药产区的历史渊源，为提高恩施道地药材的道地性和传统品牌地位提供了依据，并为建立川药的湖北恩施道地药材产区提供了历史参考。该文虽是研究区域药材史的力作，但不足的是，所用资料仍多为本草著作，忽视了本草著作以外资料的综合运用。曾超《乌江丹砂开发史考》⑤考察了乌江流域丹砂的分布和产地、开采及开采者的有关情况，认为乌江流域在丹砂的开发过程中形成了内涵丰富、意蕴独特、融会诸种文化特质的丹砂文化。另外《石柱黄连

---

①　田敬国：《云南医药卫生简史》，云南科技出版社 1988 年版。

②　陈小赤：《陕南中草药的历史文化价值研究》，山东大学 2009 年硕士学位论文。

③　陈方圆选编：《奇趣博物馆》，福建教育出版社 1993 年版，第 8 页。

④　张万福等：《恩施地道药材川药产区的历史背景及传统品牌地位评价》，《中国中药杂志》2005 年第 1 期。

⑤　曾超：《乌江丹砂开发史考》，《涪陵师范学院学报》2006 年第 7 期。

史话》①《唐宋时期渝鄂湘黔界邻地区药材生产及其影响》②等也是其中的专论。涉及区域药材史研究的论著还有《甘肃习用药材名实及历史沿革初考》③《从唐代贡品药材看四川地道药材》④《古代岭南地区土沉香的生产及其社会影响》⑤《西南民族地区丹砂开发史略》⑥等。从上述文章研究的区域范围看，大小不等，既有以大区域为单位的研究，如西南地区、岭南地区；也有以省级政区为单位的研究，如云南、四川、浙江、甘肃等；还有以县为单位的研究，如石柱；另有以自然地理单元为对象的研究，如乌江。这说明区域药材史的研究成为学界关注的重点对象。

再次，少数民族药材史的研究成果更加丰富。与上一阶段少数民族药材史的研究相较，本期少数民族药材史研究所涉及的民族更多，专论或述及少数民族药材史的成果更加丰富，如对彝族药材史的研究就有李耕冬等《彝族药学史》⑦、关祥祖等《彝族医药学》⑧、阿子坝越《彝族医药》⑨等。又如对藏族药材史的研究，拉萨市藏医院编写的《藏医藏药的形成和发展》⑩从不同历史阶段回顾了藏医藏药2000年左右的悠久历史，是对藏医藏药发展变迁史的系统总结；《安多藏蒙医药学史研究》⑪也有涉及藏族药材史的内容。对回族药材史的研究也有点滴专论，如《回回香药渊源》⑫《回族药物历史概况》⑬等。学界对土家族药材史的研究成果颇丰，如罗文华《土

---

① 唐鑫培等:《石柱黄连史话》,《中药研究与信息》2002年第11期。

② 卢华语、胡安徽:《唐宋时期渝鄂湘黔界邻地区药材生产及其影响》,《社会科学战线》2010年第7期。

③ 刘孝栓等:《甘肃习用药材名实及历史沿革初考》,《中国中药杂志》2001年第11期。

④ 严奇岩:《从唐代贡品药材看四川地道药材》,《中华医史杂志》2003年第2期。

⑤ 严小青等:《古代岭南地区土沉香的生产及其社会影响》,《史学月刊》2007年第4期。

⑥ 曾超:《西南民族地区丹砂开发史略》,《民族学报(第五辑)》,民族出版社2007年版。

⑦ 李耕冬、贺廷超:《彝族药学史》,四川人民出版社1990年版。

⑧ 关祥祖等:《彝族医药学》,云南民族出版社1993年版。

⑨ 阿子坝越:《彝族医药》,中国医药科技出版社1993年版。

⑩ 拉萨市藏医院:《藏医藏药的形成和发展》,《上海中医药杂志》1979年第5期。

⑪ 王弘振:《安多藏蒙医药学史研究》,甘肃民族出版社1994年版。

⑫ 单于德:《回回香药渊源》,《回族研究》1997年第4期。

⑬ 张俊智等:《回族药物历史概况》,《中国民族医药杂志》2000年第2期。

家族医药史考》①胪列了不同时期本草著作记载的土家族使用的药材的名称、产地、采集时间、用法用量等,说明土家族药材是祖国药材宝库中的重要组成部分;又如田华咏《土家族医药发展史略》②探讨了秦汉郡县制度时期、唐宋羁縻制度时期、元明至清初土司制度时期、清代改土归流后府县制度时期和近现代土家族医药发展史的特点,认为土家族医学是当今我国最具活力的民族医药之一;再如彭延辉等《土家族医药史探讨》③较为系统地对土家族医药的起源、成长和壮大等3个方面进行了探讨;此外,《土家族医药》④《土家族医药学概论》⑤等著作也对土家族医药史亦有专论。涉及少数民族药材史研究的还有《新疆吐鲁蕃唐墓出土的药方及药丸》⑥《蒙医药简史》⑦《阿坝药材史话》⑧《苗族医药学发展简史述略(上、下)》⑨《壮药药材学》⑩《傣族历史文化与傣医药的历史渊源》⑪等。

复次,单味药材的考证数量日益增多。据统计,自1911年到改革开放前的近70年时间,医药学界考证了80余种单味药材(涉及植物、动物和矿物3类药材)。⑫改革开放后学界对单味药材的考证更多,仅戴藩瑨《中国本草常见药用植物源流考》⑬一书就对226种植物药材进行了考证,较之前70年的80余种单味药材增加了约183%。胡安徽《从本草著作看黄连产地的分布变迁》利用本草著作和方志文献等对黄连的产地分布变迁进行

---

① 罗文华:《土家族医药史考》,《中国民族民间医药杂志》1998年第2期。

② 田华咏:《土家族医药发展史略》,《中国民族民间医药杂志》2004年第1期。

③ 彭延辉等:《土家族医药史探讨》,《中国民族民间医药杂志》1994年第7期。

④ 朱国豪、杜江:《土家族医药》,中医古籍出版社2006年版。

⑤ 赵敬华主编:《土家族医药学概论》,中医古籍出版社2005年版。

⑥ 耿鉴庭、耿引循:《新疆吐鲁蕃唐墓出土的药方及药丸》,《江苏医药(中药分册)》1979年第4期。

⑦ 吉格木德:《蒙医药简史》,内蒙古人民出版社1985年版。

⑧ 叶星光:《阿坝药材史话》,《民族》1993年第7期。

⑨ 吴元黔:《苗族医药学发展简史述略(上、下)》,《贵阳中医学院学报》2004年第10期、2005年第4期。

⑩ 朱华、韦松基:《壮药药材学》,广西民族出版社2006年版。

⑪ 周红黎:《傣族历史文化与傣医药的历史渊源》,《中国民族医药杂志》2009年第10期。

⑫ 据《医学史论文资料索引(1903—1978)》统计。

⑬ 戴藩瑨:《中国本草常见药用植物源流考》,西南师范大学出版社2000年版。

了考证,得出如下结论:本草著作所载黄连产地经历了一个动态的分布变迁过程,先秦秦汉时期,黄连产地范围小、区域有限;魏晋南北朝时期,黄连产地渐趋增多;隋唐宋元时期,黄连产地迅速扩大;明清时期,黄连产地小有扩展;黄连产地之所以不断扩展,主要是因为黄连功能的扩大、需求量的增加和种植技术的提高。① 甚至部分蒙药的考证也进入研究者的视野,如《蒙药铁木尔迪格达的原植物及本草考证》②《蒙药材姜黄本草考证》③等。这一时期,专门或涉及对单味药材考证的著作也不断涌现,如《中国道地药材》④《本草学》⑤《本草古籍常用道地药材考》⑥《本草古籍矿物药应用考》⑦《中药材品种沿革及道地性》⑧《本草古籍常用药物品种与质量鉴定考》⑨等,进一步扩大了单味药材的考证范围。整体的药材是由多种单味药材共同组成的,因此单味药材考证成果数量的不断增多,意味着药材史的整体研究在不断深进。

再者,中外药材交流史研究的再度兴起。随着对外开放的进一步扩大,中国与国外的交流逐步加深,中外药材交流史的研究在沉寂了若干年后也再度兴起。涉足这一研究领域的代表人物是杜石然,其专论《历史上的中药在国外》概述了中药传入朝鲜、日本、越南、东南亚、中亚和欧洲的历史,比较具体地阐述了药材传入的时间、方式、药物种类和意义等内容。⑩该文独特之处在于大量运用国外历史文献对药材史进行研究,既拓展了药材史研究的资料来源,又丰富了药材史研究的内容,是研究中外药材交流史的一篇重要成果。蔡捷恩《中草药传欧述略》分 17 世纪以前、18 世纪、

---

① 胡安徽:《从本草著作看黄连产地的分布变迁》,《中国中药杂志》2011 年第 17 期。

② 徐都玲:《蒙药铁木尔迪格达的原植物及本草考证》,《中药材》2000 年第 2 期。

③ 布日额:《蒙药材姜黄本草考证》,《中药材》2007 年第 2 期。

④ 胡世林:《中国道地药材》,黑龙江科学技术出版社 1989 年版。

⑤ 陈重明、黄胜白等:《本草学》,东南大学出版社 2005 年版。

⑥ 徐春波:《本草古籍常用道地药材考》,人民卫生出版社 2007 年版。

⑦ 滕佳林:《本草古籍矿物药应用考》,人民卫生出版社 2007 年版。

⑧ 王家葵等:《中药材品种沿革及道地性》,中国医药科技出版社 2007 年版。

⑨ 唐迎雪、宋永刚:《本草古籍常用药物品种与质量鉴定考》,人民卫生出版社 2007 年版。

⑩ 杜石然:《历史上的中药在国外》,《自然科学史研究》1990 年第 1 期。

19 世纪和 20 世纪四部分,概略介绍了中草药(包括实物、标本、种苗、著作和治疗方法等)传入欧洲的情况。[①] 冯立军则从欧洲人的视角探讨了中外药材的交流,其《古代欧洲人对中医药的认识》认为,欧洲人在宋代以前与中药材开始接触,元代对中医药学有模糊认识,明清时期则对中医药有研究并且有应用,这是一个从模糊到清晰、由表及里的过程,同时也是中医药被越来越多的欧洲人士所认同,并逐渐向欧洲乃至世界展现其独特魅力的过程。[②] 这一新颖的视角为今后扩大对药材史的研究启发了思路。研究这一主题的代表性文章还有《清代中国药材输入琉球考》[③]《阿拉伯国家香药输入中国的简史》[④]《17—19 世纪中国与北美洲的医药交流》[⑤]《唐宋时期回回民族对海外农业和药材品种的引进与输入》[⑥]《唐宋时期阿拉伯农作物和药材品种在中国的传播》[⑦]《唐代外来香药研究》[⑧]《汉唐时期于阗的对外医药交流》[⑨]《罂粟传入中国及其在古代的医药价值析论》[⑩]等。

最后,科普类文章崭露头角。科普文章是医药知识大众化的主要途径,某种意义上其比纯学术研究更有价值。傅维康《医药史话》选择了祖国医药史上具有代表性的将近 40 个题材,介绍了人物、著作、医术、医具、药的剂型、药理、医学教育,内、妇、伤、小儿、眼等科的发展,兄弟民族对祖国医药学的贡献,以及古代中外医药界的交流等方面内容,以考古实物、历史记载为依据,各篇配上形象生动的插图和史迹照片,既有助于引起读者阅

①　蔡捷恩:《中草药传欧述略》,《中国科技史料》1994 年第 2 期。

②　冯立军:《古代欧洲人对中医药的认识》,《史学集刊》2003 年第 4 期。

③　谢必震等:《清代中国药材输入琉球考》,《中国社会经济史研究》1995 年第 1 期。

④　李红珠:《阿拉伯国家香药输入中国的简史》,《中国民族医药杂志》1999 年增刊。

⑤　朱德明:《17—19 世纪中国与北美洲的医药交流》,《中华医史杂志》2003 年第 2 期。

⑥　韩毅:《唐宋时期回回民族对海外农业和药材品种的引进与输入》,《青海民族研究》2003 年第 4 期。

⑦　韩毅:《唐宋时期阿拉伯农作物和药材品种在中国的传播》,《古今农业》2005 年第 4 期。

⑧　温翠芳:《唐代外来香药研究》,重庆出版社 2007 年版。

⑨　陈明:《汉唐时期于阗的对外医药交流》,《历史研究》2008 年第 4 期。

⑩　王宏斌:《罂粟传入中国及其在古代的医药价值析论》,《广东社会科学》2009 年第 5 期。

读兴趣,又给读者梳理了我国古代医药发展的线索。[①] 周安方《医药并精的李时珍》是"中国历代名医学术经验荟萃丛书"中的一本,既介绍了李时珍的生平业绩,又重点阐述其独创性的理论见解和临证经验,删繁就简,释古为今,使读者易学易懂[②],为医药的普及打下了基础。

特别要说明的是,20 世纪 80 年代以来,随着学术研究的不断进步和发展,相同的资料和不同的研究方法在不同学科之间的交叉运用成为学术研究的一个重要时代特征,药材史的研究理所当然也受到了时代的影响。利用方志、正史、类书、政书等多种资料和历史地理学、历史文献学等方法对药材史进行研究即成为这一时期一道新的亮丽的风景线,如胡世林《道地药材与方志和贡品》[③]通过发掘历代方志和贡品所记载的道地药材,发现有不少药材不为本草医书所收录。据此研究结果,作者认为,从方志和药材贡品记录中开发草药资源,择优使用,保证质量是一条重要的途径。另,《天一阁藏明代地方志本草资料阐析》[④]《唐代道地药材出产区划浅谈》[⑤]《汉代药物产地概貌》[⑥]《宋代药材产地概貌》[⑦]《中药名称中地名的历史地理价值初探》[⑧]《方志与药学史研究之刍议》[⑨]等均是这方面的重要成果。不同学科交叉研究是药材史的另一个亮点,如刘旭生《石门雄黄采矿史》从矿业史的角度研究了石门雄黄开采的历史[⑩];又如戴藩瑨《中国本草常见药用植物源流考》则从植物学的视野考究本草著作中常见的植物药材的源流[⑪];再如刘昌芝《〈本草图经〉中贝类和鱼类研究》用生物学的眼光对

---

① 傅维康:《医药史话》,上海科学技术出版社 1982 年版。

② 周安方:《医药并精的李时珍》,北京燕山出版社 1986 年版。

③ 胡世林:《道地药材与方志和贡品》,《中国药学杂志》1996 年第 8 期。

④ 万芳、钟赣生:《天一阁藏明代地方志本草资料阐析》,《中医文献杂志》2003 年第 1 期。

⑤ 王婧、张瑞贤:《唐代道地药材出产区划浅谈》,《江西中医学院学报》2006 年第 4 期。

⑥ 张瑞贤等:《汉代药物产地概貌》,《中国中药杂志》2008 年第 14 期。

⑦ 张瑞贤等:《宋代药材产地概貌》,《江西中医学院学报》2008 年第 1~5 期。

⑧ 严奇岩:《中药名称中地名的历史地理价值初探》,《中医杂志》2009 年第 7 期。

⑨ 万芳、钟赣生:《方志与药学史研究之刍议》,《中国药学杂志》1998 年第 3 期。

⑩ 刘旭生:《石门雄黄采矿史》,《国土资源导刊》2009 年第 6 期。

⑪ 戴藩瑨:《中国本草常见药用植物源流考》,西南师范大学出版社 2000 年版。

药用动物的名称、形态、生活习性等进行了鉴别研究①,具有较高的科学和学术价值。冯洪钱《兽医中医药畜人参考注》探讨了对家畜有滋补强壮作用的中草药——畜人参(包括猪人参、牛人参、马人参、羊人参、犬人参、猫人参、兔人参和鹿人参等)具体所指代的药物及其根据②;又如台湾地区学者龙村倪《中国白蜡虫的养殖及白蜡的西传》讨论了中国养殖蜡虫的历史和养殖蜡虫事业的发展以及白蜡西传欧洲的过程③,为进一步研究中国药用昆虫养殖史奠定了基础。这显然是农学领域的研究结晶。不同学科交叉研究的成果还有《论〈本草集注〉中的矿物学知识在中国矿物学史上的地位》④《〈万物〉中部分植物名称古今考》⑤《论西汉的炼丹术》⑥《秀山溪口汞矿的今昔》⑦等。除此之外,一些论著所采用的方法或资料颇有启发价值,如刘德山、廖朝林主编《恩施中医药诗歌集》⑧收集了恩施一带文人墨客借助诗歌(835 首)、对联(84 副)等形式描述了古今恩施地区所产黄连、党参、当归、独活、厚朴等 111 种植物、动物药材的产地、生长环境、功效、外部特征等。又如石月清《杜甫涉医涉药诗歌研究》⑨述及了杜甫采药、种药和用药的概况。再如《中草药传说故事》⑩叙述了金钱草、金银花等 53 种中草药的民间传说故事,对我们了解药材的起源和功效有一定的帮助。上述成果虽非药材史研究的专论,但却启发我们注意利用文学作品及民间传说所包含的药材信息对药材史进行研究的新思路,拓宽了药材史研究的方法和视角。

还要特别明确的是,20 世纪 90 年代初以来,对商品经济的研究成为热门,药材史研究也打上了时代烙印。前揭陈小赤《陕南中草药的历史文

---

① 刘昌芝:《〈本草图经〉中贝类和鱼类研究》,《自然科学史研究》1993 年第 1 期。

② 冯洪钱:《兽医中医药畜人参考注》,《中国农史》1996 年第 2 期。

③ 龙村倪:《中国白蜡虫的养殖及白蜡的西传》,《中国农史》2004 年第 4 期。

④ 艾素珍:《论〈本草集注〉中的矿物学知识在中国矿物学史上的地位》,《自然科学史研究》1994 年第 3 期。

⑤ 董源:《〈万物〉中部分植物名称古今考》,《中国科技史料》1995 年第 4 期。

⑥ 韩吉绍:《论西汉的炼丹术》,《自然科学史研究》2009 年第 3 期。

⑦ 杨通惠、邹庭轩:《秀山溪口汞矿的今昔》,《秀山文史资料》第 4 辑。

⑧ 刘德山、廖朝林:《恩施中医药诗歌集》,湖北人民出版社 2010 年版。

⑨ 石月清:《杜甫涉医涉药诗歌研究》,河北大学 2010 年硕士学位论文。

⑩ 缪文渭搜集整理:《中草药传说故事》,中国民间文学出版社 1981 年版。

化价值研究》即从研究当地药材的历史文化价值入手,目的是提升"陕南药业"的知名度和竞争优势,促进药材的开发利用。又如朱德明等《古代杭州主要中药材的生产状况》①运用大量的历史文献和本草著作说明古代杭州有丰富的药材品种,并对主要药材品种的生产状况进行了探讨。作者认为杭州药材种植历史悠久、产量丰富、品质纯良、品类百种,其中不少名贵药材不仅呈贡朝廷,广为皇室和医家采用,而且药商辐辏,远销海内外,其势大有独领全国的风骚。这其实亦然是为杭州开发药材产业提供历史借鉴。这类论著还有《中国近代药学史》②《中国药业史》③《人参商战古今谈》④《中国历代术属药材商品沿革与分化》⑤《明代的药材流通与药品价格》⑥等。另外,由于社会对动物药材的需求日益增长,人们便过度捕杀药用野生动物,导致野生动物尤其是珍稀动物濒临灭绝的边缘。这一现象引起了不少学者的重视,他们从历史时期人类对动物药材的开发中寻找解决问题的方法,出现了不少有见解的专著和专论。如王铭农《动物药发展史略》⑦通过大量文献资料对我国动物药材发展历史进行回顾,探讨了动物药在我国历代人医、兽医上的应用、发展概况和历史经验,认为我国应用动物药的历史经验十分丰富。根据历史经验,作者提出了研究、开发和利用动物药的若干意见,如加强对动物资源的保护、加强对名贵野生药用动物的驯化和引种、开展替代药品的研究等,这些意见对当代保护珍稀野生药用动物资源很有价值。又如王瑞等《明清汉江中上游地区鹿茸麝香地理初探》⑧用历史地理学的方法探讨了明清时期汉江中上游地区鹿茸和麝香的分布情况,认为该时期鹿茸和麝香的分布具有一定的时空规律,存在着一定的延续

---

① 朱德明等:《古代杭州主要中药材的生产状况》,《浙江中医药大学学报》2008 年第1 期。

② 陈新谦、张天禄:《中国近代药学史》,人民卫生出版社 1992 年版。

③ 唐廷猷:《中国药业史》,中国医药科技出版社 2007 年版。

④ 袁孝裴:《人参商战古今谈》,《人参研究》2001 年第 2 期。

⑤ 彭华胜、王德群:《中国历代术属药材商品沿革与分化》,《中华医史杂志》2007 年第 1 期。

⑥ 邱仲麟:《明代的药材流通与药品价格》,《中国社会史评论》2008 年第 9 卷。

⑦ 王铭农:《动物药发展史略》,《中国农史》1989 年第 2 期。

⑧ 王瑞等:《明清汉江中上游地区鹿茸麝香地理初探》,《农业考古》2011 年第 1 期。

性;同时探讨了药材商品交易与当地资源开发的关系,认为商品交易和采办朝贡导致了鹿茸和麝香资源被大量开发,从而导致了产量逐渐减少和产地范围大大缩小。该文仅对众多药材中的鹿茸和麝香在明清时期的产地分布、变迁原因进行了探究,是药材史研究的个案。但如果每种药材个案都能够深入探讨,那么整个药材史的研究也就系统和完整了,因此药材史个案的研究有助于推动整个药材史研究的进一步发展。涉及动物药材史研究的论著还有《中国近代养蜂史刍议》①《中国珍稀兽类的历史变迁》②《历史时期中国野生犀象分布的再探索》③《中国虎和中国熊的历史变迁》④《〈五藏山经〉记载的动物地理学知识》⑤《中国历史时期植物与动物变迁研究》⑥《中国珍稀野生动物分布变迁》⑦等。

上述情况表明,改革开放至今,药材史的研究进入了迅速发展的快车道,不管是基础资料的整理还是区域药材史研究,不管是民族药材史的研究还是中外药材交流史的研究,不管是动物药材史的研究还是单味药材的考证、医药科普类文章等,都表明药材史研究呈现出全方位发展、深入推进的趋势。

(四)新时代以来的新发展期(2013—2020)

以 2012 年 11 月党的十八大召开为标志,我国社会进入新时代,药材史的研究也进入了一个新的发展时期,突出表现是除了原有各方面的研究内容继续丰富和充实外,中药文化成为研究的热点,这主要是因为党中央和习近平总书记对文化自信高度重视,多次强调文化自信的重要性,"文化自信,是更基础、更广泛、更深厚的自信"⑧。中医药文化作为中华传统文

---

①　杨淑培、吴正铠:《中国近代养蜂史刍议》,《中国农史》1991 年第 1 期。

②　何业恒:《中国珍稀兽类的历史变迁》,湖南科学技术出版社 1993 年版。

③　蓝勇:《历史时期中国野生犀象分布的再探索》,《历史地理》1995 年第 12 辑。

④　何业恒:《中国虎和中国熊的历史变迁》,湖南师范大学出版社 1996 年版。

⑤　陈国生、易泽丰:《〈五藏山经〉记载的动物地理学知识》,《中国科技史料》1998 年第 1 期。

⑥　文焕然:《中国历史时期植物与动物变迁研究》,重庆出版社 2006 年版。

⑦　文榕生:《中国珍稀野生动物分布变迁》,山东科学技术出版社 2009 年版。

⑧　习近平:《在庆祝中国共产党成立 95 周年大会上的讲话》,《党的文献》2016 年第 4 期,第 6 页。

化极为重要的组成部分,自然引起了学界的高度关注。药材史是中医药文化的组成部分之一,很快成为新时代学术研究的新亮点。翁晓芳等《〈养生方〉药物"非廉"考释及"飞廉"文化内涵探讨》运用音韵、训诂、出土文献和传世文献互证等方法,论证了出土文献《养生方》药物"非廉"即《神农本草经》中的植物药"飞廉",而非动物药"蜚蠊";"飞廉"一词具有丰富文化内涵,语源上与"风"有关,语义有"轻、快"的内在含义,被用为相关图腾形象、传说人物、历史人物、药物、建筑等的名称。① 胡安徽《"兵部行〈市办药料星赴督师军前〉稿"的药学价值》分析了兵部市办的药料主要为矿物药、外用药和毒药、温热药;相比较而言,药物价格有增长的趋势;所购药物可能来自北京东城;药物不仅用于治疗疾病,而且用于制造毒药武器。② 马玉峰、余继平《重庆石柱黄连种植文化研究》指出,黄连种植工艺文化凝结着土家人民的智慧,承载着传统思想观念和憨厚淳朴的民俗民风。③ 通过对黄连种植文化的研究,旨在挖掘黄连文化的内在蕴含,促进黄连文化的保护利用与传承。杨洁、邓子鲲《中国传统医药文化》分 16 章从中医中药起源、文化与文明、中医阴阳五行、中医诊断、针灸、推拿、各民族医药、营养饮食、体质与养生等方面介绍了中国传统医药文化。④ 胡安徽、万四妹《〈新安名族志〉的医学文化史价值》分析了《新安名族志》丰富的医事资料,包括医学世家、名医数量及其分布、医书及其内容概要、医生道德和疾病等;还对《新安名族志》收录的 26 部医学专著进行了探讨,内容涉及医学文献研究、妇科证治、外科证治、儿科证治、医案、医学教育、针灸、医学经验总结等。⑤ 胡安徽《〈板桥杂录〉民间验方探析》对《板桥杂录》收录了的 11 个民间验方做了分析,认为验方反映了当地常见病和多发病为皮肤病、足疾和

---

① 翁晓芳、刘阳、顾漫:《〈养生方〉药物"非廉"考释及"飞廉"文化内涵探讨》,《中华医史杂志》2020 年第 1 期,第 54～57 页。

② 胡安徽:《"兵部行〈市办药料星赴督师军前〉稿"的药学价值》,《中成药》2014 年第 7 期,第 1513～1517 页。

③ 马玉峰、余继平:《重庆石柱黄连种植文化研究》,《安徽农业科学》2014 年第 18 期,第 6104～6107 页。

④ 杨洁、邓子鲲:《中国传统医药文化》,南京大学出版社 2015 年版。

⑤ 胡安徽、万四妹:《〈新安名族志〉的医学文化史价值》,《中华医史杂志》2016 年第 1 期,第 51～54 页。

胎产病;《板桥杂录》民间验方与作者所在地域的医药文化传统关系密切。① 《蒙医药文化博物馆》介绍了辽宁阜新蒙医药文化博物馆馆藏的蒙医药文物、古籍文献、医药标本等。②

综观 20 世纪初以来的药材史研究,已经在多个方面取得了成果。其中既有通史性质的研究,也有断代的研究和区域研究,还有资料性的基础工作;既有专论,也有专著;既有对单味药材的考证研究,也有对整体药材发展史的研究;既有少数民族药材史的研究,也有中外药材交流史的研究;既有唐宋时期的研究,也有元明清时期的研究;既有资料来源的扩大,也有论著数量的增多,还有研究内容的丰富,更有研究方法的创新。所有这些努力,都为将来的进一步研究创建了良好的平台。

从药材史研究的各阶段成果来看,均有很强的时代特征,从某种角度说,这也是史学研究为现实服务的写照,即便有些不足之处,但总体讲这一点值得肯定。

学术研究领域永无止境。从现有成果看,药材史的研究仍有很大开掘空间,一些观点也有待进一步讨论,对各个时代、各个地区的研究,尤其是以自然地理单元为对象的药材史研究,以及既有丰富的药材资源但又是经济落后地区的区域药材史研究和民族地区的药材史研究更有待于深入展开讨论。在资料发掘、运用、方法、思路和角度的创新等方面,均还有很多领域亟待开拓。

二、本书研究的意义与价值

我国幅员广大,地域辽阔,从古至今药材资源和药材产地的分布就不平衡,因此,选取小范围、药材相对发达地区在特定时段的药材产地分布变迁中的各种问题进行研究,可以从微观入手达到以小见大的目的。

武陵山区是一个颇具特色的地域空间范围,位于我国第二阶梯与第三阶梯的过渡带③,处中、西部交界处;历来是多民族聚集区,现有土家、苗、

---

①　胡安徽:《〈板桥杂录〉民间验方探析》,《医疗社会史研究》2016 年第 2 期,第 301～311 页。

②　佚名:《蒙医药文化博物馆》,《中国民族医药杂志》2017 年第 9 期,第 81 页。

③　方如康:《中国的地形》,商务印书馆 1995 年版,第 9 页。

汉、侗等 30 多个民族生息于此①,可谓中华民族大家庭的缩影。本区物产富饶,特别是药材资源最为丰富,人称"天然药库"②。然而,武陵山区的经济却相对滞后,据国务院扶贫办网站 2006 年提供的数据可知,该区仅国家级贫困县即达 31 个③,是全国最大、最贫困的 10 个山区之一④,也可以说是我国若干贫困地区的缩影。习近平总书记 2013 年 11 月深入地处武陵山区中心地带的湘西土家族苗族自治州花垣县排碧乡十八洞村考察,首次提出了精准扶贫的观点⑤,成为我国扶贫史的里程碑。2019 年 4 月,习近平总书记再次深入武陵山区的重庆市石柱县中益乡华溪村,实地了解当地的脱贫攻坚工作情况。⑥ 总书记两次到武陵山腹地考察,表明了该地区在党和国家领导人心目中的重要地位。多民族、既富有又贫穷,这在全国很特殊,故选取该区域作为研究范围具有典型意义。

中药材产业发展方兴未艾,是未来的朝阳产业。2006 年 10 月,党的十六届六中全会提出要"大力扶持中医药和民族医药发展"。同年 10 月 23 日,时任中共中央总书记胡锦涛又明确提出要"制定扶持中医药和民族医药发展的政策措施"。2007 年 10 月,党的十七大报告提出要"扶持中医药和民族医药事业发展"。2009 年 4 月,《国务院关于扶持和促进中医药事业发展的若干意见》正式颁布,对推进中医药事业发展具有重要指导意义。⑦ 2017 年 7 月 1 日,《中华人民共和国中医药法》正式实施,明确"县级以上人民政府应当将中医药事业纳入国民经济和社会发展规划,建立健全

---

① 高绪等:《对武陵山片区经济中心形成的思考》,刘伦文主编《武陵地区经济社会发展研究》,民族出版社 2005 年版,第 10 页。

② 钟颖等:《武陵山区中草药资源研究》,《中医药导报》2006 年第 2 期,第 64～65 页。

③ 国务院扶贫办网站(http://www.cpad.gov.cn/data/2006/1119/article_331579.htm)。

④ 佚名:《全国最困难的十个山区》,《瞭望》1985 年第 9 期,第 27 页。

⑤ 新华社:《习近平在湖南考察时强调:深化改革开放推进创新驱动 实现全年经济社会发展目标》,《光明日报》2013 年 11 月 6 日,第 1 版。

⑥ 新华社:《习近平在重庆考察并主持召开解决"两不愁三保障"突出问题座谈会时强调:统一思想一鼓作气顽强作战越战越勇 着力解决"两不愁三保障"突出问题》,《人民日报》2019 年 4 月 18 日,第 1 版。

⑦ 佚名:《〈国务院关于扶持和促进中医药事业发展的若干意见〉解读(一)》,《中国中医药现代远程教育》2009 年第 7 期,第 9 页。

中医药管理体系,统筹推进中医药事业发展"。该法专门就中药保护与发展做出规定:保障中药材质量安全;支持中药材良种繁育,提高中药材质量;国家建立道地中药材评价体系,支持道地中药材品种选育,扶持道地中药材生产基地建设,加强道地中药材生产基地生态环境保护,鼓励采取地理标志产品保护等措施保护道地中药材;国家保护药用野生动植物资源,对药用野生动植物资源实行动态监测和定期普查,建立药用野生动植物资源种质基因库,鼓励发展人工种植养殖,支持依法开展珍贵、濒危药用野生动植物的保护、繁育及其相关研究①,这为中药材及其产业发展提供了法律保障。在历史时期,武陵山区作为"天然药库",药材品种多、分布广、产量大,历来在该区域社会经济生活中占有重要地位,不仅直接关系该区域的经济总量和财政收支,也对地方吏治产生了重大影响,成为中央王朝与地方势力争夺控制权的核心因素。② 观照历史时期武陵山区的经济,对药材自然应给予足够重视。

武陵山区以其地位的特殊性,向为历代封建王朝及有关学人关注。秦置黔中、武陵郡,将武陵山区直接纳入中原王朝统治之下,从此一些官吏、文人宦游该区,留下不少诗文和著述。如唐人有 130 余首诗歌涉及武陵山区③,宋人朱辅的《溪蛮丛笑》、清人顾彩的《容美纪游》、严如熤的《苗防备览》等,对该区全部或局部地理、政治、经济、文化、风俗等均有所记述。④尤其需要指出的是,鸦片战争前后,一些外国传教士和学者也去该区考察,并先后出版了《关于中国的苗子或土著居民》(*On the Miao-tsze or Aborigines of China*)、《中国西部的苗子和其他部落》(*The Miaotze and Other Tribes in Western China*)、《苗族调查报告》⑤等专著和调查报告。进入民

---

① 全国人民代表大会常务委员会:《中华人民共和国中医药法》,《人民日报》2017 年 5 月 4 日,第 16 版。

② 卢华语、胡安徽:《唐宋时期渝鄂湘黔界邻地区药材生产及其影响》,《社会科学战线》2010 年第 7 期,第 92 页。

③ 据郑州大学《全唐诗》检索系统检索(http://www3.zzu.edu.cn/qts/)。

④ 宋·朱辅:《溪蛮丛笑》,中华书局 1991 年版;清·顾彩著,吴柏森校注:《容美纪游》,湖北人民出版社 1998 年版;严如熤:《苗防备览》,华文书局 1969 年版。

⑤ 转引自刘芳《人类学苗族研究百年脉络简溯》,《广西民族研究》2008 年第 1 期,第 76～77 页。

国时期,关于武陵山区的著述日渐增多,如《贵州苗族杂谭》[①]《苗族之特点》[②]《湘西苗族调查报告》[③]等。然以上著述,或描绘山川形胜,或述风土人情,或究民族问题等,着眼点都是为统治者管理该区提供信息,而外国人的著述更是为了文化渗透,因此对本区经济,特别是对关系居民生计的药材甚少着墨。新中国成立以后,尤其是改革开放以来,学界对本区颇为关注,通过检索,仅标题中含有"武陵山"的文章即有160余篇[④],此外还有相当一部分著作和会议论文,尤其值得一提的是,著名人类学家费孝通先生曾在1991年10月专门赴武陵山区考察,对该地区的历史、地貌和民族、生活和资源、发展经济的活力和扶贫致富的方法、从温饱到小康的路径等进行了多层次考察,撰写了考察报告《武陵行》[⑤],使武陵山区进一步走进人们的视野。学界对武陵山区的研究着墨较多,也有不少研究本区药材资源的开发、保护以及药效等成果问世,但对药材产地的历史分布变迁研究仍然阙如,故笔者特选此课题以拾遗补漏。

学术研究最可贵、最精髓、最根本之处在于创新,在于探索前人未探索的领域。故对历史时期武陵山区药材产地分布变迁的研究不仅可以加深对历史时期武陵山区乃至对历史时期类似区域的经济及科技史之研究和认识,而且可以丰富区域历史经济地理的研究内容。故本书具有重要学术价值。另外,本书还有利于推进学术进步,可为今天加快对武陵山区经济开发以及对我国经济欠发达地区尤其是西部地区摆脱贫困,实现经济腾飞,提供重要历史信息和决策参酌依据,故具有积极的社会意义。

三、研究对象、方法与资料运用

(一)研究对象的界定和名词解释

本书考察的药材又称中药或中药材。目前学界对药材的定义并不完

---

① 检曙峦:《贵州苗族杂谭》,《东方杂志》1923年第20卷第13期。
② 张敷荣:《苗族之特点》,《清华周刊》1927年第28卷第12期。
③ 凌纯声、芮逸夫:《湘西苗族调查报告》,民族出版社2003年版。
④ 2020年7月据中国知网检索。
⑤ 参见《瞭望周刊》1992年第3期,第8~10页;第4期,第12~13页;第5期,第12~15页。

全一致,如扈纪华等认为,药材是指未经精制的中药原料药,主要包括植物
药、动物药和矿物药三大类;①唐廷猷则提出,药材是指经过采收加工后供
生产饮片、成药的原料性中药,包含植物药、动物药和矿物药。② 这两种定
义有一定区别,但有两点是一致的:一是都从现代医学的角度解释药材,如
使用了"精制、原料药、饮片、成药"等术语,二是包含的种类相同,即都包含
植物药、动物药和矿物药三大类。综合学者的观点并结合研究的实际,本
书所谓药材是指未经加工的天然药物,包含植物药、动物药和矿物药三大
类。还需要说明的是,由于武陵山区是少数民族聚集区,有许多独特的民
间药和民族药。③ 但由于多种原因,历史时期该区域的民间药和民族药全
凭口耳相传,没有医书记载④,缺乏研究所必需的相关资料,因此本研究所
涉及的药材一般不包括民间药和民族药。

　　道地药材是本书的一个重要术语。学界对道地药材的认识不尽一
致⑤,本书吸收学界的不同观点并结合研究实际,将道地药材定义为:历史
时期孕育、生长、生活在特定区域的品质优良的或独有的药材。本书将在

　　① 扈纪华等:《中华人民共和国药品管理法释义与适用指南》,中国言实出版社 2001
年版,第 173 页。
　　② 唐廷猷:《中国药业史》,中国医药科技出版社 2007 年版,第 445 页。
　　③ 所谓民间药是指草药医生或民间用以防治疾病的天然药物和加工品,通常根据经
验用药,其应用地区局限,缺少医药理论指导及统一的加工炮制工艺。民族药则是指我国
除汉族外,各少数民族使用的天然药物及加工品,多数均有各自独特的医药理论体系,以
指导用药;民族药主要有藏药、蒙药、维药、傣药、壮药、苗药等。参见王文全、沈连生:《中
药资源学》,学苑出版社 2004 年版,第 1～2 页。
　　④ 史继忠:《贵州文化》,内蒙古教育出版社 2003 年版,第 505 页。
　　⑤ 胡世林指出,所谓"道地药材"是指药材货真质优(胡世林:《中国道地药材》,黑龙
江科学技术出版社 1989 年版,第 3 页)。王文全等认为,通常将在一定自然条件、生态环境
的地域内所产的药材,且生产比较集中,栽培历史比较悠久,栽培技术和加工技术比较独
特,质量和疗效较其他产区的同种药材好,且为世人所认可的药材被称为地道药材(王文
全、沈连生:《中药资源学》,学苑出版社 2004 年版,第 76 页)。姜在民指出,道地药材主要
是指传统中药材中具有特定的种质、特定的产区或特定的生产技术和加工方法,所生产出
来的中药材(姜在民:《植物学导教·导学·导考》,西北工业大学出版社 2006 年版,第 212
页)。谷素云认为,道地药材是来源于特定产区,具备特定种质,具有优良品质且功效卓著
的药材(谷素云:《道地药材形成和变迁因素的文献研究》,北京中医药大学 2007 年硕士学
位论文,第 10 页)。

第二章专门探讨道地药材产地分布变迁及其特点。

资源是对人类有用的一切物质和能量。[①] 资源有潜在和现实之别,潜在资源是指尚未被人类发现、开发和利用者,现实资源则指已被时人认识、发现、开发和利用者,本书所谓药材资源是指后者,即已被时人认识、发现、开发和利用的药材的总和。本书研究的"产地"是指药材的主要生产地或者地理来源,是一个静态的概念。"产地分布变迁"则是指某种药材在不同历史时期不同地域分布变化的过程。相对于"产地"而言,"产地分布变迁"显示了研究对象的动态性,这正是历史地理学研究所必需的理念。还要明确的是,资源与产地关系极为密切,一般而言,潜在或现实的资源被开发即使资源所在地成为产地,但随着资源开发的枯竭或是其他原因,产地会被废弃,成为历史符号,或被称之为分布变迁。需要特别指出的是,据文献记载和现实考察可知,武陵山区的药材资源和药材产地具有高度的一致性,因此,从某种意义上说,本书的药材资源地(或称现实药材资源地)就是药材产地,故在行文中将根据需要使用"药材产地"和"药材资源地"二词。

本书考察的区域为历史时期的武陵山区,也即当代的武陵山区,它既是历史上的行政区划概念,又是现实中的自然地理概念。[②] 关于武陵山区范围的界定,目前学界意见纷纭,但在3个方面的认识则是一致的:一是武陵山区是位于湘、黔、鄂、渝四省(直辖市)边境的交界地区,二是武陵山区是少数民族尤其是土家族、苗族、仡佬族、侗族、白族、回族聚集的地区,三是无论界定的范围大小如何,但有34个县(市、区)[③]始终在其范围之内。综合众说,本书所谓武陵山区,是指位于湘鄂渝黔交界地区的武陵山脉及其余脉覆盖的地区,包括贵州铜仁市下辖之铜仁、万山、玉屏、松桃、印江、沿河、思南、江口、石阡、德江及黔东北务川县等11县(市、区);重庆的酉阳、秀山、彭水、黔江、石柱县等5县(区);湖北恩施土家族苗族自治州所属

---

① 王文全、沈连生:《中药资源学》,学苑出版社2004年版,第1页。

② 戴楚洲:《加快武陵山协作区经济文化发展的思考》,《三峡论坛》2010年第1期,第71~72页。

③ 学界公认包含在武陵山区的34个县(市、区)如下:黔江、酉阳、秀山、彭水、石柱、恩施、利川、建始、巴东、宣恩、咸丰、来凤、鹤峰、吉首、泸溪、凤凰、花垣、保靖、古丈、永顺、龙山、慈利、桑植、铜仁、万山、玉屏、松桃、印江、沿河、思南、江口、石阡、德江、永定等县。

恩施、利川、建始、巴东、宣恩、来凤、鹤峰、咸丰,以及宜昌地区的五峰、长阳县等10县(市);湖南湘西土家族苗族自治州所管吉首、泸溪、凤凰、花垣、保靖、古丈、永顺、龙山县等8县(市),以及张家界市及其所辖永定、武陵源2区和慈利、桑植2县,常德市辖石门县,怀化市所管鹤城、中方、洪江、沅陵、辰溪、溆浦、会同、麻阳、新晃、芷江、靖州、通道县等12县(市、区),凡26县(市、区),以上共计52县(市、区)。武陵山区是国家扶贫规划中确定的18个集中连片贫困地区之一,具有贫困发生率高、贫困人口绝对数多、贫困程度深、贫困的自我认同度高、脱贫难度大等特点。①

还应说明的是,由于要比较不同区域药材数量的变化情况,本书将武陵山区按当代政区及学界观点分别划分为"渝区""湘区""鄂区""黔区"②,其中渝区在唐宋时期约相当于黔州(绍庆府)、忠州(咸淳府),在元明清时期约相当于酉阳州、石砫厅所辖区域③,在当代即重庆市辖酉阳、秀山、彭水、黔江、石柱等5县(区);湘区在唐宋时期约相当于溪州、辰州、叙州、奖州、锦州以及澧州的部分地区,在元明清时期约相当于永顺府、辰州府、沅州府、靖州、永绥厅、凤凰厅、乾州厅和晃州厅,以及澧州大部分地区,当代即湖南省辖吉首、泸溪、凤凰、花垣、保靖、古丈、永顺、龙山、张家界、永定、武陵源、慈利、桑植、石门、鹤城、中方、洪江、沅陵、辰溪、溆浦、会同、麻阳、新晃、芷江、靖州、通道等26县(市、区);鄂区在唐宋时期约相当于施州全域、峡州和归州所辖区域的一部分,元明清时期约相当于整个施南府以及宜昌府所辖部分地区,当代即湖北恩施、利川、建始、巴东、宣恩、来凤、鹤峰、咸丰、五峰、长阳等10县(市);黔区在唐宋两代约相当于费州、思州,以及部分羁縻州所辖区域,在元明清时期则约相当于铜仁府、石阡府、思州府和思南府,以及松桃厅,当代即贵州省属铜仁、万山、玉屏、松桃、印江、沿

①　向德平、张大维:《连片特困地区贫困特征与减贫需求分析——基于武陵山片区8县149个村的调查》,经济日报出版社2016年版,第31页。

②　钟颖等:《武陵山区中草药资源研究》,《中医药导报》2006年第2期,第64页。

③　为便于表述,本节渝区、湘区、鄂区、黔区元明清时期政区名称统一用清代政区名称表述。

河、思南、江口、石阡、德江、务川县等 11 县(市、区)。①

历史时期武陵山区的政区无论名称和所辖范围都有一定的变化,其中清代武陵山区的政区相对稳定,谭其骧先生主编《中国历史地图集》一直在学界享有盛誉,故本书所绘唐至清代武陵山区植物、矿物药材,以及麝香、羚羊角等动物药材产地变迁示意图均以谭先生《中国历史地图集》(第 8 册·清时期)"湖南""湖北""四川""贵州"为底图,唐至宋代犀角产地的分布变迁示意图则以《中国历史地图集》(第 5 册·隋唐五代十国时期)"黔中道""山南东道""江南西道"为底图,利用 MapInfo 等作图工具绘制而成。学界研究古今地名的成果不少,如《中国古今地名大辞典》②《中国历史地名大辞典》③《中国历史地名辞典》④《中国古今地名大词典》⑤等,本书古今行政区划的对照和转换除有特殊标注外,主要依据戴均良等主编《中国古今地名大词典》。之所以选择该书,主要是因为该书县级行政区划资料截止于 2004 年 6 月底,同时又是新中国成立后编纂规模最大、内容最全、最具权威的古今地名工具书⑥,也是目前学界最新的古今地名研究成果。

由于资料原因,本书考察时段为唐至清代,即公元 618—1840 年。在写作时又将其划分为唐宋(618—1279)和元明清(1271—1840)两个时段,之所以这样划分,主要基于如下考虑:

这两个时段都分别具有某些共性和制度上的传承性,故有分别结合为不同历史时段的理由。如《明太祖实录》卷 26 吴元年十月甲寅(1366 年 11

① 谭其骧主编:《中国历史地图集》,中国地图出版社 1982 年版,第 5 册第 47～50 页,第 8 册第 33～34、38～39、44～47 页;星球地图出版社编:《中国分省地图集》,星球地图出版社 2001 年版,第 112～113、118～119、142、154～155 页。

② 臧励龢等编:《中国古今地名大辞典》,商务印书馆香港分馆 1982 年版。

③ 郑梁生等编译:《中国历史地名大辞典》,三通图书股份有限公司 1984 年版;魏嵩山主编:《中国历史地名大辞典》,广东教育出版社 1995 年版;史为乐等编:《中国历史地名大辞典》,中国社会科学出版社 2005 年版。

④ 复旦大学历史地理研究所《中国历史地名辞典》编委会编:《中国历史地名辞典》,江西教育出版社 1986 年版。

⑤ 戴均良等主编:《中国古今地名大词典》,上海辞书出版社 2005 年版。

⑥ 戴均良等主编:《中国古今地名大词典》之出版说明和凡例,上海辞书出版社 2005 年版。

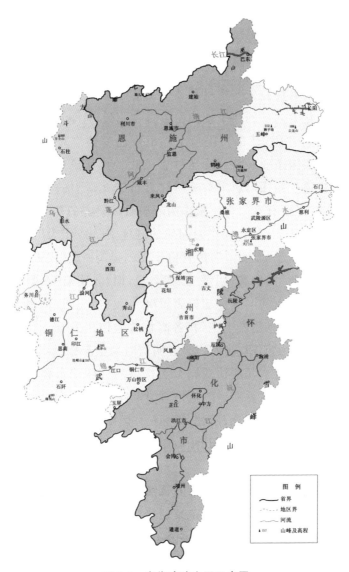

图 0-1　当代武陵山区示意图

　　本图以《中国分省地图集》(星球地图出版社 2001 年版)第 112、118、119、142、143、157 页所载湖北、重庆、湖南、贵州 4 省(直辖市)政区图为底图,结合本书对武陵山区包含的 52 个县级政区的界定,用 MapInfo 等制图工具绘制而成。

月8日)"上引唐宋皆有成律断狱……"①;同书卷59洪武三年十二月己巳(1371年1月1日)云"诏定公侯仪……定以唐宋之制为准"②;洪武四年(1371)"礼部奏:临濠宗庙宜如唐宋同堂异室之制"③,可见在明人心目中,非常强调唐宋的共性及宋与唐的承继关系,说明早在古代,"唐宋"就被当作在制度和文化上同质的两个朝代而结合在一起,且早已成为一个历史阶段的固定词语。④"唐宋"在当代学术界也是通常被作为联系密切的统一体使用的,如《唐宋茶业经济》《唐宋饮食文化初探》《论唐宋请射制度的适用对象》《唐宋道统新探》《唐宋茶赋研究》,至于文学上的"唐宋八大家"更是妇孺皆知,甚至还有专门将唐宋作为一个整体研究的期刊,如《唐宋历史评论》⑤。由此看来,"唐宋"或作为同质的制度文化或作为历史阶段,自古至今已成惯例。至于"元明清",尽管由于受到强调所谓"汉人正统"观念影响,多有"清承明制"而少有"明承元制"之说,但"元明清"在制度上的承继关系和在文化传统上的同质性却毋庸置疑⑥,故将"元明清"视为一个历史时段也很盛行,如张岂之先生主编、各高校普遍使用的"面向21世纪课程教材"《中国历史·元明清卷》,又如《元明清时期土家族经济形态论析》《中国礼制史·元明清卷》《元明清戏剧分类选讲》《元明清古瓷标本图释》《论元明清三朝的蛮夷观》《元明清三代治理甘青多民族走廊之比较》《元明清文献发掘与文学史书写创新》等便是明证。本书虽仅探讨唐至清代武陵山区的药材产地分布变迁,但在大历史背景下进行相应分期也当在情理之中。

(二)研究方法与资料运用

本书既属于历史经济地理研究的范畴,又与历史医学地理有着密切的

---

① 台湾"中央研究院"史语所1962年校勘本。

② 台湾"中央研究院"史语所1962年校勘本。

③ 《明太祖实录》卷60"洪武四年正月庚寅",台湾"中央研究院"史语所1962年校勘本。

④ 葛兆光:《"唐宋"抑或"宋明"——思想史和文化史研究视域转变的意义》,葛兆光《古代中国的历史、思想与宗教》,北京师范大学出版社2006年版,第109页。

⑤ 《唐宋历史评论》是由中国人民大学历史学院主办的以唐宋史研究为主的专业历史刊物,以关于唐宋历史的专题研究与评论为特色,主要刊发关于唐宋历史专题研究论文,以及以梳理唐宋研究学术史为目的的专题述评和书评。

⑥ 赵世瑜:《明清史与宋元史——史学史与社会史视角的反思》,《北京师范大学学报(社会科学版)》2007年第5期,第89页。

联系,因此在总体的研究方法上将主要采用历史地理学的研究方法①。动态反映事物的时空分布及其差异和事物发展兴衰的时空表现,并用历史地图展示研究过程和结果,是历史地理学研究方法的最大特点。运用这种方法,对区域药材产地分布变迁进行研究,是用其他学科方法进行研究而不可能实现的。

众所周知,在学术研究日新月异的今天,任何学术研究都不可能仅仅使用单一的研究方法进行研究,而药材本身既是关系民众健康和治疗疾病的重要物质,同时又是特殊商品,因此药材产地的分布变迁必然与医学水平和社会经济有千丝万缕的联系;另外,药材又分为植物药、矿物药和动物药三种类型,所以对武陵山区药材产地分布变迁的研究必然要吸取本草学②、中药资源学③、区域经济学、产业经济学、药用植物学④、地质矿产学和动物学等多学科的知识和方法。

还需要提及的是,对药材资源的分布与特征分析,既要统计大量的数据又要进行必要的数据运算,因此运用计量学和统计学的方法是不可或缺的。本书第一章第二节"武陵山区的药材资源"以及第三章"武陵山区药材产地变迁趋势"的探讨将主要采用计量的方法。在探讨武陵山区药材产地

---

① 历史地理学传统的研究方法主要是文献研究法、考古研究法、野外勘察研究法。随着时代的发展,现代科学技术和现代方法论在历史地理学中广泛应用,如孢粉分析、C¹⁴年代测定、"热释光"方法、古地磁测定以及航空旧片、卫星照片的解释等,而且系统论、控制论和信息论也应该引入历史地理学的研究,在研究时还要注意定性分析与定量分析相结合。见张步天:《历史地理学概论》,河南大学出版社1993年版,第21～27页。

② 所谓本草学,即研究古代药物的科学,内容涉及植物学、动物学、化学、地质学、医学、生物化学、环境学等许多学科,是集我国古代科学之大成者。见陈重明、黄胜白:《本草学》,东南大学出版社2005年版,第1页。

③ 中药资源学是研究中药资源的种类、分布、形成、蕴藏量、品质、保护与可持续利用的科学,是在生物学、农学、化学和管理学等有关学科的理论和技术的基础上,吸取生物技术和计算机技术等现代科学技术而发展起来的新兴边缘学科。见王文全、沈连生:《中药资源学》,学苑出版社2004年版,第3页。

④ 药用植物学是利用植物学知识来研究药用植物的一门科学,将有医疗用途的植物作为研究对象,主要任务是研究它们的形态、组织、生理功能、分类等方面的规律,从而达到合理利用它们为人类健康服务的目的。见丁景和主编:《药用植物学》,上海科学技术出版社1985年版,第2页。

分布变迁特点和药材产地变迁趋势时,主要进行了七种比较:一是同一种药材在不同历史时期的产地分布,二是同一区域不同历史阶段的药材资源数量,三是不同区域相同历史阶段的药材资源数量,四是不同类型的药材在不同区域的数量,五是不同类型的药材在同一区域的数量,六是不同时代道地药材分布的政区总量,七是不同时代单种道地药材分布的政区数量。因为特点和趋势只有在比较中才能被更好地认识和总结,所以比较法成为本书又一个重要的研究方法。

由于本书许多问题是首次讨论,故无可资参考的现成方法,笔者不得不对研究方法进行一些探索。例如,在讨论药材产地分布变迁及其特点等问题上,由于本区药材众多,不可能面面俱到对每种药材的产地分布变迁一一进行讨论,同时并非所有的药材都有翔实的资料记载,因此本书本着"以点带面、以小见大"的理念,选择数种从古至今、极富特色、传统公认的、有代表性的"道地药材"进行研究。根据历代本草典籍的记述,以及《天然药物地理学》[①]《中国中药区划》[②]《中药资源学》[③]《道地药材图典·中南卷》[④]《道地药材图典·西南卷》[⑤]等著作的研究成果,本书将以黄连、厚朴、杜仲、贝母、黄药子、白药、山豆根、猪苓、石蒜、降真香、预知子、崖棕等29种为代表探讨植物药材产地的分布变迁,以丹砂、雄黄、硫黄、朴消、石钟乳等为代表讨论矿物药材产地的分布变迁,以麝香、犀角、羚羊角等为代表探究动物药材产地的分布变迁。

本书研究主要依据文献资料。虽然已有不少学者对历史时期的药材资料做了整理,如《二十六史医学史料汇编》[⑥]《历代笔记医事别录》[⑦]《苏轼

① 黄泰康:《天然药物地理学》,中国医药科技出版社1993年版。
② 中国药材公司编著:《中国中药区划》,科学出版社1995年版。
③ 王文全、沈连生:《中药资源学》,学苑出版社2004年版;杨世海:《中药资源学》,中国农业出版社2006年版。
④ 王强、徐国钧:《道地药材图典·中南卷》,福建科学技术出版社2003年版。
⑤ 王强、徐国钧:《道地药材图典·西南卷》,福建科学技术出版社2003年版。
⑥ 陈邦贤:《二十六史医学史料汇编》,中医研究院中国医史研究所1982年版。
⑦ 陶御风等:《历代笔记医事别录》,天津科学技术出版社1988年版。

笔记杂著中的医药学史料择述》①《周密笔记杂著中的医药学史料择述》②等,但这些资料是以全国范围以及正史和笔记为主要对象,对本草典籍、地方性资料以及诸如农书、类书等资料未能详细地、全面地收集,故而仅仅利用这些资料是远远不够的。鉴于此,本书将参考这些资料并以其为线索,大量搜集唐宋时期的本草著作、农书、类书,以及明清时期本草著作、地方志、农书、类书、文集等文献中的药材资料。需要说明的是,本书研究时段的下限止于1840年,所用清代方志主要为道光年间及其以前的方志,但此后的部分方志如咸丰、同治、光绪、宣统年间以及民国时期的方志有记述1840年及其以前的资料,也在本书的使用范围内。

田野考察是历史地理学研究中不可缺少的重要环节。尽管我们已经不能目睹古代药材产地的真实面貌,然道地药材有着悠久的历史传承,因此,通过对当今本区某些著名药材如黄连、朱砂、犀角等产地自然环境的考察,在一定程度上有助于加深我们对历史时期药材产地分布变迁原因的感性认识。为此,笔者实地考察了重庆黔江、酉阳、秀山、彭水、石柱,湖北恩施州建始、宣恩、咸丰、来凤、鹤峰,湖南龙山等地的药材产地和药材交易市场。考察所获资料,将成为文献资料的有力佐证。

四、讨论的主要问题、目标及基本框架

本书讨论的主要问题包括唐至清代武陵山区药材资源概况、产地分布变迁及其特点、药材产地变迁的趋势、影响产地分布变迁的主要原因等内容,旨在勾勒历史时期武陵山区药材产地分布及其变迁的状况,在此基础上讨论药材产地分布变迁的特征,进而考察与药材产地分布变迁相关的多种因素。

本书各个章节的排列设计,是由表及里、由外到内地引导读者对历史时期武陵山区药材产地的认识进入不同视域,并触及越来越深层次的问题。

---

① 暴连英、原所贤:《苏轼笔记杂著中的医药学史料择述》,《中医文献杂志》2004年第2期,第21~22页。

② 暴连英、原所贤:《周密笔记杂著中的医药学史料择述》,《中医文献杂志》2008年第2期,第23~24页。

第一章为本书的研究奠定基础。将从武陵山区的自然环境、唐至清代武陵山区政区的变化和古今药材资源概况等几个方面介绍历史时期武陵山区药材产地分布变迁的背景。武陵山区不同时期地方行政区划的建置格局有所不同,但却反映了随着经济的发展和时代的进步,该地区不同历史时期行政区划日益完善的过程。

第二章分别研究唐至清代武陵山区道地植物、矿物和动物药材的产地分布变迁及其特点,在此基础上总结本区药材产地分布变迁的总体特点。本章是本书的核心和关键,故而所下笔墨和功夫尤多。

第三章主要讨论武陵山区药材产地变迁的趋势,以便为未来中药材产业发展提供必需的资源预测。

第四章归纳和概括影响药材产地分布变迁的主要因素,即自然因素和社会因素,其中自然因素包括自然地理条件和资源导向,社会因素包括经济开发、交通和贸易、生产技术、风俗习惯、战乱等。

第五章将总结武陵山区药材产地分布变迁的某些规律,以及影响产地分布变迁诸因素的特点,同时概括历史时期药材产地分布变迁对当代药材产业布局的影响等。最终,本书将对历史时期武陵山区药材产地分布变迁的探讨形成一个比较完整系统的认识。

第一章　背景概论

药材作为一种自然资源,是自然地理环境的重要组成部分,因此自然地理环境必然会对药材的产地分布变迁产生影响。同时,药材产地的分布变迁主要是通过药材品种在不同历史时期各个政区之间的存在或消失体现出来的,故而考察药材产地的分布变迁应该关注不同时期的政区概况。基于此,本章主要从政区和自然地理环境、药材资源状况等方面分析武陵山区药材产地分布变迁的背景。

第一节　唐至清代武陵山区的政区与自然地理环境

一、政区

武陵山区远古时期即有人类活动的遗迹[①],最早在此设置的政区是春秋战国时期的黔中郡、巫郡和巴郡,其后历代又有损益。

入唐之后的初期,基本承袭了隋代的州县两级政区模式,但为了对州(府)、县进行有效控制,唐玄宗开元以后把唐初因山川形便而设置的“道”专设为具有监察性质的“道”。随着节度使兼任各道的观察处置使,道逐渐向完全的行政区转化,成为州以上的一级政区,最终确立了道(镇)、州(府)、县三级政区管理体制。宋代以降,虽出现过短暂的州(府、军、监)、县

---

① 邓辉:《土家族区域的考古文化》,中央民族大学出版社1999年版,第2页。

(军、监)二级制,但不久即实行路、州(府、军、监)、县三级政区体制,其中路由唐代的道发展而来,州、府、军、监为同级行政区划。

元代开中国行省制度之先河,其行政区划虽实行的是省、路、府、州、县多级制,但大多数地区的实级一般都是省、府(路、州)、县三级制。需要明确的是,元代在边远或少数民族地区多设置宣慰司、宣抚司、安抚司之类,约相当于在省和府(路、州)之间加置了一级政区,但不是普遍性的定制。入明以后,明政府对元代行政体制既有继承又有创新。如,在边远少数民族地区设置宣慰司、宣抚司、安抚司、招讨司或“土府”“土州”“土县”等土司机构;改元代行省为承宣布政使司(简称布政司,习惯上称省),下辖府、州、县;取消元代路的建制。清朝政区与明朝相比有沿有革。省级政区之下划分为府(直隶州、直隶厅)、县(散州、散厅)二级制,又恢复了实三级制。然清代的散州不再像明代那样辖县,厅则多是在新开发的边地设置,散厅没有属县,直隶厅也很少有领属县者。另外,清代在省和下属各府(州、直隶州、直隶厅)之间还设有省的派出机构——道,但一般不作为一级常规政区。

综上所述,唐至清代,我国政区体制有相当大的变化,但“三级政区是历代政区层级中最常见的一种形式”[①],武陵山区政区变化也不例外。具体而言,武陵山区在唐代分属江南道和山南道,宋代分属荆湖北路、夔州路,元代分属湖广等处行中书省、四川等处行中书省和河南江北行省,明代分属四川承宣布政使司、湖广承宣布政使司和贵州承宣布政使司,清代分属湖南、四川、湖北和贵州四省。

现据《新唐书·地理志》《宋史·地理志》《元史·地理志》《明史·地理志》和嘉庆《重修一统志》等文献列“唐至清代武陵山区政区简表”,见表1-1:

---

① 李晓杰:《体国经野:历代行政区划》,长春出版社2004年版,第237页。

表 1-1 唐至清代武陵山区政区简表^①

朝代	政区名称		
	一级政区	二级政区	三级政区
唐代	江南道	施州	清江县、建始县
		黔州	彭水县、黔江县、洪杜县、洋水县、信宁县、都濡县
		思州	务川县、思邛县、思王县
		锦州	卢阳县、招谕县、渭阳县、常丰县、洛浦县
		溪州	大乡县、三亭县
		辰州	沅陵县、卢溪县、溆浦县、麻阳县、辰溪县
		叙州	龙标县、朗溪县、潭阳县
		奖州	峨山县、渭溪县、梓姜县
		费州	涪川县、扶阳县、多田县、城乐县
	山南道	归州	巴东县
		澧州	慈利县、石门县
		忠州	南宾县
		峡州	长阳县
宋代	荆湖北路	辰州	沅陵县、溆浦县、辰溪县、卢溪县
		沅州	卢阳县、麻阳县、黔阳县、渠阳县
		峡州	长阳县
		澧州	慈利县、石门县
		靖州	永平县、会同县、通道县
		归州	巴东县
	夔州路	绍庆府	黔江县、彭水县
		咸淳府	南宾县
		施州	清江县、建始县
		思州	务川县、邛水县、安夷县

① 因三级政区是我国历代政区中最常见的形式,故本表所列政区以三级为准。

续表

朝代	政区名称		
	一级政区	二级政区	三级政区
元代	河南江北行省	峡州路	长阳县
	四川等处行中书省	绍庆府	彭水县、黔江县
		怀德府	西阳州
		夔路	施州建始县
		重庆路	忠州南宾县
		散毛洞	
		石耶洞	
		永顺等处军民安抚司	
	湖广等处行中书省	辰州路	沅陵县、溆浦县、辰溪县、卢溪县
		沅州路	卢阳县、黔阳县、麻阳县
		靖州路	会同县、通道县
		归州	巴东县
		澧州路	石门县、慈利州、柿溪州
		思州军民安抚司	务川县、思印江、乌罗龙干、水特姜、石千、葛章葛商、平头著可通达、铜人大小江、大万山苏葛办、沿河、祐溪、省溪坝场、黄道溪、提溪、杨溪、公俄
明代	四川	夔州府	建始县
		重庆府	忠州、黔江县、彭水县
		西阳宣慰司	石耶洞、邑梅洞、麻兔洞等长官司
		石砫宣慰司	
		平茶洞长官司	
		溶溪芝麻子坪长官司	
	湖广	施州卫军民都指挥司	大田军民千户所、施南宣抚司、散毛宣抚司、忠建宣抚司、容美宣抚司
		辰州府	沅陵县、泸溪县、辰溪县、溆浦县、沅州、黔阳县、麻阳县
		靖州	会同县、通道县
		保靖州军民宣慰使司	五寨长官司、筸子坪长官司

续表

朝代	政区名称		
	一级政区	二级政区	三级政区
明代	湖广	澧州	石门县、慈利县
		夷陵州	长阳县
		归州	巴东县
		永顺军民宣慰使司	南渭州、施溶州、上溪州、腾惹洞长官司、麦著黄洞长官司、驴迟洞长官司、施溶溪长官司、白崖洞长官司、田家洞长官司
	贵州	思南府	安化县、务川县、印江县、沿河祐溪长官司、蛮夷长官司、朗溪蛮夷长官司
		思州府	施溪长官司、黄道溪长官司
		铜仁府	铜仁县、省溪、大万山、提溪、乌罗、平头著可等长官司
		石阡府	石阡长官司
清代	湖南	澧州	石门县、慈利县、永定县
		辰州府	沅陵县、辰溪县、泸溪县、溆浦县
		沅州府	芷江县、黔阳县、麻阳县
		永顺府	永顺县、龙山县、保靖县、桑植县
		靖州	会同县、通道县
		乾州厅	
		凤凰厅	
		晃州厅	
		永绥厅	
	贵州	思南府	务川县、安化县、印江县
		思州府	玉屏县、清溪县
		铜仁府	铜仁县
		石阡府	
		松桃厅	
	湖北	施南府	恩施县、宣恩县、咸丰县、来凤县、利川县、建始县
		宜昌府	长阳县、长乐县、巴东县、鹤峰州
	四川	酉阳州	黔江县、秀山县、彭水县
		石砫厅	

由表1-1可知,唐代江南道辖9州33县,山南道辖4州5县;宋代荆湖北路辖6州15县,夔州路辖2府2州8县;元代湖广等处行中书省辖4路1州1安抚司14县,另有部分属土司控制的地域,四川等处行中书省辖2府2路2洞1安抚司5县,河南江北行省辖1路1县;明代四川下辖2府2宣慰司2长官司,湖广管辖1府4州2宣慰司1都指挥司,贵州辖有4府;清代湖南下属3府2直隶州4直隶厅,四川辖有1直隶州和1直隶厅,湖北辖有2府,贵州则下辖4府1直隶厅。总体而言,唐至清代武陵山区一、二、三级政区均有变化。一级政区从唐代的2个到清代的4个,二级政区由唐代的13个到清代的18个,三级政区从唐代的38县到宋代的23县,元代的20县[①],明代的22县[②]和清代的34县。尽管不同阶段武陵山区地方行政区划的建制格局有所不同,但却反映了随着经济的发展和时代的进步,不同历史时期武陵山区行政区划日益完善的过程。

二、自然地理环境

(一)地貌和地质[③]

武陵山区大致位于北纬26°55′～31°01′、东经107°44′～111°20′之间,全区总面积约13万平方公里。北抵长江南岸,南以苗岭为界,西与云贵高原为邻,东与洞庭湖平原和雪峰山接壤。本区位于我国第二阶梯与第三阶梯的过渡带,地势变化较大,境内山势起伏、河流纵横、地形崎岖,自然地理特征复杂多样。

武陵山是本区最主要的山脉,长约320公里,宽约120公里,地势呈西南向东北倾斜,盘桓于乌江、沅江之间,蔓延于清江之南,自北向南在湖南

---

① 元代澧州路所辖慈利州、柿溪州,怀德府酉阳州实际相当于县,故作为县级政区统计。

② 明代永顺军民宣慰使司所辖南渭州、施溶州、上溪州作为县级政区统计。

③ 本目资料除特别注明者外,均据裴淮昌主编:《中华人民共和国地名词典·湖南省》,商务印书馆1992年版;柴兴仪主编:《中华人民共和国地名词典·贵州省》,商务印书馆1994年版;夏邦栋、刘寿和编著:《地质学概论》,高等教育出版社1992年版;罗成德:《武陵山区旅游地貌资源及开发研究》,《山地资源开发与持续发展——全国山地资源开发与持续发展学术研讨会论文集》,成都科技大学出版社1997年版。

境内分为 3 支,北支为白云山—八面山—八大公山—壶瓶山一线,逶迤于
湘、渝、鄂边境,为乌江、澧水的分水岭;中支为大米界—朝天观—张家界一
线;南支以腊尔山—羊峰山—天门山一线为主脉,是沅江、澧水的分水岭。
三支余脉均没于洞庭湖平原,一般海拔 1000～1500 米。武陵山主峰是位
于贵州铜仁境内的梵净山,山体高大雄伟,海拔 2494 米,最高峰为凤凰山,
海拔 2570.8 米,其南部佛顶山海拔 1869 米,中部老岭海拔 1523 米。武陵
山及其支脉舒展错落于黔东北、渝东南、鄂西南、湘西等地,构成奇峰竞秀、
气势磅礴的武陵山系。

　　武陵山区以山地为主。山地常划分为低山、二高山、高山 3 种类型。
低山海拔一般在 800 米以下,二高山海拔多在 800～1500 米之间,高山海
拔在 1500 米以上。据统计,本区低山占总面积的 21.4％,二高山占总面积
的 48.3％,高山占总面积的 30.3％[①],可见低山分布面积最小,二高山所占
比例最大,高山分布面积居中。山地之外,也有河谷、山原、盆地和坪坝等
典型的喀斯特地貌。河谷往往在河流流经两山之间形成,本区江河众多,
如乌江、沅江、澧水、清江、锦江、松桃河、甘龙河、印江河、石阡河、猛洞河、
武水、酉水等,这为河谷的形成提供了条件,其中较大的河谷主要有清江河
谷、乌江河谷、酉水河谷、澄水河谷等。武陵山区山体顶部较为平整,类似
于高原地貌,俗称山原地貌,这种地貌多见于高山和二高山上。在武陵山
地区的群山之中也分布着少量的盆地,如恩施盆地、建始盆地、来凤与龙山
盆地、召市盆地、廖家村盆地、万坪盆地、甘溪盆地、秀山盆地等。坪坝多为
山间较为平坦之地,面积往往较小。[②]

　　在漫长的地质年代里,由于地球的内力地质作用以及大气、水、生物等
外力地质作用的共同影响,武陵山区形成了不同地质时代的各种地层和岩
石类型。具体而言,本区位于扬子准地台上,其基底由元古代浅变质及局
部中深变质的变质岩层组成,基底最终形成于晚元古代,属扬子旋回的褶
皱带。盖层发育自震旦纪开始,含中元古界至第四系 58 个地层单元,除缺

---

　　①　李永平、邓有成:《武陵地区经济发展的总体构想》,尚武主编《武陵山区经济开发
初探》,湖南出版社 1992 年版,第 50 页。
　　②　朱圣钟:《鄂湘渝黔土家族地区历史经济地理研究》,陕西师范大学 2002 年博士学
位论文,第 5 页。

石炭系、侏罗系、第三系之外,大部分地层层序完整,分层标志明显,沉积类型复杂,横向变化明显,尤以古生界为著。武陵山南段与东南分支位于次级构造的江南台隆一长期隆起的背腹斜区,核部为元古界由变余砂岩、变余凝灰岩、变余枕状熔岩、板岩、千枚岩等浅变质岩构成的梵净山群和板溪群,富含铜、铁、磷等矿产;翼部为震旦系硅质岩、冰碛砾岩和寒武系白云岩、白云质灰岩等组成。武陵山西北是上扬子台褶带的八面山褶皱带,早古生代碳酸盐类岩、页岩、砂岩,晚古生代石英砂岩、石灰岩及中生代早期的石灰岩等岩类广泛分布。武陵山的地质构造主要受华夏构造体系黔东褶被带和旋转构造带的影响,岩浆活动稀少,有助于汞、铅、锌等矿藏的形成。从岩石类型看,岩浆岩(又称火成岩)、沉积岩、变质岩三大岩石类型在武陵山区均有分布。岩浆岩主要造岩矿物为辉石、角闪石、斜长石、绿泥石等,此外还有次闪石、蛇纹石、透闪石、阳起石和碳酸盐矿物,副矿物有赤铁矿、钛铁矿、磁铁矿、白钛矿、金红石、磷灰石、电气石、榍石、锆石、钾钠石等。沉积岩由主要分为红岩、砂页岩、碳酸盐岩、硅质岩、磷质岩、铝质岩、铁质岩、锰质岩和蒸发岩等类型,是雄黄、雌黄、黄铁矿、金矿等的形成基础。变质岩又分为板岩、变质砾状砂状碎屑岩等类别。

综上可知,本区地质环境复杂,岩石类型多样。岩石是由矿物组成的,不同的岩石含有不同的矿物,因此,本区复杂的地质环境和多种类型的岩石为多种矿藏的形成提供了必要的成矿条件,从而为矿物药材资源的丰富奠定了基础。据统计,武陵山区有矿产品 70 多种[①],其中,汞、朱砂、雄黄、雌黄、硫黄、滑石、钟乳石等都是常用矿物药材。

(二)气候与植被

气候与地表植被是影响植物、动物药材品种变化的颇为关键的自然因素。当代气象资料表明,武陵山区温湿多雨,水热同期,夏少酷暑,冬少严寒,四季温和,年均气温在 16.5℃以上,无霜期在 263～307 天之间,雨量充沛,年均降水量在 1200～1700 毫米之间,相对湿度多在 80%以上,多雾,

---

① 赵逖:《武陵山民族地区经济发展对策研究》,重庆大学 2007 年硕士学位论文,第42 页。

天气阴湿,全年日照时数在 1500 小时以下,属亚热带季风性湿润气候。[1]
由于海拔高低差异大,本区立体气候明显,形成了垂直气候带,大致相当于
我国中亚热带、北亚热带、南温带、中温带和温带 5 个气候带。各带气候资
源相差很大,且不同海拔年均气温颇有悬殊,如湖北巴东所在的长江河谷
年均气温为 18.9℃,而中山区顶部的年均气温仅有 7℃。在一定范围内,降
雨量也随海拔高度上升而增加,鄂西海拔 1200～3000 米山区全年降水量
高达 1800～2140 毫米,比低海拔河谷地区多 500～1000 毫米;黔东梵净山
海拔 1700～1800 米的迎风坡为最大降水高度,年均降雨量在 1100～2600
毫米,在此高度以下,每下降 100 米,降水量少 140 毫米。[2] 农谚所谓"一山
有四季,十里不同天""山高一丈,大不一样"[3]"山下桃花山上雪"[4]既是武
陵山区垂直气候特征的真实写照,又是本区气候多样性的确切体现。

　　历史时期武陵山区气候的多样性也有突出表现,现以清代为例,如施
南府恩施县(今湖北恩施市),"隆冬可单,盛夏可夹","其气多暖,入夏后蒸
湿亦甚;冬雪易消,冰不能坚,独高山密箐,风气特紧,夏日不异寒冬。侵晨
或起大雾,是日必大晴,四季不爽"[5]。又如施南府宣恩县(今湖北宣恩
县),"其气多暖,二月可衣单,可挥扇。入夏后蒸湿特甚,衣物皆霉,五六月
间常雨雹,盖阴气暴上胁阳而凝结也,俗呼雪子","十月始霜,积雪不盈尺,
冬腊月平地间闻雷声。居高山者寒多暑少,盛夏被不脱棉,晨夕必烘于
煤"[6]。再如鹤峰州(今湖北鹤峰县),"初春余寒凛冽无异隆冬,俗谓倒春
寒。夏日淫雨积旬,亦或着棉拥絮。秋后余热或较三伏甚,俗谓秋老虎,入

---

①　湖南省农业区划委员会编著:《湖南省农业区划 2》,湖南科学技术出版社 1986 年
版,第 91 页;湖北省农业区划委员会办公室编:《湖北山区开发概论》,湖北科学技术出版
社 1989 年版,第 187～189 页;张振平:《优质烤烟区划理论与实践》,陕西科学技术出版社
2007 年版,第 185 页。

②　姚长溪、胡国文:《武陵山区水稻高产途径及技术》,中国农业科技出版社 1994 年
版,第 4～5 页;《铜仁地区综合农业区划》编写组:《铜仁地区综合农业区划》,贵州人民出
版社 1989 年版,第 16 页。

③　何义发、王伯泉:《武夷山区蔬菜》,中国农业科学技术出版社 2006 年版,第 38 页。

④　张文范:《中国县情大全·中南卷·恩施市》,中国社会出版社 1992 年版,第 698 页。

⑤　道光《施南府志》卷 10《典礼志·风俗》,道光丁酉年(1837)刻本。

⑥　同治《来凤县志》卷 28《风俗志·气候》,同治五年(1866)刻本。

冬或值晴多,蛰虫率蠕蠕然动,间有春花开放者。山高处暑月可着棉衣,遇阴雨连绵即可围炉,至阴崖冰雪必候春尽乃消"①。上述资料显示,恩施县气候冬暖夏凉、湿气重、雾气多、高山风气紧;宣恩县二月气温明显偏高,而十月即开始有霜雪出现,说明冬天来得比较早,但"积雪不盈尺"又反映其冬天气温不是很低,且寒多暑少的高山气候明显;鹤峰州初春气候与隆冬相似,说明春季气温较低,入冬后间有春花开放,说明冬季气温偏高,这与宣恩二月即可挥扇、十月即有霜雪明显不同。清代恩施县、宣恩县、鹤峰州同属今湖北恩施州,而其气候多有差异,这正是武陵山区历史时期气候多样性的真实反映。

清代施南府和鹤峰州气候的差异仅是历史时期武陵山区气候多样性的一个窗口,在施南府和鹤峰州以外的本区其他地域,气候多样性的特征也很明显。如清代永顺府(治今湖南永顺县),"春深寒,夏日燥,秋初炎蒸,端阳后衣单葛,重阳后衣薄絮,冬常温,虽栗烈,积雪不致盈尺,夏多疾风暴雨或折木发屋。天阴即冷,日出即暖,夏或裹头,冬或赤足"②。又如清代永绥直隶厅(治今湖南花垣县南新卫城),"气候与内地迥殊。每值黑雾蒙浓,对面不相见。且春夏霪雨连绵,秋冬霜雪早降。……城外虽稍平旷,然亦寒居十七,热居其三,春多寒,仲夏犹时挟纩。立秋日晴,则后二十四日大热,甚于三伏;是日雨,则凉暖不常。谚云'秋风十八暴',言雨多也。中秋前后,即衣薄絮,雪深尺许,则沍冻。冬雨,则轰雷"③。由上述记载可知,永顺和永绥气候有很大的差别。而永顺距永绥不足二百里④,也就是说,在不到二百里的范围内,气候迥然不同,这充分显示了武陵山区气候的多样性。再如石阡府(治今贵州石阡县),"百里之内,此燠彼凉"⑤。还如石砫厅(今重庆石柱县),"南偏暖北偏寒","气候殊绝,故北轻谷南皮裘,北

---

① 道光《鹤峰州志》卷首《星野志·气候》,道光二年(1822)刻本。

② 清·张天如:《永顺小志》,清·王锡祺辑《小方壶斋舆地丛钞》第6帙,杭州古旧书店1985年版,第215页。

③ 清·徐珂:《清稗类钞·气候类》,中华书局1984年版,第42页。

④ 永顺距乾州界(治今湖南吉首市)二百里,而永绥处在永顺与乾州之间,故而其距离当不足二百里。乾隆《永顺府志》卷1《地舆志·疆域》,乾隆二十八年(1763)刻本。

⑤ 光绪《石阡府志》卷1《星野志·气候》,光绪二年(1876)刻本。

摇扇南拥炉"①。宜昌府长乐县(今湖北五峰县),"地高气多寒,地下气多暖","处深山穷谷之中,气候与他处颇异,然一邑之中亦各有不同,其实寒多于热,近城等处……地气较暖","邑属地势高下不一,寒燠亦不一,喜湿喜燥各有不同"②。可见石阡府、石砫厅和长乐县内部气候差异亦非常明显。

与气候关系极为密切的天气在武陵山区也表现出瞬息万变的特征。方策《夏日即景》描述了清代施南府的天气:"早晚阴晴气不侔""一阵蛮风吹瘴雨"③。显然,施南府早晨和傍晚阴、晴变化各异,一阵风即带来一场雨,可见其天气变化之大。又如铜仁府(治今贵州铜仁市),"朝岚夕霭千山树,乍雨还晴五月天"④。再如辰州府(治今湖南沅陵县),"虽天气晴明,亦惟亭午稍为开雾,一遇阴雾,则咫尺莫辨"⑤。另如石阡府,"一日之间,乍寒乍暖"⑥。民谚所谓"一天有四季,十里不同天"⑦正是武陵山区天气千变万化的真实写照。

不同的植物药材对气候条件的要求不同。现据黄泰康《天然药物地理学》相关内容⑧列"部分植物药材的气候生态适宜要素值表",见表1-2:

表1-2　部分植物药材的气候生态适宜要素值表

药材名称	海拔高度 (m)	平均气温 (℃)	年均降水量 (mm)	年均日照 (hr)	年均相对湿度 (%)
川芎	700	15.2	1240	1040	81
附子	550	16.0	1100	1300	80
麦冬	460	16.4	1000	1400	79
白芍	300	17.8	950	1400	80

①　道光《补辑石砫厅新志》卷1《地理志·天时》,道光二十三年(1843)刻本。
②　光绪《长乐县志》卷1《分野志·气候》,光绪元年(1875)增刻本。
③　道光《施南府志》卷27《艺文志·诗》,道光丁酉年(1837)刻本。
④　明·罗昕:《题咏》,引自弘治《贵州图经新志》卷7《铜仁府》,弘治刻本。
⑤　清·顾祖禹撰,贺次君等点校:《读史方舆纪要》卷81《湖广七·辰州府》,中华书局2005年版,第3835页。
⑥　光绪《石阡府志》卷1《星野志·气候》,光绪二年(1876)刻本。
⑦　何义发、王伯泉:《武夷山区薇菜》,中国农业科学技术出版社2006年版,第38页。
⑧　黄泰康:《天然药物地理学》,中国医药科技出版社1993年版,第503页。

续表

药材名称	海拔高度 (m)	平均气温 (℃)	年均降水量 (mm)	年均日照 (hr)	年均相对湿度 (%)
黄连	1500	16.5	1200	1300	85
川白芷	290	17.4	1100	1400	81
川红花	500	17.0	900	1200	78
川牛膝	1600	18.5	1500	850	82
川黄柏	1000	18.0	1500	1200	70
川郁金	500	16.2	940	1200	81
川枳壳	250	18.6	1050	1330	70
巴豆	300	18.0	1000	1300	82
川明参	500	16.8	950	1240	78
使君子	250	18.0	1100	1250	82
花椒	1500	12.0	870	1500	67

据表 1-2 数据可知,不同的植物药材需要不同的气温、降水量、日照和湿度等气候条件。而武陵山区气候多样、天气多变,为需要不同降水、日照、气温和湿度的各类植物药材的生长提供了相当有利的条件。

由于光照、温度和雨量等的差异,以及天气多变等原因,当代武陵山区形成了相当丰富的地表植被,既有亚热带常绿阔叶林,还有中亚热带北部常绿阔叶林,以及大面积的原始次生林和人工林。又由于地势高低不同,武陵山区植被垂直带谱明显:海拔 600 米以下为常绿阔叶林,600～1600米为常绿落叶阔叶混交林,1600 米以上为落叶阔叶林,山顶则为矮林、灌丛、草丛。该区植物资源多达 4200 多种,其中列入国家一、二、三级保护的珍稀树种有珙桐、巴东木莲、红豆杉、银杏等 25 种,还有大宗的经济林木乌柏、漆树、杜仲、厚朴、黄柏等。尤其是武陵山主峰梵净山,至今保留着 200万～7000 万年前的第三纪、第四纪古老的植物和动物种类,是世界上罕见的生物资源基因库。丰富的地表植被和多样的植物种属使该区形成了高达 90% 以上的森林覆盖率。[①] 同时,丰富的植被也为野生动物提供了良好的生存条件,本区陆地动物即有 360 多个品种,淡水鱼类 150 多种,属于国

---

① 马勇主编:《旅游学概论》,高等教育出版社 1998 年版,第 137 页。

家重点保护的动物和鱼类有黔金丝猴、华南虎、苏门羚、岩羊、林麝、白鹇及大鲵、中华鲟等 30 多种。①

历史时期武陵山区的地表植被也保存得比较完好。如唐代施州(治今湖北恩施市)"千里好山青入楚""五峰如指翠相连"②,明代施州卫(治今湖北恩施市)猿啼山,"丹崖碧嶂,林木葱茜,猿声最多";积翠山,"峰峦秀丽,林木苍翠"③。又如明代平茶洞长官司(今重庆秀山县西南)高秀山,"丹崖翠壁,秀色如画";邑梅洞长官司(今重庆秀山县南)寿山,"四时林木郁然"④。清代沅州府(治今湖南芷江县)洪山,"山色苍翠可挹";潮涌山,"岗峦层叠,绿水潆抱,苍苍古树,致有奇观"⑤。再如清代铜仁府(治今贵州铜仁市)森岩山,"峰峦高耸,林木蓊郁,望之如云";木耳坡,"俯视群山,森列于下,苍翠郁然"⑥。此类记载在文献中俯首即拾,说明历史时期本区植被较好。不过,也有个别地方植被遭破坏的现象,如清代施南府建始县(今湖北建始县),"峻岭丛林剪伐殆尽"⑦。永顺府的个别地方甚至成为"童山"⑧。但就文献记录来看,历史时期武陵山区的植被总体保存较好。

由于药材资源在很大程度融合于包括森林在内的各种地表植被,森林和其他地表植被的繁茂或衰败,直接影响到药材资源的兴盛和败落,因此武陵山区高密度的森林覆盖率和保持较好的地表植被为动植物药材的生长、发育提供了有利条件,致使历史时期本区药材资源富饶。如明代施州卫,"(药山)山产药物,故名","(香城山)以山多麝香故名"⑨。又如明代永

①　李永平、邓有成:《武陵地区经济发展的总体构想》,尚武主编《武陵山区经济开发初探》,湖南出版社 1992 年版,第 52 页。

②　邓治凡、田发刚校注:《施州考古录校注》,新华出版社 2004 年版,第 82 页。

③　《大明一统志》卷 66《施州卫军民指挥使司·山川》,嘉靖三十八年(1559)刻本。

④　清·顾祖禹撰,贺次君等点校:《读史方舆纪要》卷 73《四川八·酉阳宣抚司》,中华书局 2005 年版,第 3449、3450 页。

⑤　同治《沅州府志》卷 4《疆域志·山川上》,同治十二年(1873)刻本。

⑥　乾隆《贵州通志》卷 5《地理志·山川》,乾隆六年(1741)刻嘉庆修补本。

⑦　同治《建始县志》卷 4《食货志·物产》,同治五年(1866)刻本。

⑧　同治《永顺县志》卷 10《物产志》,同治十三年(1874)刻本。

⑨　《大明一统志》卷 66《施州卫军民指挥使司·山川》,嘉靖三十八年(1559)刻本。

顺宣慰司产麝香。① 再如清代施南府,"兰芷满山"②;鹤峰州,"土产药材有百余种,内黄连甚佳,生大荒中"③;沅州府,"凡山之胜处,皆杂芷花、药",叶家山,"杂药在庭,丛篁绕屋"④。酉阳州黔江县(今重庆黔江区),"青岩山,有二十五岩,皆藏蜂蜜,居人取以为利"⑤。秀山县(今重庆秀山县)九峰寺,"旧饶药草,黄栢、厚朴尤良"⑥。澧州(治今湖南澧县)药山出产"恒山药草"⑦。凤凰厅(今湖南凤凰县)青云山,"产兰"⑧。永顺府龙山县(今湖南龙山县)黄连界,"产黄连、党参",三尖山,"上产黄连、黄芩诸药"⑨等。

第二节　武陵山区的药材资源

一、武陵山区现代药材资源

(一)药材资源种类及其分布⑩

武陵山区素有"华中的天然药库"和"华中植物基因库"之称。该区物

---

① 民国《永顺县志》卷11《食货志·物产》引《大明一统志》,1930年铅印本。

② 道光《施南府志》卷27《艺文志·诗》,道光丁酉年(1837)刻本。

③ 清·顾彩撰,吴伯森校注:《容美纪游》,湖北人民出版社1998年版,第155页。

④ 同治《沅州府志》卷4《疆域志·山川上》,同治十二年(1873)刻本。

⑤ 光绪《黔江县志》卷1《地舆志》,光绪二十年(1894)刊本。

⑥ 光绪《秀山县志》卷1《地志》,光绪十七年(1891)刊本。

⑦ 清·黄本骥:《湖南方物志》,清·王锡祺辑《小方壶斋舆地丛钞》第6帙,杭州古旧书店1985年版,第210页。

⑧ 道光《凤凰厅志》卷3《山川志》,道光四年(1824)刻本。

⑨ 光绪《龙山县志》卷3《山水》,光绪元年(1875)刻本。

⑩ 本目资料除特别注明者外,主要来源于钟颖等:《武陵山区中草药资源研究》,《中医药导报》2006年第2期,第64~65页;何顺志等:《贵州中药资源种类与分布的研究》,《世界科学技术——中医药现代化》2005年第2期,第97页;张万福等:《恩施道地药材的历史背景及传统品牌地位评价》,《中国中药杂志》2005年第1期,第22~23页;周日宝等:《湖南大宗道地药材的资源概况》,《世界科学技术——中医药现代化》2003年第2期,第72~74页;孙济平等:《贵州特有药用植物的种类与分布》,《中国中药杂志》2005年第10期,第735~737页。

种极为丰富,仅种子植物就有 201 科、1005 属、4119 种,占中国种子植物总数科的 59.64%,属的 31.41%,种的 15.68%,其植物区系比较,仅次于横断山区和华东地区。[①] 这为武陵山区拥有丰富的药材品种奠定了物质基础。近现代以来武陵山区药材资源达 2172 种[②],约占我国中药材资源总数(12807 种[③])的 17.0%,药材蕴藏量巨大,如湘西和怀化地区植物药蕴藏量达 20 万吨,动物药 50 吨,矿物药 15 吨。又如铜仁中草药蕴藏量高达 360万吨。重要的大宗植物药材品种主要有黄连、金银花、当归(窑归)、天麻、杜仲、黄柏、厚朴、湖北贝母、川芎、青蒿、大黄、麦冬、天冬、木瓜、续断、石斛、淫羊藿、孩儿参、川佛手、何首乌、半夏、百合、桃仁、杏仁、枳壳、枳实、陈皮、南沙参、百部、栀子、钩藤、瓜蒌、骨碎补、茵陈、独活、石菖蒲、白及、缬草、辛夷、黄精、生地、白芍、玄参、白术、金樱子、银杏、吴茱萸、山木通、水灵芝、百味莲等,重要的大宗矿物药材品种主要有朱砂(辰砂)、雄黄等,主要的动物药材有五倍子、蕲蛇、乌梢蛇、九香虫等。

据统计,我国目前约有中药材资源 12807 种,陆地国土面积 960 万平方公里,则药材密度为每千平方公里约 1.3 种。近现代以来武陵山区有药材 2172 种,面积约 13 万平方公里,则药材密度为每千平方公里约 16.7种,是全国平均数的 12.8 倍。就每县平均药材数而言,1999 年我国有县级政区 2225 个[④],则每县平均有药材约 5.8 种;武陵山区有县级政区 52 个,每县平均有药材约 41.8 种。很明显,武陵山区每县平均药材数是全国每县平均药材数的 7.2 倍。由此可知,武陵山区是一个药材资源丰富的区域。

查阅武陵山区 52 个县级政区的当代县志,每一县都分布有丰富的药

---

① 陈功锡等:《武陵山地区种子植物区系特征及植物地理学意义》,《中山大学学报(自然科学版)》2001 年第 3 期,第 74~78 页。

② 邵兴、赵敬华:《浅析自然地理环境与土家族医药学的关系》,《中国民族民间医药》2008 年第 1 期,第 72 页。

③ 王致谱、蔡景峰:《中国中医药 50 年(1949—1999)》,福建科学技术出版社 1999 年版,第 343 页。

④ 1999 年大陆有县级政区 2109 个,台湾地区有 16 个,合计 2225 个。见刘君德等编著:《中外行政区划比较研究》,华东师范大学出版社 2002 年版,第 214、299 页。

材资源,现略举数例。湖北利川市有中草药 662 种①,鹤峰县有中草药 1500 余种②,建始县药用植物有 1118 种③,巴东县有药材 430 种以上④,长阳县有药用植物 600 余种⑤,五峰县有植物药材 749 种、动物药材 16 种、矿物药材 7 种⑥,合计 772 种;重庆彭水县仅药用植物就有 1600 种⑦,秀山县有药用植物 1270 种⑧,黔江区有药材 672 种⑨;湖南龙山县有药材 342 种⑩,沅陵县有药用植物 1630 余种⑪,古丈县常用动植物药材不下 300 余种⑫,通道县木本药用植物 200 种⑬,辰溪县有药材 182 种⑭,慈利县药材 832 种⑮;贵州沿河县有 470 个常用中药材⑯,松桃县有药材 500 种以上⑰,

---

① 利川市民族志编纂委员会编:《利川市民族志》,四川民族出版社 1991 年版,第 71 页。

② 鹤峰县药材检验所编:《鹤峰县中药鉴别手册》,内部资料,1985 年油印本。

③ 建始县地方志编纂委员会编:《建始县志》,湖北辞书出版社 1994 年版,第 2 页。

④ 《巴东县志》编纂委员会编:《巴东县志》,湖北科学技术出版社 1993 年版,第 49 页。

⑤ 长阳土家族自治县地方志编纂委员会编:《长阳县志》,中国城市出版社 1992 年版,第 104 页。

⑥ 五峰土家族自治县地方志编纂委员会编:《五峰县志》,中国城市出版社 1994 年版,第 81~82 页。

⑦ 《彭水苗族土家族自治县概况》编写组编:《彭水苗族土家族自治县概况》,四川民族出版社 1989 年版,第 8 页。

⑧ 《秀山土家族苗族自治县概况》编写组编:《秀山土家族苗族自治县概况》,四川民族出版社 1987 年版,第 13 页。

⑨ 四川省黔江土家族苗族自治县编纂委员会编:《黔江县志》,中国社会出版社 1994 年版,第 85 页。

⑩ 龙山县修志办公室编:《龙山县志》,内部资料,1985 年印刷,第 125、126 页。

⑪ 沅陵县地方志编纂委员会编:《沅陵县志》,中国社会出版社 1993 年版,第 101 页。

⑫ 《古丈县志》编纂委员会编:《古丈县志》,巴蜀书社 1989 年版,第 62 页。

⑬ 通道侗族自治县民族宗教事务局编:《通道侗族自治县民族志》,民族出版社 2004 年版,第 51 页。

⑭ 辰溪县志编纂委员会编:《辰溪县志》,三联书店 1994 年版,第 100 页。

⑮ 《慈利县志》编纂委员会编:《慈利县志》,农业出版社 1990 年版,第 101 页。

⑯ 沿河土家族自治县志编纂委员会编:《沿河土家族自治县志》,贵州人民出版社 1993 年版,第 1、286 页。

⑰ 《松桃苗族自治县概况》编写组编:《松桃苗族自治县概况》,贵州民族出版社 1985 年版,第 5 页。

石阡县有药用植物102种[①]。此类记载很多，限于篇幅，不一一列举。武陵山区几乎每县都分布有百种、数百种甚至上千种的药材资源，可见本区药材资源空间分布之广。这种分布特点说明了历史时期武陵山区大部分地区均有药材开发的事实。

由于武陵山呈西南向东北方向延伸态势，跨纬度较长，因此各地药材品种分布的地域差异相当明显。医药学界根据本区中草药的集中度、质量及产量等相关特性，将武陵山区划分为"武陵山北部——中山原黄连、木本药材区""武陵山中部——中低山木瓜、杜仲、茯苓药材区""武陵山南部——中山原、低山丘陵枳壳、银花药材区"等3个不同的药材区。其中，黄连、板党、五鹤续断、紫油厚朴、百合、辛夷、湖北贝母、资丘独活、川佛手、当归、何首乌、天麻、大黄、杜仲、黄柏、麦冬、天冬、木瓜等药材主要集中分布在"武陵山北部——中山原黄连、木本药材区"；川黄柏、吴茱萸、茯苓、山木通、川木通、骨碎补、五倍子、天麻、枳壳、黄精、蕲蛇等药材则主要集中分布于"武陵山中部——中低山木瓜、杜仲、茯苓药材区"；银背叶党参、梵净山冠唇花、梵净山火绒草、梵净山紫苑、梵净山石斛、梵净山小檗、梵净山柿、黔蒲儿根、短茎淫羊藿、梵净山蒲儿根、贵州柴胡、贵州地黄连、贵州羊奶子、贵州报春、贵州金丝桃、小叶淫羊藿、德务淫羊藿、黔北淫羊藿、高盘灵芝、枳壳、金银花、吴茱萸、青蒿、天麻、杜仲、五倍子、麦冬、白术、何首乌、孩儿参、九木香、黄精、千层塔、青风藤等药材主要集中分布在"武陵山南部——中山原、低山丘陵枳壳、银花药材区"，尤其是梵净山自然保护区为中心的区域。[②] 显然，不同的药材品种在武陵山区分布的地区不同，反映了本区药材品种分布的地域差异。这种分布的地域差异，在某种程度上折射出历史时期武陵山区药材产地分布的地域特色，也是武陵山区药材产业化发展的现实基础。

(二)独具特色的药材资源

武陵山区特色药材资源相当丰富。现据王强、徐国钧主编《道地药材

---

① 贵州省石阡县地方志编纂委员会编：《石阡县志》，贵州人民出版社1992年版，第118页。

② 钟颖等：《武陵山区中草药资源研究》，《中医药导报》2006年第2期，第64～65页。

图典·中南卷》《道地药材图典·西南卷》列"当代武陵山区特色药材资源及其产地分布表",见表1-3:

表1-3　当代武陵山区特色药材资源及其产地分布表

药材名称	分布地区	药材名称	分布地区
青蒿	重庆酉阳、秀山	天冬	重庆酉阳、秀山
党参	重庆彭水、石柱,湖北恩施	天麻	湖北恩施、利川
杜仲	贵州印江,湖南桑植、慈利	白及	湖南桑植,湖北鹤峰
沙参	湖南张家界	天南星	湖北恩施
猪苓	贵州德江	射干	湖北宣恩
常山	重庆酉阳,湖南湘西,贵州铜仁	密蒙花	湖北巴东
辛夷	湖北五峰、鹤峰、建始、巴东、恩施	续断	湖北长阳、鹤峰,湖南桑植
朱砂	湖南新晃、凤凰,贵州务川、铜仁,重庆酉阳、秀山	枳实(枳壳)	重庆酉阳,湖南洪江、辰溪、麻阳、龙山、泸溪
雄黄	湖南石门、慈利,贵州思南、铜仁、印江,湖北长阳、五峰	厚朴	湖北恩施、宣恩、鹤峰、巴东、建始、长阳
吴茱萸	湖南新晃、保靖,湖北利川,贵州铜仁、松桃、印江、德江、沿河,重庆酉阳、秀山、彭水、石柱	黄连	重庆石柱,湖北利川、恩施、咸丰、宣恩、鹤峰、巴东、建始,湖南桑植、龙山
独活	湖北长阳、五峰、巴东、鹤峰、恩施、建始	黄柏	重庆秀山,贵州务川、印江,湖北鹤峰,湖南龙山、慈利

资料来源:王强、徐国钧:《道地药材图典▶中南卷》《道地药材图典·西南卷》,福建科学技术出版社2003年版。

　　表1-3所见现代武陵山区特色药材资源共有22种,分别是青蒿、天冬、党参、天麻、杜仲、白及、沙参、天南星、猪苓、射干、常山、密蒙花、辛夷、续断、枳实(枳壳)、厚朴、吴茱萸、黄连、独活、黄柏、雄黄、朱砂等。在上述品种之外,贝母也是本区特色药材资源,产于湖北西部和西南部、四川东部、湖南西北部者,有"湖北贝母"之称[①],特别是湖北利川所产贝母,栽培

―――――――――――

　　① 肖培根:《湖北贝母的研究进展》,《中国中药杂志》2002年第10期,第726页。

时间已有 150 年以上[①],历史颇为悠久。因此,本区特色药材资源计有 23 种。这些特色资源中,尤其值得一提的是重庆石柱所产黄连,已有 300 多年的种植历史,年产量达 1400 吨,在全国黄连生产中有极其重要的地位,20 世纪 80 年代即占全国黄连总产量的 40%,因其产量大、质量优、历史久而被誉为"黄连之乡"[②]。这些特色药材在历史时期就多被开发和利用,如唐代本区施州(治今湖北恩施市)、辰州(治今湖南沅陵县)、溪州(治今湖南永顺县南)即把本州所产黄连作为贡品上贡朝廷。[③] 宋代忠州(治今重庆忠县)所辖之南宾县,即今重庆石柱县土产黄连[④],黔州(治今重庆彭水县)、澧州(治今湖南澧县)、费州(治今贵州德江县)、思州(治今贵州务川县)、沅州(治今湖南芷江县)、业州(即奖州,治今湖南芷江县西)等土产朱砂[⑤]。明代夔州府建始县(今湖北建始县)和清代鹤峰州(今湖北鹤峰县)已将厚朴作为药材[⑥]等。这些例子说明,现代本区不少特色药材资源在历史时期即已存在,具有一定的历史传承性。

二、唐至清代武陵山区的药材资源

唐至清代武陵山区的药材资源相当丰富。记录本区唐宋时期药材资源的文献不少,如《新唐书·地理志》《宋史·地理志》《唐六典》《通典》《文献通考》《元和郡县图志》《太平寰宇记》《元丰九域志》等正史、政书和志书,

① 刘杰书:《湖北贝母的本草考证及其品质评价》,《湖北中医杂志》2001 年第 7 期,第 50 页。

② 钟颖等:《武陵山区中草药资源研究》,《中医药导报》2006 年第 2 期,第 65 页;黄世浦:《黄连之乡——石柱》,《中国民族》1985 年第 7 期,第 24 页;马卫华:《"黄连之乡"话黄连》,《中国药房》1990 年第 3 期,第 42 页。

③ 宋·欧阳修、宋祁:《新唐书》卷 41《地理五》,中华书局 1975 年版,第 1073 页;唐·李吉甫撰,贺次君点校:《元和郡县图志》卷 30《江南道六》,中华书局 2005 年版,第 752 页。

④ 宋·乐史撰,王文楚等点校:《太平寰宇记》卷 149《山南东道八》,中华书局 2007 年版,第 2888 页。

⑤ 宋·乐史撰,王文楚等点校:《太平寰宇记》卷 118《江南西道十六》、卷 121《江南西道十九》、卷 122《江南西道二十》,中华书局 2007 年版,第 2376、2396、2415、2421、2431、2433 页。

⑥ 正德《夔州府志》卷 3《土产》,正德八年(1513)原刻嘉靖增刻本;道光《鹤峰州志》卷 7《物产志》,道光二年(1822)刻本。

以及《新修本草》《千金翼方》①《外台秘要方》②《本草图经》③《证类本草》等本草著作,但最主要的是本草著作。学界公认宋代及其以前最重要、最具代表性的本草著作是《证类本草》④,因此,为便于统计和分析,本节唐宋时期武陵山区药材资源即以该书所记内容为主要依据,兼及其他著作。记载元明清时期本区药材资源的本草典籍更多,如《本草品汇精要》⑤《本草蒙筌》⑥《本草乘雅半偈》⑦《医学六要》⑧《本草纲目》《救荒本草》⑨《本草从新》⑩《本草纲目拾遗》⑪《植物名实图考》等。此外,海量的地方志也涉及了不少药材资料,然由于不同州(府、厅)县方志对药材认定的标准不一,如万历《慈利县志》将通草、苍耳等作为草类而不作为药材,嘉庆《通道县志》则将通草、苍耳等作为药材,如此记载显然不便于药材品种的统计;相反,本草典籍为医药学家所作,标准较为统一,且一般多有继承性,因此,本节统计元明清时期武陵山区药材品种仍以本草著作为主,地方志所载药物资料为补充。

由于多种原因,我国古代多数本草著作对药材产地的记载也存在着一些问题。其一是产地不明确。如最早的本草著作《神农本草经》记旋复华(即旋覆花)"生平泽"、羊桃"生山林川谷"、乌韭"生山谷"⑫,平泽、川谷、山谷,显然都是适合旋复华花、羊桃、乌韭等生长的地理条件而不是指确切的

---

① 唐·孙思邈著,李景荣等校释:《千金翼方校释》,人民卫生出版社1998年版。

② 唐·王焘撰,宋·林億、孙兆等校证:《外台秘要方》,上海古籍出版社1991年版

③ 宋·苏颂撰,尚志钧辑校:《本草图经》,安徽科学技术出版社1994年版。

④ 翁维键:《历代本草名著简介(Ⅱ)》,《中药材科技》1982年第5期,第38页。

⑤ 明·刘文泰等:《本草品汇精要》,人民卫生出版社1982年版。

⑥ 明·陈嘉谟撰,王淑民等点校:《本草蒙筌》,人民卫生出版社1988年版。

⑦ 明·卢之颐:《本草乘雅半偈》,《四库全书》本,第779册,台湾商务印书馆1986年版。

⑧ 明·张三锡:《医学六要》,《四库全书存目丛书》子部第45册,齐鲁书社1995年版。

⑨ 明·朱橚:《救荒本草》,《四库全书》本,第730册,台湾商务印书馆1986年版。

⑩ 清·吴仪洛:《本草从新》,上海科学技术出版社1958年版。

⑪ 清·赵学敏:《本草纲目拾遗》,人民卫生出版社1963年版。

⑫ 尚志钧校注:《神农本草经校注》卷3《下品》,学苑出版社2008年版,第198、239、244页。

生长地点；又如明代本草集大成者的《本草纲目》记黄精"野生山中"①。
"山中"显然指的是地理环境，故"野生山中"也无法确定准确的地域范围。
其二是产地范围广泛。如麻黄"生晋地"②、泽兰"今处处有之"、羊蹄"今山
野平泽处处有之"、枫香脂"所在大山皆有"③、地黄"今处处有之"④、藁本
"江南深山中皆有之"、狼毒"出秦、晋地"⑤。"处处有之""所在大山皆有"
意即到处都有，说明产地广泛；而"江南"以及"秦、晋地"，没有具体到某一
州、县，显然也是一个大范围。因此，本草著作所记药材产地存在的问题给
本书研究带来了一定的难度。

又由于"天下物类皆是灵药，万物之中无一物而非药者"⑥。如《本草
纲目》第5～52卷记载磨刀水、炭火、梁上尘土、香炉灰、铁锁、布针、琉璃、
金刚石、凝水石、海带、小麦、稻、大豆、蚕豆、醋、葱、蒜、苋菜、橄榄、西瓜、
松、柘、东家鸡栖木、绢、帛、尿桶、大黄蜂、蛆、蝼蛄、萤火虫、蜗牛、金鱼、蟹、
蛤蜊、鸡、鼠、乌鸦、狒狒、人乳汁、乱发、头垢、人溺、人肉等均可入药。而这
些在古代被称为药材的植物、动物、矿物及手工业品等在今天很多已不再
作为药材使用。

基于上述原因，本书在统计和研究唐至清代本草著作中所载武陵山区
的药材品种时遵循以下两个标准：一是本草著作中明确标明是本区所产或
经过考证是本区所产的药材；二是本草典籍所载"处处皆有"或产地区域隶
属、涉及本区如"出黔中郡，湖南亦有"的药材。

还需要明确的是，古代本草著作中"水部""火部""谷部""菜部""服器

---

① 明·李时珍：《本草纲目》卷12《草之一·黄精》，人民卫生出版社1982年版，第
719页。

② 尚志钧校注：《神农本草经校注》卷3《下品》，学苑出版社2008年版，第211页。

③ 唐·苏敬等撰，尚志钧辑校：《新修本草》卷9《草部中品之下》、卷11《草部下品之
下》、卷12《木部上品》，学苑出版社2008年版，第229、275、307页。

④ 宋·唐慎微撰，尚志钧等校点：《证类本草》卷6《草部上品之上》，华夏出版社1993
年版，第154页。

⑤ 明·李时珍：《本草纲目》卷12《草之一》、卷17《草之六》，人民卫生出版社1982年
版，第844、1125页。

⑥ 唐·孙思邈著，李景荣等校释：《千金翼方校释》卷1《药录纂要·药名第二》引"天
竺大医耆婆"语，人民卫生出版社1998年版，第8页。

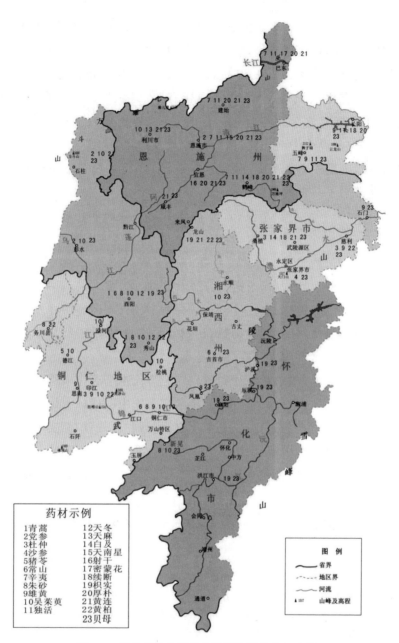

药材示例

1青蒿	12天冬
2党参	13天麻
3杜仲	14白及
4沙参	15天南星
5猪苓	16射干
6常山	17密蒙花
7辛夷	18续断
8朱砂	19枳实
9雄黄	20厚朴
10吴茱黄	21黄连
11独活	22黄柏
	23贝母

图　例

- —— 省界
- ---- 地区界
- 〰 河流
- ▲ 1887　山峰及高程

图 1-1　当代武陵山区特色药材资源分布示意图

本图以图 0-1 为底图,结合表 1-3 及相关分析利用 MapInfo 等制图工具绘制而成。

部""禽部""人部"等不常用以及当代已不用的药材如"萤火虫""头发""小麦""人肉""金刚石"等不在本书的统计和研究之列。

据上述标准,本节分"唐宋时期药材资源"和"元明清时期药材资源"两部分进行探讨。

(一)唐宋时期药材资源

《证类本草》记载了一些本区道地药材品种。现据《证类本草》列"唐宋时期武陵山区道地药材资源表",见表1-4:

表1-4 唐宋时期武陵山区道地药材资源表

药材名称	卷数和页码	药材名称	卷数和页码
丹砂	卷3《玉石部上品》,67页	石钟乳	卷3《玉石部上品》,72页
朴硝	卷3《玉石部上品》,77页	雄黄	卷4《玉石部中品》,93页
黄连	卷7《草部上品之下》,188页	贝母	卷8《草部中品之上》,229页
白药	卷9《草部中品之下》,267页	山豆根	卷11《草部下品之下》,323页
预知子	卷11《草部下品之下》,330页	杜仲	卷12《木部上品》,360页
厚朴	卷13《木部中品》,384页	猪苓	卷13《木部中品》,389页
崖椒	卷14《木部下品》,402页	黄药子	卷14《木部下品》,411页
羚羊角	卷17《兽部中品》,455页	犀角	卷17《兽部中品》,456页
露筋草	卷30《本经外草类》,639页	红茂草	卷30《本经外草类》,639页
半天回	卷30《本经外草类》,639页	都管草	卷30《本经外草类》,640页
龙牙草	卷30《本经外草类》,640页	小儿群	卷30《本经外草类》,640页
紫背金盘草	卷30《本经外草类》,641页	野兰根	卷30《本经外草类》,640页
石蒜	卷30《本经外草类》,646页	崖棕	卷30《本经外草类》,647页
鸡翁藤	卷30《本经外草类》,647页	大木皮	卷30《本经外草类》,647页
独用藤	卷30《本经外草类》,647页	野猪尾	卷30《本经外草类》,648页
金棱藤	卷30《本经外草类》,648页	瓜藤	卷30《本经外草类》,648页
马接脚	卷30《本经外草类》,649页	石合草	卷30《本经外草类》,649页

统计表1-4所载药材,共有34种。除此之外,《证类本草》还记载了唐

宋时期"处处有之"或"近道皆有之"或"蜀道、荆襄间有之"的药材 259 种①，即牛膝、兰草、葛根、蠡实、白及、秦椒、骨碎补、蒟酱、干漆、金星草、姜黄、海金沙、防己、莎草根、鬼臼、鼠尾草、天门冬、麦门冬、黄精、菖蒲、菊花、地黄、白术、菟丝子、益母草、柴胡、车前子、山药、薏苡、细辛、石斛、蒺藜子、鸡脚草、蓝实、川芎、络石、蒲黄、续断、决明子、茜草、忍冬、蛇床子、地肤子、景天、茵陈、王不留行、鬼督邮、山胡椒、干姜、苍耳子、瓜蒌、苦参、通草(木通)、赤芍、白芍、瞿麦、玄参、百合、白芷、淫羊藿、紫草、前胡、草薢、女萎、艾、恶实、王瓜、地榆、大蓟、小蓟、泽兰、天麻、百部、大茴香、三棱、积雪草、荭草、凫葵、蜀羊泉、鳢肠、半夏、桔梗、茛菪、青蒿、藜芦、射干、蛇含、青葙子、泽漆、贯众、及己、羊踯躅、狼把草、何首乌、商陆、威灵仙、牵牛子、蓖麻子、天南星、羊蹄、扁蓄、豨莶草、马鞭草、苎根、白头翁、芦根、仙茅、羊桃、续随子、菰、葎草、鹤虱、乌蔹莓、陆英、木贼、蒲公英、谷精草、苦芙、酸浆草、瓦松、夏枯草、山慈菇、苘麻、地锦苗、灯心草、马勃、萱草、松脂、槐实、枸杞、柏实、茯苓、榆皮、酸枣、黄柏、五加皮、辛夷、桑寄生、枫香、女贞、金樱子、桑白皮、淡竹叶、吴茱萸、枳实、紫葳、虎杖、伏牛花、密蒙花、皂荚、石楠、鼠李、紫荆木、接骨木、橡实、木天蓼、杨栌木、溲疏、芫花、芰(莲子)、鸡头实、木瓜、核桃仁、杏仁、郁李仁、罂子粟、荆芥、紫苏、香薷、薄荷、土马鬃、爵床、马兰、鼠曲草、水蓼、马蓼、楮实、小茴香、牡荆实、覆盆子、藿香、栀子、卫矛、蜀椒、柳华(柳花)、柳实、庵闾子、千里及、地衣草、石荠苧、七仙草、蒺藜、天名精、丹参、营实、旋花、沙参(土人参)、地骨皮、狗脊、茅根、白鲜、石苇、杜衡、白薇、白蔹、菝葜、石香薷、大青、水萍、蜀葵花、水苏、常山(恒山)、蜀漆、楝实、樗木根、莽草、乌韭、赤地利、茅莓、大戟、钩藤、蚤休、陟厘、梅实、蓬蘽、枇杷叶、安石榴、巴戟天、杜若、白石英、滑石、消石、石膏、芒硝、五倍子、羖羊角、蝉蜕、蛇蜕、猬皮、伏翼(夜明砂)、蛴螬、蝮蛇胆、水蛭、斑猫(斑蝥)、鹿茸、虎骨、龟甲、秦龟、桑螵蛸、蜜、蜜蜡(黄蜡)、蜂子、白蜡、露蜂房、牛黄、白花蛇、鳖甲、獭肝、鲤鲮甲(穿山甲)等。

---

① 据《证类本草》统计。按，唐慎微是宋代蜀州晋原(今四川崇州市)人，其《证类本草》主要是在四川完成的，因此该著作中所记"处处有之"或"近道皆有之"或"蜀道、荆襄间有之"等药材显然可视为武陵山区唐宋时期拥有的药材品种。

还要说明的是,《新唐书·地理志》所述土贡资料也记载了少数《证类本草》未收录的本区特色药材,如黄牙。[①] 另有一些学者的文集记唐宋时期本区黔州产麝香。[②]

综上,唐宋时期武陵山区的药材共有 295 种,其中植物药材 257 种,约占当时该区药材总数的 87.1%;动物药材 28 种,约占 9.5%;矿物药材 10 种,约占 3.4%。

(二)元明清时期药材资源

查阅我国古代本草著作,记录元代药材产地的本草著作极少[③],而元代志书如《大元混一方舆胜览》[④]等亦很少记载药材品种,涉及该时期武陵山区的药材更是微乎其微。因此,无法通过本草著作或方志资料统计元代本区药材的品种数量,故考察元明清时期武陵山区的药材资源只能以明清时期的药材资源为主。由于药材品种具有一定的传承性,因此,通过对唐宋和明清时期本区药材资源的统计和分析,一定程度有助于我们把握元代本区药材资源的概况。

《本草品汇精要》《本草蒙筌》《医学六要》《本草乘雅半偈》《本草纲目》《本草纲目拾遗》《植物名实图考》等典籍记载了不少元明清时期武陵山区道地药材品种。现据上述本草著作列"元明清时期武陵山区道地药材资源表",见表 1-5:

---

① 《新唐书》卷 41《地理五》载辰州土贡黄牙。黄牙即石硫黄的释名。见《本草纲目》卷 11《金石之五》,人民卫生出版社 1982 年版,第 661 页。

② 宋·黄庭坚著,刘琳等点校:《黄庭坚全集·正集》(第 2 册)卷 16《黔州黔江县题名记》,四川大学出版社 2001 年版,第 432 页。

③ 朱晓明、范晓文:《中药学专业知识(一)》,中国医药科技出版社 2004 年版,第 2 页。

④ 元·刘应李原编,詹友谅改编,郭声波整理:《大元混一方舆胜览》,四川大学出版社 2003 年版。

表 1-5 元明清时期武陵山区道地药材资源表

药材名称	资料来源
石钟乳	《本草蒙筌》卷 8《石部》,344 页
朴硝	《本草蒙筌》卷 8《石部》,359 页
降真香	《医学六要》卷 3《本草选三》,673 页
杜仲	《医学六要》卷 3《本草选三》,680 页
丹砂	《医学六要》卷 5《本草选五》,810 页
黄连	《本草品汇精要》卷 8《草部上品之中》,264 页
贝母	《本草品汇精要》卷 10《草部中品之上》,307 页
白药	《本草品汇精要》卷 12《草部中品之下》,351 页
厚朴	《本草品汇精要》卷 18《木部中品之上》,507 页
黄药子	《本草品汇精要》卷 20《木部下品之上》,547 页
都管草	《本草纲目》卷 13《草之二》,795 页
独用藤	《本草纲目》卷 18《草之七》,1346 页
崖椒	《本草纲目》卷 32《果部》,1856 页
雄黄	《本草乘雅半偈》第 4 帙《雄黄》,第 251 页
露筋草	《本草纲目拾遗》卷 4《草部中》,113 页
半天回	《植物名实图考》卷 8《山草类》,164 页
施州龙牙草	《植物名实图考》卷 8《山草类》,193 页
小儿群	《植物名实图考》卷 8《山草类》,193 页
野兰根	《植物名实图考》卷 8《山草类》,194 页
崖棕	《植物名实图考》卷 16《石草类》,427 页
红茂草	《植物名实图考》卷 16《石草类》,428 页
紫背金盘草	《植物名实图考》卷 16《石草类》,428 页
野猪尾	《植物名实图考》卷 20《蔓草类》,496 页
金棱藤	《植物名实图考》卷 20《蔓草类》,496 页
大木皮	《植物名实图考》卷 20《蔓草类》,497 页
石合草	《植物名实图考》卷 20《蔓草类》,497 页
瓜藤	《植物名实图考》卷 20《蔓草类》,498 页
鸡翁藤	《植物名实图考》卷 20《蔓草类》,498 页
马接脚	《植物名实图考》卷 20《蔓草类》,498 页

以上所见明清时期本草著作记载武陵山区道地药材共有 29 种。除此之外,明清本草典籍还记载了"处处皆有"或经考证是本区的药材品种,如地黄、黄耆、黄精、石菖蒲、天门冬、麦门冬、五味子、甘菊花、薏苡仁、薯蓣(山药)、柴胡、车前子、地肤子、决明子、蓝实、兰叶、卷柏、何首乌、益母草、忍冬(金银花)、巴戟天、五加皮、赤芍药、白芍药、桔梗、栝蒌、天花粉、紫苑、马兜铃、大茴香、小茴香、香附子、山胡椒、紫苏、荆芥、白芷、细辛、葛根、威灵仙、薄荷、香薷、菜耳实、天名精、蛇床子、草龙胆、瞿麦、玄参、石楠、丹参、沙参(土人参)、青葙子、恶实、白薇、白鲜、庵闾子、狗脊、茵陈蒿、青蒿、茅根、景天、徐长卿、石龙刍、络石、天南星、半夏、骨碎补、大蓟、小蓟、刘寄奴草、艾叶、地榆、紫草、茜草、马鞭草、夏枯草、百部、百合、前胡、旋覆花、连翘、射干、萹蓄、苦参、牵牛子、泽兰、葶苈、萆薢、菝葜、豨莶、鹤虱、石苇、常山(恒山)、蜀漆、白蔹、白及、白头翁、商陆、蒲公英、谷精草、旱莲草、金星草、佛耳草(金钱草)、酸浆草(灯笼草)、灯心草、蛇含草、水荭草、马蓼、水蓼、山慈菇、山豆根、猪苓、萱草、芦根、菰根、苎根、羊蹄、芫花、贯众、凫茨、水萍、大戟、蚤休、卫矛、淫羊藿、羊踯躅、藜芦、莨菪子、续随子、蓖麻子、瓦松、鬼督邮、陟厘、土马鬃、蜀葵花、王瓜、桂、柏实、楮实、松脂、茯苓、琥珀、槐实、枳实、女贞实、楝实、桑根白皮、桑寄生、樗根白皮、榆皮、栀子、枸杞、地骨皮、辛夷、木槿、伏牛花、荆蔓实、牡荆实、紫葳(凌霄花)、乌药、钩藤、皂荚、枫香脂、柳花、柳实、干姜、杏仁、木瓜、梅实、枇杷叶、郁李仁、莲子、鸡头实、覆盆子、金樱子、山楂核、白果、蓬藟、蒺藜、白茅、秦椒、吴茱萸、马勃、鼠耳、三白草、淡竹叶、草乌头、术、牛膝、鼠曲草、王不留行、半边莲、紫花地丁、虎杖、鸡冠草、大青、蠡实、酸枣、檗木(黄檗)、鼠李、紫荆、千里光(千里及)、泽半支、狐尾草、望江青(血见愁)、麻衣接骨、紫接骨、蒲包草(水蜡烛)、鬼扇草、接骨仙桃(夺命丹、活血丹)、山海螺、水杨柳、小将军(散血丹)、牛筋草、苦草、独角马兰、见肿消(土三七)、玉如意、野靛青、土贝母、金沸草(黄花了)、你醋草、铁指甲(佛指甲)、落得打(土木香)、猫舌仙桥、荷包草、鼠牙半支、狗牙半支、马牙半支、虎牙半支、狗尾半支、神仙对坐草(蜈蚣草)、紫罗兰、龙须草、野席草、真珠草(阴阳草)、石打穿(地蜈蚣)、铁笊篱、狗卵草(双珠草)、兔耳一枝箭、独叶一枝枪、金边兔耳、金线钓虾蟆、雏蚕草、老君须、石将军(紫罗毯)、蜈蚣萍、玉钗草、石蛤蚆、万年青、水团花、臭梧桐、枸橘、叶底红、雷公藤、金锁银开、无根草、麦里藤、天毯草、野蔷薇、黄茅、荠苨、平地木、水苏、爵床、荆三棱、罂子粟、野茉莉、安石榴、漆、蜀椒、蒲黄、营实、飞廉、杜衡、杜若、积雪草、鳢肠、及己、藿香、乌韭、赤地利、茵实、地锦草、莽草、续断、通草、木贼、石斛、狼把草、羊桃、鼠尾草、密蒙花、石香薷、女萎(葳蕤)、牛蒡子、苘麻、泽漆、川芎、葎草、青杞(蜀羊泉)、荇菜(凫葵)、闾茹、鬼臼、凤仙、菟丝子、钩藤、龙葵、乌蔹莓、石长生、虎耳草、地衣草、石松、核桃仁、蒟酱、荨麻、陆英、仙茅、石荮苧、苦芙、鸡脚草、七仙草、石蒜、姜黄、海金沙、防己、乌头、滑石、代赭石、麦饭石、禹余粮、消石、石膏、芒硝、虎骨、牛黄、鹿茸、羖羊角、獭肝、鲮鲤甲、蝉蜕、石蜜、白蜡、黄蜡、蛇蜕、猬皮、伏翼(夜明砂)、蛴螬、蝮蛇胆、水蛭、斑猫(斑蝥)、露蜂房、桑螵蛸、龟甲、秦龟、蜂子、白花蛇、鳖甲、五倍子、羊哀、獾油等 360 种。[①]

另外,明清全国性方志如《大明一统志》《大清一统志》、嘉庆《重修一统志》等土产、土贡资料也零星记载了明清本草著作未指明产于武陵山区,而实际武陵山区出产的药材,如麝香、羚羊角、硫黄、雄黄等。

综上所述,元明清时期武陵山区药材合计 393 种,其中植物药材 351种,约占当时该区药材总数的 89.3%;动物药材 29 种,约占 7.4%;矿物药材 13 种,约占 3.3%。

---

① 据《本草蒙荃》《本草纲目》《本草乘雅半偈》《本草品汇精要》《救荒本草》《本草纲目拾遗》《植物名实图考》等统计。按,括号内文字为该药材别名。

第二章　武陵山区药材产地分布变迁及其特点

　　由于资料原因,本章不探讨"处处皆有"的药材,只探讨道地药材的产地分布变迁;药材产地分布,实际就是药材资源的产地分布。本章在探讨唐宋时期药材产地分布变迁时,以《新修本草》《本草图经》《证类本草》等本草典籍为主,辅以正史、志书等资料,在探究元明清时期药材产地分布变迁时以《本草蒙筌》《本草纲目》《本草品汇精要》《本草乘雅半偈》《植物名实图考》《本草纲目拾遗》等本草著作为主,地方志等为重要参考资料,现分别对植物、矿物和动物药材进行探研。

第一节　植物药材产地分布变迁及其特点

　　唐宋元明清时期,武陵山区道地植物药材有黄连、厚朴、杜仲、白药、贝母、预知子、龙牙草、独用藤、崖棕、半天回、红茂草、野兰根、金棱藤、崖椒、马接脚、小儿群、都管草、紫背金盘草、大木皮、鸡翁藤、野猪尾、露筋草、石合草、瓜藤、黄药子、石蒜、猪苓、山豆根、降真香等 29 种。① 为便于分析,本节将按药材在唐宋时期分布区域(渝区、鄂区、湘区、黔区)的多少分类研究。

---

① 据第一章表 1-4、表 1-5 统计。统计时重复品种仅作 1 种计入。

一、产地的分布变迁

（一）黄连

黄连入药历史非常悠久。我国现存最早的药物学著作《神农本草经》记载:"黄连,味苦,寒。主热气目痛,眦伤泣出,明目,肠澼腹痛下痢,妇人阴中肿痛。久服令人不忘。又名王连。"[1]既然又称之为"王连",足见其地位之尊。医圣张仲景《伤寒论》用到黄连的方子达12个之多,可见它应用之广。[2] 作为武陵山区的特色药物资源,黄连是唐宋时期本区分布区域最广的药材,跨越了鄂区、渝区和湘区3个区域。

南北朝时期《本草经集注》记黄连"生巫阳川谷及蜀郡泰山",并解释说,"巫阳在建平"[3]。建平即三国时期吴国设置的建平郡(治今重庆巫山县),主要区域即今湖北恩施州。[4] 由此可见,唐以前武陵山区黄连产地主要分布在今湖北恩施州,即仅限于鄂区范围内。唐代《新修本草》记曰:黄连,"蜀道者粗大节平,味极浓苦,疗渴为最。江东者节如连珠,疗痢大善。今澧州者更胜"[5]。这说明唐代澧州(治今湖南澧县)有黄连产地。又,《元和郡县图志》记溪州(治今湖南永顺县南)开元贡黄连[6];《新唐书·地理志》载,辰州(治今湖南沅陵县)和施州(治今湖北恩施市)土贡黄连[7]。唐代实行"任土作贡"的政策[8],溪州、辰州和施州既贡黄连,当然应该有黄连产地。上述分析说明唐代黄连产地已由鄂区扩展到湘区。宋代以降,本区

---

① 尚志钧:《神农本草经校注》卷3《中品药·黄连》,学苑出版社2002年版,第112页。

② 楚林:《遇见最美的本草:一位临床医生的中药札记》,中国中医药出版社2016年版,第127页。

③ 南朝梁·陶弘景著,尚志钧等辑校:《本草经集注》卷4《草木中品·黄连》,人民卫生出版社1994年版,第265页。

④ 谭其骧主编:《中国历史地图集》(第3册),中国地图出版社1982年版,第28~29页。

⑤ 唐·苏敬等修,尚志钧辑校:《新修本草》卷7《草部上品之下·黄连》,安徽科学技术出版社1981年版,第183页。

⑥ 唐·李吉甫撰,贺次君点校:《元和郡县图志》卷30《江南道六》,中华书局2005年版,第752页。

⑦ 宋·欧阳修、宋祁:《新唐书》卷41《地理五》,中华书局1975年版,第1073页。

⑧ 唐·杜佑撰,王文锦等点校:《通典》卷1《食货一·田制上》,中华书局1988年版,第5页。

产黄连的州又有增加。宋代《本草图经》记述:黄连"生巫阳川谷及蜀郡、泰山。今江、湖、荆、夔州郡亦有,而以宣城九节坚重相击有声者为胜,施、黔者次之,东阳、歙州、处州者又次之"①。材料第一句是对黄连以往产地的追述,后面则是对宋代黄连产地分布的具体说明。由《本草图经》可知,宋代武陵山区的黄连产地有施州(治今湖北恩施市)和黔州(治今重庆彭水县),即今湖北恩施州和重庆彭水、黔江等地。又,《太平寰宇记》记忠州土产黄连②,其南宾县属武陵山区,说明南宾县(今重庆石柱县)也是黄连产地。另,《宋会要辑稿》载,大中祥符四年(1011)六月,"知澧州刘仁霸言本路汾溪洞出产黄连、黄蜡"③。显然,有宋一代,澧州仍是黄连产地。需要特别说明的是,文献未见宋代辰州有黄连产地的明确记载,但辰州在唐代土贡黄连④,在清代亦产黄连⑤,据第一章可知,唐至清代武陵山区的自然环境总体保持良好,为植物药材的生存、生长提供了有利条件,宋代也不例外,因此,宋代辰州应该仍有黄连产地。前述资料至少说明入宋后,黄连产地又在原有基础上扩展到渝区范围内。概言之,唐宋时期武陵山区黄连产地有施州、溪州、黔州、澧州、辰州和忠州等 6 州,由唐以前的 1 区(鄂区)扩展到 2 区(鄂区和渝区)再扩展至 3 区(鄂区、渝区和湘区),即由鄂西南扩展到渝东南再扩展至湘西。

元明清时期,本区黄连产地的空间分布在唐宋的基础上又继续扩展。明代《本草品汇精要》记澧州产黄连⑥;正德《夔州府志》记夔州府建始县(今湖北建始县)产黄连⑦;嘉靖《思南府志》记思南府(治今贵州思南县)药

---

① 宋·苏颂撰,尚志钧辑校:《本草图经》卷 5《草部上品之下·黄连》,安徽科学技术出版社 1994 年版,第 125 页。

② 宋·乐史撰,王文楚等点校:《太平寰宇记》卷 149《山南东道八》,中华书局 2007 年版,第 2888 页。

③ 清·徐松辑:《宋会要辑稿》食货三七之五,中华书局 1957 年影印本,第 5450 页。

④ 宋·欧阳修、宋祁:《新唐书》卷 41《地理五》,中华书局 1975 年版,第 1073 页。

⑤ 乾隆《辰州府志》卷 16《物产考下》,乾隆三十年(1765)刻本。

⑥ 明·刘文泰:《本草品汇精要》卷 8《草部上品之中·黄连》,人民卫生出版社 1982 年版,第 264 页。

⑦ 正德《夔州府志》卷 3《土产》,正德八年(1513)原刻嘉靖增刻本。

品有黄连[①];嘉靖《归州全志》载归州(治今湖北秭归县)药材有黄连[②];乾隆《辰州府志》载该府所辖苗地产黄连甚佳[③];道光《鹤峰州志》载鹤峰州(今湖北鹤峰县)药物有黄连[④];道光《凤凰厅志》记凤凰厅(今湖南凤凰县)药材有黄连[⑤];道光《补辑石砫厅新志》记曰,"(黄连)产最多,性与雅连相埒"[⑥];清代《植物名实图考》记曰"湖北施南出(黄连)者亦良"[⑦]。明代夔州府建始县清代属施南府,因此元明清时期本区黄连产地有澧州、归州、思南府、辰州府、施南府、鹤峰州、凤凰厅和石砫厅(今重庆石柱县)等8府、州、厅。需要明确的是,澧州、归州、辰州府、施南府、鹤峰州、石砫厅等均不出前述唐宋6州之域,凤凰厅和思南府则超出了6州之范围。这不仅说明黄连产地在原湘区范围内的扩展,更说明黄连产地已延伸到原3区之外的黔区,即分布于武陵山区的4个区域。

(二)黄药子和降真香

黄药子和降真香是唐宋时期产地分布均跨越了2个区域的药材,其中黄药子分布于鄂区和渝区,即武陵山区北部和西部,降真香分布于湘区和黔区。

黄药子又名黄药、黄药根、苦药、赤药、红药子[⑧]、药[⑨]、木药子[⑩]。《新

---

① 嘉靖《思南府志》卷3《田赋志·土产》,嘉靖十五年(1536)刻本。

② 嘉靖《归州全志》卷之上《物产》,嘉靖刻本。

③ 乾隆《辰州府志》卷16《物产考下》,乾隆三十年(1765)刻本。

④ 道光《鹤峰州志》卷7《物产志》,道光二年(1822)刻本。

⑤ 道光《凤凰厅志》卷18《物产志》,道光四年(1824)刻本。

⑥ 道光《补辑石砫厅新志》卷9《物产志·药之属》,道光二十三年(1843)刻本。

⑦ 清·吴其濬:《植物名实图考》卷7《山草类》,中华书局1963年版,第164页。

⑧ 宋·苏颂撰,尚志钧辑校:《本草图经》卷12《木部下品·黄药根》,安徽科学技术出版社1994年版,第421页。

⑨ 《本草纲目》卷2《序例·药名同异》记载,贝母和黄药子都可称药实。有学者将药实作为贝母的别名(见包锡生编:《中药别名手册》,广东科技出版社1997年版,第277页;谢观主编:《中国医学大辞典》,天津科学技术出版社1998年版,第974页)。查《神农本草经》《新修本草》等本草典籍既收有"贝母"条又收有"药实根"条,显然,古代医药学家是将贝母和药实作为不同的两种药物,而且《本草图经》明确将黄药根和药实根作为同一种药物,因此,本书认为黄药子当与药实是同一药物。

⑩ 明·李时珍:《本草纲目》卷18《草之七·黄药子》,人民卫生出版社1982年版,第1303页。

唐书·地理志》载施州(治今湖北恩施市)贡药实①,《宋史·地理志》记施州贡木药子②。宋代《本草图经》附有"施州赤药"图,并指出宋代夔州(治今重庆奉节县)、峡州(治今湖北宜昌市)均有黄药子,而且忠州(治今重庆忠县)和万州(治今重庆万州区)所产者为胜。③ 可见,唐宋时期武陵山区黄药子产地主要分布在施州、峡州和忠州,分属鄂区和渝区。

降真香又名鸡骨香、紫藤香④。宋代朱辅《溪蛮丛笑》记载:"降真本出南海,今溪峒山僻处亦有,似是而非,劲瘦不甚香,名鸡骨香。"⑤"似是而非"从字面上理解是说溪峒所产降真香好像是但实际却不是,然从上下文看,这一词语其实是描述溪峒所产降真香因为"劲瘦不甚香"的特点而得出的结论,即溪峒所产降真香因"劲瘦不甚香",所以与南海所产降真香相比,有点似是而非,并不是说溪峒所产降真香像是却不是。且,作者称"今溪峒山僻处亦有"显然是首先肯定了溪峒产降真香。有学者考证,朱辅曾在今湖南麻阳住过相当长一段时间,而且极有可能到过当地的少数民族村寨,亲自考察过当地少数民族的日常生活。⑥ 既然如此,朱辅所谓"今溪峒山僻处亦有"当是亲眼看到了溪峒地区出产的降真香,因此溪峒地区产降真香当是确信无疑。《溪蛮丛笑》记载的溪峒范围较广,大致相当于今湖南省怀化市所辖各区县及其毗邻地区,甚至到今贵州省的黔东南苗族侗族自治州东部和铜仁市的东南部。⑦ 这一区域约相当于宋代的辰州(治今湖南沅陵县)、沅州(治今湖南芷江县)、靖州(治今湖南靖州县)及田氏所据地区(大部分在今贵州铜仁市),可见,唐宋时期武陵山区降真香的产地至少分布于辰州、沅州、靖州和田氏所据地区,即在湘西和黔东北范围内。

进入元明清时期,黄药子和降真香的产地均从原分布区向域外扩展。

---

① 宋·欧阳修、宋祁:《新唐书》卷41《地理五》,中华书局1975年版,第1073页。

② 元·脱脱等:《宋史》卷89《地理五》,中华书局1977年版,第2227页。

③ 宋·苏颂撰,尚志钧辑校:《本草图经》卷12《木部下品·黄药根》,安徽科学技术出版社1994年版,第421页。

④ 明·李时珍:《本草纲目》卷34《木之一·降真香》,人民卫生出版社1982年版,第1945页。

⑤ 宋·朱辅:《溪蛮丛笑》,中华书局1991年版,第3页。

⑥ 符太浩:《溪蛮丛笑研究》,贵州民族出版社2003年版,第32页。

⑦ 符太浩:《溪蛮丛笑研究》,贵州民族出版社2003年版,第39页。

首先是黄药子。明代《本草品汇精要》引宋代《本草图经》记施州、忠州和峡州产黄药子,而且将忠州和施州所产黄药子列为道地药材。① 这说明明代忠州、施州仍产黄药子。宋代施州、忠州和峡州所辖范围约相当于明代的施州卫、荆州府、石砫宣慰司。又,《大明一统志》载,夔州府建始县产木药子。② 可见,明代武陵山区的黄药子产地主要分布于施州卫、荆州府、石砫宣慰司、夔州府建始县,产地范围基本与唐宋时期相同。有清一代,据方志可知,武陵山区黄药子产地主要分布在辰州府(治今湖南沅陵县)、施南府(治今湖北恩施市)、宜昌府之鹤峰州(今湖北鹤峰县)、凤凰厅(今湖南凤凰县)③。以上所见元明清时期武陵山区黄药子产地若用清代政区表示即辰州府、施南府、宜昌府、石砫厅和凤凰厅等5府、厅。其中施南府、宜昌府、石砫厅均不出前述唐宋3州之区域,辰州府和凤凰厅为新增产地。由此可知,武陵山区黄药子产地由唐宋时期分布在鄂区和渝区到元明清时期扩展到湘区。其次是降真香。明代《医学六要》记降真香"今广东、广西、云南、安南、汉中、施州、永顺、保靖及占城、暹罗、渤泥诸蕃皆有之"④。材料所见地名在武陵山区的有施州、永顺和保靖3地。又,弘治《贵州图经新志》载,铜仁府、思南府土产降真香。⑤ 可见,明代武陵山区降真香产地主要分布在施州卫、永顺宣慰司、保靖宣慰司、铜仁府和思南府等地。清代,《永顺小志》记永顺府产降真香。⑥ 宣统《贵州地理志》追述该省药材有降真香。⑦ 查清代宣统年之前贵州仅有贵阳府(治今贵州贵阳市)、铜仁府(治今贵州

① 明·刘文泰等:《本草品汇精要》卷20《木部下品之上·黄药根》,人民卫生出版社1982年版,第547页。

② 《大明一统志》卷70《夔州府》,嘉靖三十八年(1559)刻本。

③ 乾隆《辰州府志》卷16《物产考下》,乾隆三十年(1765)刻本;道光《施南府志》卷11《食货志·物产》,道光丁酉年(1837)刻本;道光《鹤峰州志》卷7《物产志》,道光二年(1822)刻本;道光《凤凰厅志》卷18《物产志》,道光四年(1824)刻本。

④ 明·张三锡:《医学六要》卷3《本草选三》,《四库全书存目丛书》子部第45册,齐鲁书社1995年版,第673页。

⑤ 弘治《贵州图经新志》卷4《思南府长官司》、卷7《铜仁府》,弘治刻本。

⑥ 清·张天如:《永顺小志》,清·王锡祺辑《小方壶斋舆地丛钞》第6帙,杭州古旧书店1985年版,第216页。

⑦ 宣统《贵州通志》卷4《物产》,宣统二年(1910)油印本。

铜仁市)、思南府(治今贵州思南县)和镇宁州(治今贵州镇宁县)产降真香。① 在生存、生长环境没有显著变化的条件下,植物药材具有一定的传承性。《续黔书》具体描述了降真香的生存、生长环境及成因:"此香在深林密箐,县(悬)崖之古藤上,人迹不到,霜饕雪虐,经历岁月,肉皮俱烂,赤心如铁,故其香劲而远也。目生于藤,故名紫藤香云。"②而清代铜仁府的自然环境是"山高林密,蓊郁如云"③"大木硕草,莫不茂者""杳无人居、人踪以不能到"④,思南府的自然环境是"古木蓊郁""树木荫森""树林稠密"⑤,显然,铜仁府和思南府的自然环境状况相当完好,是降真香理想的生存、生长环境。因此,宣统《贵州地理志》所载该省出产降真香应该包括铜仁府和思南府。民国《铜仁府志》载铜仁府产降真香⑥亦证明此说有理。清代永顺府所辖范围即明代保靖宣慰司和永顺宣慰司之域,因此,元明清时期武陵山区降真香产地主要分布于施南府、永顺府、铜仁府和思南府等4府,分属鄂区、湘区和黔区。显然,较之于唐宋时期,扩展到了鄂区,即从武陵山区东部和西南部扩展到武陵山区北部。

(三)厚朴、杜仲、贝母、白药、猪苓、石蒜、山豆根和预知子

上述药材在唐宋时期产地分布均只有1个区域,其中厚朴、杜仲、贝母、白药和猪苓分布在鄂区,石蒜、山豆根和预知子分布在渝区。

厚朴是我国特有的珍贵中药材,入药历史悠久。《神农本草经》记载:"厚朴,味苦,温,主中风伤寒,头痛,寒热,惊悸气,血痹,死肌,去三虫。"⑦惜未载产地。南北朝时《本草经集注》记曰:厚朴"今出建平、宜都"⑧。如

---

① 弘治《贵州图经新志》卷4《思南府长官司》、卷7《铜仁府》、卷9《镇宁州》,弘治刻本;《续黔书》卷6《降真香》,光绪十五年(1889)贵阳熊氏鸿林堂刻本。

② 清·张澍:《续黔书》卷6《降真香》,光绪十五年(1889)贵阳熊氏鸿林堂刻本。

③ 道光《铜仁府志》卷2《地理志·山川》,道光四年(1824)刻本。

④ 清·张澍:《黔中纪闻》,清·王锡祺辑《小方壶斋舆地丛钞》第7帙,杭州古旧书店1985年版,第375页。

⑤ 道光《思南府续志》卷2《地理志·山川》,道光二十一年(1841)刻本。

⑥ 民国《铜仁府志》卷7《物产》,民国缩印本。

⑦ 尚志钧:《神农本草经校注》卷3《中品药·厚朴》,学苑出版社2002年版,第121页。

⑧ 南朝梁·陶弘景著,尚志钧等辑校:《本草经集注》卷4《草木中品·厚朴》,人民卫生出版社1994年版,第276页。

前所述,建平和宜都二郡辖区范围主要为今湖北恩施州和长阳县,这说明唐以前武陵山区的厚朴产地主要分布在今湖北恩施州和长阳县,即鄂区范围内。唐代《新修本草》在记厚朴产地时沿袭《本草经集注》的记载,即产地在建平、宜都①,并无新的产地记录,说明《本草经集注》所载厚朴产地在唐代依然存在。三国时期的建平郡和宜都郡所辖区域约相当于唐代施州、归州和峡州所辖地区②,因此,唐代武陵山区厚朴产地主要分布在施州、归州和峡州,即仍在鄂区。宋代《本草图经》记厚朴"今京西、陕西、江淮、湖南、蜀川山谷中往往有之",而且附有"归州厚朴"图③。查《宋史·地理志》,京西、陕西和湖南均是政区"路"的称谓,江淮当是江南东西路和淮南东西路的合称④,亦可算作政区称谓,唯独没有"蜀川"作为政区的称呼,因此,该称谓当是泛指巴蜀或三川(剑南西川、剑南东川及山南西道)之地,这一区域在宋代包括施州和归州、峡州。⑤ 另据学者研究,包括厚朴在内的今恩施州的道地药材往往冠以"川"字,如川续断、川大黄、川黄柏等⑥,这从另一角度证明"蜀川"包括了今湖北恩施州及周边地区,亦即宋代的施州、归州和峡州。唐宋时期施州、归州和峡州所辖区域几乎没有差别,因此,唐宋两代武陵山区厚朴产地主要分布在施州、归州和峡州,即鄂区。显然,较之于唐代以前,唐宋时期本区厚朴产地并无变化。

杜仲的产地和厚朴基本相同。南北朝时期《本草经集注》记载:杜仲,"今用出建平、宜都者,状如厚朴者,折之多白丝为佳"⑦,说明南北朝时期

---

① 唐·苏敬等修,尚志钧辑校:《新修本草》卷13《木部中品·厚朴》,安徽科学技术出版社1981年版,第324页。

② 谭其骧主编:《中国历史地图集》(第3册、第5册),中国地图出版社1982年版,第28~29、52~53页。

③ 宋·苏颂撰,尚志钧辑校:《本草图经》卷11《木部中品·厚朴》,安徽科学技术出版社1994年版,第361页。

④ 元·脱脱等:《宋史》卷85《地理一》、卷87《地理三》、卷88《地理四》,中华书局1977年版,第2093、2143、2178~2201页。

⑤ 《本草图经》附有"归州厚朴"图亦可作为这一结论的另一明证。

⑥ 张万福等:《恩施道地药材的历史背景及传统品牌地位评价》,《中国中药杂志》2005年第1期,第20、22页。

⑦ 南朝梁·陶弘景著,尚志钧等辑校:《本草经集注》卷3《草木上品·杜仲》,人民卫生出版社1994年版,第218页。

杜仲的道地产地在建平和宜都。建平和宜都前已述及,其所辖区域包括今湖北恩施州和长阳县,因此,唐以前武陵山区的杜仲产地主要分布在今湖北恩施州和长阳县,即鄂区。唐代《千金翼方》载峡州产杜仲。[①] 又,《新修本草》引《本草经集注》的记载,称建平郡和宜都郡产杜仲。[②] 三国时期的建平郡和宜都郡之域约相当于唐代施州、峡州和归州所辖范围。宋代《本草图经》载:"今出商州、成州、峡州近处大山中亦有之。"[③]商州属今陕西省,成州属今甘肃省,均不在武陵山区,唯独峡州所辖区域相当一部分位于武陵山区。查阅《中国历史地图集》第 6 册(宋·辽·金时期),峡州"近处大山"主要是武陵山。由于施州、归州与峡州山水相连,地处武陵山区,且魏晋南北朝直到唐代即是杜仲产地,因此,"峡州近处大山中亦有之",不仅包括峡州而且应当包括施州和归州。这说明唐宋时期武陵山区的杜仲产地主要在施州、峡州和归州,属鄂区。显而易见,与唐以前相较,唐宋时期本区杜仲产地基本没有变化。

　　贝母产地在唐代《新修本草》中记载为荆州和襄州[④],宋代《证类本草》记峡州有贝母[⑤]。唐代的荆州(治今湖北江陵县)和襄州(治今湖北襄阳市)与宋代的峡州不仅在地理位置上山水相连,而且自然环境也颇为相似,同时,唐宋两朝时间相隔不远,自然环境变化不大,因此,唐代《新修本草》虽未明确提及峡州有贝母产地,但从宋代《证类本草》记峡州有贝母产地推测,唐代峡州也应该出产贝母。故而,唐宋时期武陵山区贝母产地主要分布于峡州,即鄂西南地区。

　　白药和猪苓产地在唐宋时期均分布于施州(治今湖北恩施市),属鄂

---

　　① 唐·孙思邈著,李景荣等校释:《千金翼方校释》卷 1《药出州土》,人民卫生出版社 1998 年版,第 13 页。

　　② 唐·苏敬等修,尚志钧辑校:《新修本草》卷 12《木部上品·杜仲》,安徽科学技术出版社 1981 年版,第 307 页。

　　③ 宋·苏颂撰,尚志钧辑校:《本草图经》卷 10《木部上品·杜仲》,安徽科学技术出版社 1994 年版,第 332 页。

　　④ 唐·苏敬等撰,尚志钧辑校:《新修本草》卷 8《草部中品之上·贝母》,安徽科学技术出版社 1981 年版,第 210 页。

　　⑤ 宋·唐慎微撰,尚志钧等校点:《证类本草》卷 8《草部中品之上·贝母》,华夏出版社 1993 年版,第 228 页。

区。宋代《证类本草》所载"白药,出原州。今夔、施、江西、岭南亦有之"①以及《本草图经》附有"施州刺猪苓"图②即为明证。

　　石蒜、山豆根和预知子在武陵山区的产地分布分别见之于宋代《本草图经》和《证类本草》。石蒜又被称为水麻、老鸦蒜、乌蒜、蒜头草、婆婆酸、一支箭③,《本草图经》记其分布于武陵山区的产地是黔州(治今重庆彭水县)④。《本草图经》记山豆根在武陵山区的产地是忠州(治今重庆忠县)。⑤《证类本草》记预知子:"旧不载所出州土,今淮、蜀、汉、黔、壁诸州有之。"⑥材料所见地名,仅黔州位于武陵山区。这说明唐宋时期本区石蒜、预知子和山豆根产地分别分布于黔州和忠州,即渝东南地区。

　　元明清时期,厚朴、杜仲等药材产地分布均有变化,且各具特色。其中石蒜、猪苓和山豆根成为"处处皆有"的药材,如《本草纲目》记石蒜"处处下湿地有之"⑦或"生水边下湿地"⑧;清代、民国本区许多方志如道光《鹤峰州

---

　　① 宋·唐慎微撰,尚志钧等校点:《证类本草》卷9《草部中品之下·白药》,华夏出版社1993年版,第267页。

　　② 宋·苏颂撰,尚志钧辑校:《本草图经》卷11《木部中品·猪苓》,安徽科学技术出版社1994年版,第364页。

　　③ 明·李时珍:《本草纲目》卷13《草之四·石蒜》,人民卫生出版社1982年版,第809页。

　　④ 宋·苏颂撰,尚志钧辑校:《本草图经》卷19《本经外草类·石蒜》,安徽科学技术出版社1994年版,第662页。

　　⑤ 宋·苏颂撰,尚志钧辑校:《本草图经》卷9《草部下品·山豆根》,安徽科学技术出版社1994年版,第311页。

　　⑥ 宋·唐慎微撰,尚志钧等校点:《证类本草》卷11《草部下品之下·预知子》,安徽科学技术出版社1994年版,第330页。

　　⑦ 明·李时珍:《本草纲目》卷13《草之四·石蒜》,人民卫生出版社1982年版,第809页。

　　⑧ 清·吴其濬:《植物名实图考》卷5《蔬类》,中华书局1963年版,第112页。按,该书沿用明代《救荒本草》的记述,称"生水边下湿地",表明清代石蒜分布于各地水边下湿地的状况并未改变。

志》①、道光《施南府志》②、同治《增修酉阳直隶州总志》③、同治《来凤县志》④、光绪《长乐县志》⑤、民国《铜仁府志》⑥等均载有石蒜,说明其在武陵山区分布之广泛;又如猪苓,明代《本草乘雅半偈》记其"所在有之"⑦,清代《植物名实图考》曰:猪苓,"旧说是枫树苓,今则不必枫根下乃有"⑧。"今则不必枫根下乃有"意思指枫树根以外的其他树根下也有猪苓,而树根到处都有,因此元明清时期猪苓成为处处都有的药材;再如山豆根,明代《本草蒙筌》记其"各处山谷俱有"⑨,清代武陵山区许多方志记载了山豆根的产地,像道光《晃州厅志》、同治《长阳县志》、同治《恩施县志》、光绪《乾州厅志》、光绪《凤凰厅续志》、光绪《古丈坪厅志》、宣统《永绥厅志》⑩等,足见元明清时期武陵山区处处分布有山豆根。综上所言,石蒜和山豆根从唐宋时期分布于渝区1区到元明清时期扩展到武陵山区所有区域;猪苓也由唐宋时期的鄂区1区到元明清时期延伸到本区的所有区域。预知子的产地分布则较为特殊,有学者通过对宋以后的本草著作如《本草蒙筌》《本草纲目》《本草从新》等研究后认为,宋代以后预知子已经失传,现在的预知子与古

---

①　道光《鹤峰州志》卷7《物产志》,道光二年(1822)刻本。

②　道光《施南府志》卷11《食货志·物产》,道光丁酉年(1837)刻本。

③　同治《增修酉阳直隶州总志》卷19《物产志》,同治三年(1864)刻本。

④　同治《来凤县志》卷29《物产志》,同治五年(1866)刻本。

⑤　光绪《长乐县志》卷8《物产志》,光绪元年(1875)增刻本。

⑥　民国《铜仁府志》卷7《物产》,民国缩印本。

⑦　明·卢之颐撰,冷方南等点校:《本草乘雅半偈》第5帙《神农本经中品四·猪苓》,人民卫生出版社1986年版,第303页。

⑧　清·吴其浚:《植物名实图考》卷33《木类·猪苓》,中华书局1963年版,第788页。

⑨　明·陈嘉谟撰,王淑民等点校:《本草蒙筌》卷3《草部下·猪苓》,人民卫生出版社1988年版,第187页。

⑩　道光《晃州厅志》卷13《田赋》、卷37《物产》,道光五年(1825)刻本;同治《长阳县志》卷1《地理志·物产》,同治五年(1866)刻本;同治《恩施县志》卷1《地理志·山川》、卷6《食货志·物产》,同治七年(1868)刊本;光绪《乾州厅志》卷13《物产志》,光绪三年(1877)续修本;光绪《凤凰厅续志》卷18《物产志》,光绪十八年(1892)刻本;光绪《古丈坪厅志》卷11《物产志·药材》,光绪三十三年(1907)铅印本;宣统《永绥厅志》卷15《食货门三·物产》,宣统元年(1909)刻本。

代的预知子在原植物和药效上已完全不同①,故无法判断古代的预知子元明清时期在本区的产地分布状况。

另,元明清时期,厚朴、杜仲、贝母和白药产地皆从鄂区向他域扩展。

如厚朴。明代《本草品汇精要》载,归州(治今湖北秭归县)产厚朴。②明清方志亦详细记载了本区厚朴产地,现列举如下:

邑梅洞长官司:土产,厚朴③　　　巴东县:药之属,厚朴④

思州府:药品,厚朴⑤　　　　　靖州:药之属,厚朴⑥

永顺府:药类,厚朴⑦　　　　　辰州府:药之属,厚朴⑧

鹤峰州:药类,厚朴⑨　　　　　凤凰厅:药之属,厚朴⑩

建始县:药类,厚朴⑪　　　　　施南府:药品,厚朴⑫

思南府:药之属,厚朴⑬

以上所见明清武陵山区厚朴产地有归州(治今湖北秭归县)、邑梅洞长官司(今重庆秀山县南)、巴东县(今湖北巴东县)、鹤峰州(今湖北鹤峰县)、建始县(今湖北建始县)、施南府(治今湖北恩施市)、思州府(治今贵州岑巩县)、辰州府(治今湖南沅陵县)、永顺府(治今湖南永顺县)、思南府(治今贵

---

① 沈保安:《预知子、王瓜及燕覆子的本草考证》,《时珍国药研究》1993 年第 4 期,第 7 页;陈重明、黄胜白等:《本草学》,东南大学出版社 2005 年版,第 197 页。

② 明·刘文泰等:《本草品汇精要》卷 18《木部中品之上·厚朴》,人民卫生出版社 1982 年版,第 507 页。

③ 嘉靖《四川总志》卷 14《邑梅洞长官司》,嘉靖二十四年(1545)刻本。

④ 嘉靖《巴东县志》卷 1《舆地志·物产》,嘉靖刻本。

⑤ 康熙《思州府志》卷 4《赋役志·物产》,康熙六十一年(1722)增补刻本。

⑥ 康熙《靖州志》卷 2《食货·物产》,康熙二十三年(1684)刻本。

⑦ 乾隆《永顺府志》卷 1《地舆志·物产》,乾隆二十八年(1763)刻本。

⑧ 乾隆《辰州府志》卷 16《物产考》,乾隆三十年(1765)刻本。

⑨ 道光《鹤峰州志》卷 7《物产志》,道光二年(1822)刻本。

⑩ 道光《凤凰厅志》卷 18《物产志》,道光四年(1824)刻本。

⑪ 道光《建始县志》卷 3《户口志·物产》,道光二十一年(1841)刻本。

⑫ 道光《施南府志》卷 11《食货志·物产》,道光丁酉年(1837)刻本。

⑬ 道光《思南府续志》卷 3《食货门·土产》,道光二十一年(1841)刻本。

州思南县)等。明代归州及其巴东县和清代鹤峰州在清代属宜昌府(治今湖北宜昌市),邑梅洞长官司即清代西阳州所辖秀山县,因此,元明清时期武陵山区厚朴产地若用清代的府、州表示即为宜昌府、施南府、思州府、思南府、辰州府、永顺府和西阳州。以上所见厚朴产地,宜昌府、施南府均不出前述唐宋 3 州(施州、峡州、归州)所辖区域,但思州府、思南府、辰州府、永顺府、西阳州超出了唐宋 3 州之范围,思州府、思南府位于黔区,辰州府、永顺府位于湘区,西阳州地处渝区。可见,元明清时期武陵山区厚朴产地从唐宋时期的鄂区扩展到湘区、黔区和渝区,延伸至武陵山区各大区域。

　　杜仲也是名药,《神农本草经》记曰:"味辛,平。主腰脊痛。补中益精气,坚筋骨,强志。除阴下湿痒,小便余沥。久服轻身耐老。一名思仙。"[1]从"思仙"二字看来,杜仲在古代颇有地位,故而被列为上品药。明代《本草品汇精要》特别点明杜仲道地产地在建平和宜都[2];《医学六要》记杜仲产地与宋代《本草图经》如出一辙,即"今出商州、成州、峡州近处大山中亦有之"[3]。又,嘉靖《归州全志》和嘉靖《巴东县志》[4]分别记载归州(治今湖北秭归县)和巴东(今湖北巴东县)产杜仲。归州下辖巴东县,属荆州府(治今湖北江陵县),由此可见,明代武陵山区杜仲产地主要分布于施州卫和荆州府。清代,本区杜仲产地也有扩展,辰州府、施南府和思南府[5]等府均产杜仲,其中施南府即明代施州卫,而辰州府(治今湖南沅陵县)和思南府(治今贵州思南县)则是新增产地。显而易见,武陵山区杜仲产地由唐宋时期的鄂区到元明清时期则延伸至湘区和黔区,即从鄂西南延伸到湘西和黔东北地区。

---

　　[1]　尚志钧:《神农本草经校注》卷 2《上品药·杜仲》,学苑出版社 2008 年版,第 52 页。

　　[2]　明·刘文泰等:《本草品汇精要》卷 17《木部上品之下·杜仲》,人民卫生出版社 1982 年版,第 481 页。

　　[3]　明·张三锡:《医学六要》卷 3《本草选三》,《四库全书存目丛书》子部第 45 册,齐鲁书社 1995 年版,第 680 页。

　　[4]　见嘉靖《归州全志》卷之上《物产》,嘉靖刻本;嘉靖《巴东县志》卷 1《舆地纪·物产》,嘉靖刻本。

　　[5]　见乾隆《辰州府志》卷 16《物产考下》,乾隆三十年(1765)刻本;道光《施南府志》卷 9《食货志·物产》,道光丁酉年(1837)刻本;道光《思南府续志》卷 3《食货门·土产》,道光二十一年(1841)刻本。

再如贝母和白药。明代《本草品汇精要》记贝母和白药的产地分别在峡州和施州卫。[①] 入清以后,雍正《黔阳县志》记本县药之品有贝母[②];道光《施南府志》载,建始县有药山,"出黄柏、黄连、木通、贝母诸药"[③];道光《鹤峰州志》记鹤峰州药物有贝母[④];乾隆《辰州府志》、道光《施南府志》和道光《鹤峰州志》等均记载有白药产地[⑤]。明代《本草品汇精要》所称"峡州"是引用了宋代《证类本草》的说法,其辖区约相当于明代的荆州府(治今湖北江陵县)、清代的宜昌府(治今湖北宜昌市)。鹤峰州(今湖北鹤峰县)属宜昌府,建始县(今湖北建始县)属施南府,以上产地均不出唐宋峡州和施州之范围,而黔阳县(今湖南洪江市)属沅州府(治今湖南芷江县),与辰州府(治今湖南沅陵县)一样,均位于湘区。据此可知,贝母和白药产地从唐宋时期的鄂区到元明清时期扩展到湘区,即从鄂西南扩展到湘西地区。

(四)崖棕、半天回、红茂草、野兰根、金棱藤、马接脚、崖椒、小儿群、紫背金盘草、大木皮、鸡翁藤、野猪尾、露筋草、石合草、瓜藤、独用藤、都管草和龙牙草

上述药材自唐宋到元明清时期均分布于施州(清代为施南府)即鄂区1区。宋代《本草图经》和《证类本草》[⑥]分别记述了上述18种药材,其产地均在施州(治今湖北恩施市),此后的本草著作如《本草纲目》[⑦]《植物名实图考》[⑧]等述其产地仍在今湖北恩施州。又,道光《施南府志》和同治《施南

---

① 明·刘文泰等:《本草品汇精要》卷10《草部中品之上·贝母》、卷12《草部中品之下·白药》,人民卫生出版社1982年版,第307、351页。

② 雍正《黔阳县志》卷4《物产志》,雍正十一年(1733)刻本。

③ 道光《施南府志》卷3《疆域·山川》,道光丁酉年(1837)刻本。

④ 道光《鹤峰州志》卷7《物产志》,道光二年(1822)刻本。

⑤ 据乾隆《辰州府志》、道光《施南府志》和道光《鹤峰州志》等记载,辰州府、施南府和鹤峰州等均产白药。

⑥ 宋·苏颂撰,尚志钧辑校:《本草图经》卷20《本经外木蔓类》,安徽科学技术出版社1994年版,第667、669、671、672、681页;宋·唐慎微撰,尚志钧等校点:《证类本草》卷30《本经外草类》,华夏出版社1993年版,第639~649页。

⑦ 明·李时珍:《本草纲目》卷13《草之二》、卷18《草之七》、卷20《草之九》、卷21《草之十》,人民卫生出版社1982年版,第795、1345、1346、1397、1398、1428、1429页。

⑧ 清·吴其濬:《植物名实图考》卷8《山草类》、卷16《石草类》、卷20《蔓草类》,中华书局1963年版,第164、193、194、427、428、196、497、498页。

府志》、同治《恩施县志》^①也明确记载了该府、县药材有上述品种。另,查阅明清时期武陵山区其他地区的方志,均未见有上述药材品种的记载。因此,崖棕、半天回等 18 个药材品种唐宋元明清时期产地均无变化,即始终在鄂西南地区。

二、产地分布格局及其变迁特点

唐宋时期武陵山区植物药材的产地分布以鄂区最为丰富,尤其集中分布于鄂区的施州即今湖北恩施州,具有产地多、分布集中的特点;今渝区和湘区的分布则较为分散,但又集中分布于今重庆的黔江和彭水等地,具有大分散、小集中的特点;黔区的药材分布则显得零星稀疏,只在今贵州铜仁市周边地区有极少量的分布。

元明清时期本区植物药材产地分布的总体格局与唐宋时期相较虽大体一致,但也小有变化,主要表现在今黔区的药材产地分布由此前的零星稀疏转化为大分散、小集中,即由今贵州铜仁市周边地区扩展分布于今贵州思南、印江、德江等县。

武陵山区植物药材产地分布之所以形成如此格局,当主要与人们对植物药材资源认识的深化和对其开发利用的扩展密切相关。如明代嘉靖《思南府志》载,百合不是药材,而清代道光《思南府续志》中,就记为药材^②;又如万历《慈利县志》载植物药材 15 种,而清代同治《续修慈利县志》记植物药材 59 种^③,增加了 44 种。这显然是人们对药材资源认识不断深化和开发扩大的具体表现。

唐至清代武陵山区植物药材产地的分布变迁,呈现出如下特点:

一是产地范围扩大。如黄连,唐宋以前产地主要分布在建平郡 1 郡,唐宋时期则新增溪州、澧州、辰州、黔州和忠州等 5 州,元明清时期则又增加思南府和凤凰厅,即由唐代之前分布于鄂区 1 区,到唐宋时期则分布在

---

① 见道光《施南府志》卷 9《食货志·物产》,道光丁酉年(1837)刻本;同治《施南府志》卷 11《食货志·物产》,同治十年(1871)刻本;同治《恩施县志》卷 6《物产志》,同治七年(1868)刻本。

② 见嘉靖《思南府志》卷 3《田赋志》、道光《思南府续志》卷 3《食货门》。

③ 据万历《慈利县志》卷 7《物产》、同治《续修慈利县志》卷 9《物产》。

鄂区、湘区和渝区 3 区,到元明清时期扩展到 4 区,即黔区又成为新的黄连产地,可见唐至清代黄连产地范围在不断扩大。又如厚朴,唐宋时期,本区厚朴产地仅有施州、峡州和归州 3 州,主要分布在鄂区,至元明清时期则有 7 府、州,较之唐宋增加了约 1.3 倍,产地扩展到湘区、渝区和黔区,显而易见,唐宋到元明清时期厚朴产地范围急剧扩大。再如贝母,唐宋时期,武陵山区贝母产地仅有 1 州,元明清时期则有 3 府,较之前代增加了 2 倍,产地范围由唐宋时期的鄂区到元明清时期扩展到湘区。显然,唐至清代贝母产地范围也有所扩大。再如杜仲,唐宋时期产地有施州、峡州和归州等 3 州,元明清时期则新增辰州府、思南府,产地范围由唐宋时期的鄂区到元明清时期扩展到湘区和黔区。另如黄药子,唐宋时期,本区黄药子产地主要分布在施州、忠州和峡州 3 州,元明清时期则新增辰州府和凤凰厅,产地范围由唐宋时期的鄂区和渝区到元明清时期扩展到湘区。还有石蒜、山豆根和猪苓,唐宋时期分别分布于黔州、忠州和施州,即渝区和鄂区,元明清时期则遍布武陵山区。

总而言之,在唐至清代武陵山区 29 种道地植物药材中,除 18 种产地始终分布在今湖北恩施州外,其余 11 种药材中有 10 种的产地范围在不断扩大[①],由此可见,产地范围扩大是武陵山区植物药材产地分布变迁的最主要特征。

二是多数药材产地具有相对稳定性。在武陵山区的 29 种植物药材中,崖棕、半天回等 18 种药材产地唐至清代一直分布在今湖北恩施州,即武陵山区北部,产地相当稳定。在此之外的 11 种药材中,7 种药材的产地随时代的发展而变迁,但又保持一个较为稳定的产地,如贝母,唐宋时期分布于峡州,元明清时期分布在施南府、辰州府和宜昌府,虽然唐宋到元明清时期贝母分布于不同的府、州,但今湖北长阳县始终是其产地。又如黄连、杜仲、厚朴、白药、黄药子和猪苓,无论其产地如何增多、分布区域如何变迁,但唐至清代今湖北恩施州始终是其产地。这说明多数药材产地分布的相对稳定性是当时本区药材产地分布变迁的又一重要特点。

---

① 11 种药材中,因预知子的产地在宋代以后无法判断,故仅以 10 种药材计。

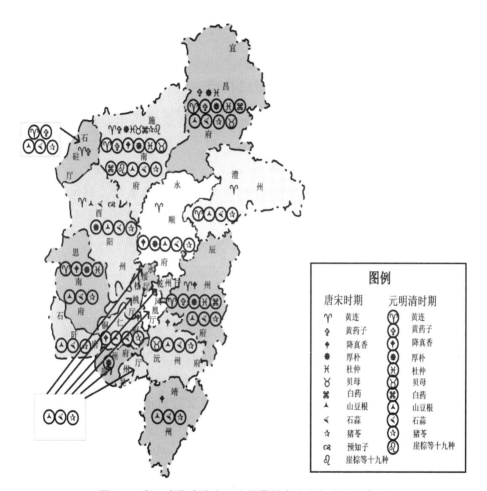

图 2-1　唐至清代武陵山区植物药材产地分布变迁示意图

　　本图以谭其骧主编《中国历史地图集·清时期》(中国地图出版社 1996 年版)第 35、37、38、40、51 页湖南、湖北、四川、贵州政区为底图,结合本节内容,利用 MapInfo 等制图工具绘制而成。

第二节　矿物药材产地分布变迁及其特点

　　据本草著作等典籍记载,唐至清代武陵山区的矿物药材一共有 13 种,其中 8 种(白石英、滑石、代赭石、麦饭石、禹余粮、消石、石膏、芒硝)为"处处皆有"的药材,故本节仅对丹砂、雄黄、硫黄、朴消、石钟乳等 5 种道地矿物药材的产地分布变迁及其特点进行探研。

一、丹砂产地的分布变迁及其特点

丹砂,即朱砂,或称朱沙、丹、丹沙、丹镴、丹朱等[①],主要功能有"通血脉,止烦满,消渴,益精神,悦泽人面,杀精魅邪恶鬼,除中恶、腹痛、毒气、疥瘘、诸疮"[②]等,在矿物药材中占有重要地位。武陵山区丹砂生产有悠久的历史,载籍记其产地,首见《尚书》卷 6《禹贡》:"荆州厥贡丹。"荆州,孔颖达正义云:"此州北界至荆山(在今湖北省西部,武当山东南,汉江西岸)之北;……南极衡山(在今湖南省衡山县西)之阳,其境过衡山也。"丹,孔安国注:"朱类。"孔颖达正义:"丹者,丹砂,故云朱类。"[③]前贤对荆州州域的界定,虽未及东西,但从南北看,本书所称的武陵山区正在荆州域内,当是先秦丹砂的主要产区。

又《逸周书·王会解》载,周成王在成周(今河南洛阳)大会诸侯,"濮人以丹砂"[④]。濮人,《尚书》卷 11《牧誓》述武王伐纣有"庸、蜀、羌、髳、微、卢、彭、濮人"参与。孔安国注:"庸、濮在江汉之南。"[⑤]《史记》卷 4《周本纪》正义引《括地志》亦云:"濮在楚西南。"[⑥]可见纳贡丹砂的濮人,亦属武陵山区的先民。

另《山海经》记丹砂产地凡 13 处,其中卷 1《南山经》2 处,卷 2《西山经》6 处,卷 3《北山经》1 处,卷 5《中山经》3 处,卷 10《大荒南经》1 处。[⑦]《山海经》所记山水名称,大多不可确考,然其大范围多数在武陵山区当无疑义。

---

① 华夫主编:《中国古代名物大典》,济南出版社 1993 年版,第 215 页。
② 唐·苏敬等修,尚志钧辑校:《新修本草》卷 3《玉石部上品·丹砂》,安徽科学技术出版社 1981 年版,第 86 页。
③ 汉·郑玄注,唐·孔颖达正义:《十三经注疏》,中华书局 1980 年版,第 149 页。
④ 佚名:《二十五别史·逸周书》卷 7《王会解》,齐鲁书社 2000 年版,第 83 页。
⑤ 汉·郑玄注,唐·孔颖达正义:《十三经注疏》,中华书局 1980 年版,第 183 页。
⑥ 汉·司马迁:《史记》卷 4《周本纪》,中华书局 1973 年版,第 123 页。
⑦ 袁珂:《山海经校注》,上海古籍出版社 1980 年版,第 9、17、27、30、32、36、37、151(2 条)、167、367 页。

《史记》述先秦物产:"江南出······丹砂。"①江南,春秋、战国、秦、汉时一般指今湖北的江南部分和湖南、江西一带,武陵山区亦在其中。②

再《华阳国志》卷1《巴志》述周时巴国特产、纳贡之物凡18种,其中有丹。③ 而巴国疆域,"东至鱼复,西至僰道,北接汉中,南极黔涪"。今人任乃强先生云:"黔水,即乌江。涪水即下文之丹涪水,今云'赤水河'。皆尽其源流所届,故曰极。二水所届,包括今贵州全省矣。"④

综上可见,典籍记先秦丹砂产地,或云荆州,或云濮国,或云巴国,或云江南。《禹贡》之荆州与周时巴国、濮国都极广阔,巴、濮相邻,其与荆州犬牙交错,界线亦不分明,然大致均在武陵山区之内;而江南所指范围亦广泛笼统,表明其时本区虽产丹砂,但零星分散,规模甚小,无一处代表性产区;再加上先秦时期包括荆州在内的九州(即冀、兖、青、徐、扬、荆、豫、梁、雍州等9州)只是大致的地理范围而不是地域界线分明的政区⑤,很难划定疆界⑥,巴国、濮国即巴人、濮人活动的疆域,其主要特征就是界限不明确⑦,故而先秦时期本区丹砂产地表述泛化笼统、不具体,仅以大范围言之。

秦汉魏晋南北朝至隋朝时期,是丹砂产区的形成期。本期丹砂产地的分布与先秦相比,有如下特征:

1.区位明晰。本期载籍记丹砂产地均明确述其区位。如《后汉书·郡国志》云:"涪陵(治今重庆彭水)出丹。"⑧《神农本草经》则云:丹沙"生符陵

---

① 汉·司马迁:《史记》卷129《货殖列传》,中华书局1973年版,第3254页。

② 辞海编辑委员会编:《辞海》(缩印本),上海辞书出版社1980年版,第889页。

③ 晋·常璩撰,任乃强校注:《华阳国志校补图注》卷1《巴志》,上海古籍出版社1987年版,第5页。

④ 晋·常璩撰,任乃强校注:《华阳国志校补图注》卷1《巴志》,上海古籍出版社1987年版,第6页。

⑤ 张全明、张翼之:《中国历史地理论纲》,华中师范大学出版社2001年版,第79页。

⑥ 杨正泰:《中国历史地理要籍介绍》,四川人民出版社1987年版,第3页。

⑦ 陈代光:《中国历史地理》,广东高等教育出版社1997年版,第91页。

⑧ 南朝宋·范晔撰,唐·李贤等注:《后汉书》志第23《郡国五》,中华书局1965年版,第3507页。

山谷"。梁陶弘景注："符陵是涪陵。"①又《后汉书·地理志》云："丹兴者（治今重庆黔江区），刘璋析涪陵所置，以出丹砂得名。"②《华阳国志》卷11《巴志》："丹兴县，蜀时省，山出名丹。"③

以上记丹砂产地，或言涪陵，或言丹兴，均为县级行政区划，区位明晰，不似先秦所记，范围辽阔，笼统含混，即使个别记述泛化，如《史记》述巴寡妇清家有丹穴，司马迁未记其所在，而后人亦能根据有关史料考出其区位。刘宋徐广云"涪陵出丹"，裴骃集解《史记》，即以此为据，判定其丹穴即在汉涪陵县。④

2.分布集中。如前所述，本期丹砂产地主要是涪陵、丹兴2县，即今重庆彭水、黔江一线。武陵山区其他地方，仅陶弘景注《本草经》时偶有一处提及武陵郡（涉及今湖南、湖北、贵州部分地区），说明此时武陵山区的丹砂开采主要在今渝东地区。

3.产业规模不小。巴寡妇清家依靠采掘丹砂，家产富至不訾，竟至"礼抗万乘"⑤，其产业规模不言而喻。

以上表明，秦汉魏晋南北朝至隋，武陵山区的丹砂分布已具有明显的区域性，且形成产区，今渝东南最早成为丹砂生产中心。

唐宋时期是本区丹砂产区迅速扩展期。自秦至隋，史籍记本区产丹砂主要是涪陵、丹兴2县，而丹兴系由涪陵析出，又不久即废⑥，故实际产丹可以说仅涪陵1县。其时县域颇广，秦汉涪陵县，当唐宋黔州1州之域，若以唐宋行政区划论，则仅黔州1州出丹砂。

---

① 清·黄奭辑：《神农本草经》上经《丹沙》，中州古籍出版社1982年版，第8页。按，陶注涪陵，原文作涪州，显系传抄之误。唐以前，两汉有涪陵县，属巴郡。六朝有涪陵郡，治涪陵县，唯独没有涪州。

② 转引自雷喻义主编：《巴蜀文化与四川旅游资源开发》，四川人民出版社2000年版，第327页。

③ 晋·常璩撰，任乃强校注：《华阳国志校补图注》卷1《巴志》，上海古籍出版社1987年版，第43页。

④ 汉·司马迁：《史记》卷129《货殖列传》，中华书局1973年版，第3261页。

⑤ 汉·司马迁：《史记》卷129《货殖列传》，中华书局1973年版，第3261页。

⑥ 任乃强先生在《华阳国志校补图注》卷1《巴志》（第43页）中注释曰：丹兴县，"汉末，丹渐空，故为祝福之名曰'丹兴'，旋以不复获利而罢也"。

唐宋时期本区丹砂产地迅速扩展,如下史籍传递了颇多信息:

《唐六典》卷 3《户部郎中员外郎》载开元贡:辰、锦二州,光明砂、水银。溪、锦二州,朱砂。[①]

《元和郡县图志》卷 30《江南道》载思州开元贡朱砂。[②]

《元和郡县图志》卷 30《江南道》载辰州开元贡光明砂四斤,元和贡光明砂。[③]

《元和郡县图志》卷 30《江南道》载锦州开元贡光明砂、水银。该州晃山,"山出丹砂"[④]。

《元和郡县图志》卷 30《江南道》载溪州开元贡朱砂,元和贡朱砂一十斤。[⑤]

《通典》卷 6《食货六·赋税下》载天宝贡:卢溪郡(辰州)光明砂四斤。灵溪郡(溪州)朱砂十斤。卢阳郡(锦州)光明砂一斤。[⑥]

《元和郡县图志》卷 30《江南道》记元和贡:辰州贡光明砂。溪州贡朱砂十斤。[⑦]

《新唐书》卷 41《地理五》载长庆贡[⑧]:黔、辰、锦三州光明丹砂,溪州丹砂。[⑨]

综上可知,有唐一代近 300 年,至少黔、辰、锦、溪、思等 5 州产丹砂,而从秦至隋近千年,则仅黔州 1 州产丹砂,可见唐时本区丹砂产地扩张之速。

进入宋代,本区产丹砂之州又有增加。《太平寰宇记》载黔州、澧州、费州、思州、沅州、业州凡 6 州产朱砂。[⑩] 又《元丰九域志》《舆地纪胜》《宋史·

---

① 唐·李林甫等撰,陈仲夫点校:《唐六典》,中华书局 1992 年版,第 70 页。
② 唐·李吉甫撰,贺次君点校:《元和郡县图志》,中华书局 2005 年版,第 741 页。
③ 唐·李吉甫撰,贺次君点校:《元和郡县图志》,中华书局 2005 年版,第 747 页。
④ 唐·李吉甫撰,贺次君点校:《元和郡县图志》,中华书局 2005 年版,第 742 页。按,水银系丹砂提炼后的产物,化学方程式为 $HgS + O_2 = Hg + SO_2$。
⑤ 唐·李吉甫撰,贺次君点校:《元和郡县图志》,中华书局 2005 年版,第 752 页。
⑥ 唐·杜佑撰,王文锦等点校:《通典》,中华书局 1988 年版,第 128 页。
⑦ 唐·李吉甫撰,贺次君点校:《元和郡县图志》,中华书局 2005 年版,第 747、752 页。
⑧ 据王永兴先生考证,《新唐书·地理志》所载土贡为长庆贡。见王永兴:《唐代土贡资料系年》,《北京大学学报(哲学社会科学版)》1982 年第 4 期,第 65 页。
⑨ 宋·欧阳修、宋祁:《新唐书》卷 41《地理五》,中华书局 1975 年版,第 1073、1076 页。
⑩ 宋·乐史撰,王文楚等点校:《太平寰宇记》卷 118《江南西道十六》、卷 121《江南西道十九》、卷 122《江南西道二十》,中华书局 2007 年版,第 2376、2396、2415、2421、2431、2433 页。

地理志》均记辰州贡丹砂。[①] 另,宋真宗咸平元年(998),诚州贡芙蓉朱砂[②],诚州即靖州(治今湖南靖州县)。据此,有宋一代,本区丹砂产地为 8 州即黔、澧、费、思、沅、业、靖、辰州,与唐相较,增沅、澧、费、业、靖 5 州。而宋沅州,实际即唐锦州及辰州麻阳县地,又唐溪州入宋辰州,故实际只增加 4 州(澧、费、靖、业州),说明丹砂产区又有扩展。[③]

细察唐宋武陵山区丹砂产地的分布,不难发现如下特点:

一是产区快速扩张。由唐以前隋的 1 州,至唐为 5 州,入宋为 8 州,增长了 7 倍。

二是产区中心形成。唐以前仅 1 州,无所谓中心。唐宋 8 州出丹,除黔州外,其余 7 州[④]均在湘区,而辰、沅、靖 3 州不仅产量大,所贡均为光明砂(又名辰砂[⑤])和芙蓉朱砂,为丹砂中之上品,显然,以辰、沅、靖 3 州为代表的湘区[⑥]已成为本区丹砂生产中心。

三是产区开始向邻近本区的域外扩展。《新唐书·地理志》和《太平寰宇记》分别记溱州(治今重庆綦江区南)、夷州(治今贵州凤冈县)、邵州(治今湖南邵阳市)土贡、土产丹沙(朱砂)。[⑦] 又,范成大《桂海虞衡志·志金

---

① 宋·王存撰,魏嵩山等点校:《元丰九域志》卷 6《荆湖路·北路》,中华书局 1984 年版,第 274 页;宋·王象之:《舆地纪胜》卷 75《荆湖北路·辰州》,中华书局 1992 年版,第 2493 页;元·脱脱等:《宋史》卷 88《地理四》,中华书局 1977 年版,第 2196 页。《太平寰宇记》卷 119《江南西道十七》缺记施、辰、锦、叙、溪州,故无辰州土产、土贡。

② 民国《贵州通志·食货志》,贵阳书局 1948 年铅印本。

③ 《元丰九域志》《舆地纪胜》《宋史·地理志》记本区土贡,均只涉及黔(绍庆府)、辰、沅 3 州而不及其他,是因宋代政区有所调整,如唐锦、溪 2 州并入辰州等,故虽记黔、辰、沅 3 州,亦不表明本区丹砂产地缩减。

④ 宋·王存撰,魏嵩山等点校:《元丰九域志》卷 6《荆湖路·北路》,中华书局 1984 年版,第 274 页。

⑤ 宋·唐慎微撰,尚志钧等点校:《证类本草》卷 3《玉石部上品·丹砂》引《图经》曰:"丹砂,生符陵山谷,今出辰州、宜州、阶州,而辰州者最胜,谓之辰砂。"华夏出版社 1993 年版,第 67 页。

⑥ 辰州,治沅陵,今属湖南怀化市,沅州,治卢阳,今湖南芷江县(据《中国历史地图集》第六册宋代部分)。

⑦ 宋·欧阳修、宋祁:《新唐书》卷 41《地理五》,中华书局 1975 年版,第 1076 页;宋·乐史撰,王文楚等点校:《太平寰宇记》卷 115《江南西道十三》、卷 121《江南西道十九》,中华书局 2007 年版,第 2334、2408 页。

石》云："丹砂,《本草》以辰砂为上,宜砂次之。今宜山人云,出砂处与湖北（荆湖北路）犬牙,山北为辰砂,南为宜砂。地脉不殊,无甚分别。"①宜砂出宜山,宜山在宜州（治今广西河池市宜州区）。溱州、夷州、邵州和宜州不在本区域内,均与武陵山区接壤,似可视为本区丹砂产区向邻近区域扩展的缩影。

元明清时期本期本区丹砂分布空间,与唐宋相较,总体范围基本相同,但仍小有扩展。《元史》卷 94《食货志》云："产朱砂、水银之所,在……湖广省曰沅、潭,四川省曰思州。"②潭州,治今湖南长沙,不属武陵山区,而沅、思 2 州作为丹砂产地,则唐宋时已有记述。《大明一统志》《大清一统志》及明清方志记武陵山区土产、物产:辰州府（含清代沅州府）,永顺军民宣慰使司（清代为永顺府,治今湖南永顺县）,重庆府彭水县,酉阳直隶州,思州府,石阡府,铜仁府,思南府,澧州石门县、慈利县等均出丹砂③,上列州县亦均不出唐、宋 8 州之范围;而关于施南府咸丰县（今湖北咸丰县）、宣恩县（今湖北宣恩县）产丹砂的记载④,则说明此 2 县所产超出唐宋 8 州之域,增至 9 州（新增施南府）,显然,当时本区丹砂的产区范围仅小有扩展。

尤其需要指出的是,明清史籍记武陵山区丹砂产地之区位,具体明确到县乃至砂井所在,类似资料不胜枚举,择尤要者如下:

铜仁府

明代:铜仁南有铜崖山,又有新坑山,产朱砂、水银。⑤

土产,朱砂　省溪、大万山二长官司出,水银大万山长官司出。⑥

---

① 宋·范成大撰,严沛校注:《桂海虞衡志校注》,广西人民出版社 1986 年版,第 21 页。

② 明·宋濂等:《元史》卷 94《食货志二》,中华书局 1976 年版,第 2378 页。

③ 见《大明一统志》卷 65《辰州府》、卷 66《永顺军民宣慰使司》、卷 69《重庆府》、卷 88《贵州布政司》;《大清一统志》卷 284《辰州府》、卷 285《沅州府》、卷 286《永顺府》、卷 317《酉阳州》、卷 396《思南府》、卷 397《石阡府》、卷 398《思州府》、卷 399《铜仁府》;嘉庆《石门县志》卷 52《物产》;同治《续修慈利县志》卷 3《山川》。

④ 同治《咸丰县志》卷 8《食货志》载:药属,朱砂;同治《施南府志》卷 3《地舆志》记曰:宣恩县,大坪山,地产朱砂。

⑤ 清·张廷玉等:《明史》卷 46《地理七》,中华书局 1974 年版,第 1212 页。

⑥ 《大明一统志》卷 88《贵州布政司》,嘉靖三十八年（1559）刻本。

　　万山司,北五里有新坑山产砂。①

　　惟贵州大万山长官司有水银、朱砂场局。②

清代:铜仁县大万山,在城南二百里,旧产朱砂。③

　　铜仁产者有形如箭镞号箭头砂,最为可贵,产于万山厂。④

思州府

明代:土产,朱砂、水银　俱施溪长官司出。⑤

清代:桥山,朱砂坑,在府城北施溪司。⑥

思南府

明代:务川县,长钱(山)在县东北五十里,地名板场,山前有空洇,产朱砂。

　　泥塘(山)在县南五十里,山内产朱砂。岩前(山)在县东北二十里,山亦产砂。⑦

　　务川县,木悠(峰)在县(西)四十里,上有水月宫,朱砂产焉。⑧

　　务川县诸山,东北二十里有岩前山,产砂,东北五十里长钱山,地名板场,山前有空洇,产砂。……四十四里有木悠峰,上有水月宫,产砂。⑨

清代:务川县,潜山,在城东二十五里,旧产朱砂。泥塘山,在城南五十里,产朱砂。⑩

---

①　万历《黔记》卷10《山水志下》,万历三十六年(1608)刻本。

②　清·张廷玉等:《明史》卷81《食货五》,中华书局1974年版,第1974页。

③　乾隆《贵州通志》卷5《地理志》,乾隆六年(1741)刻嘉庆修补本。

④　乾隆《贵州通志》卷15《食货志》,乾隆六年(1741)刻嘉庆修补本。

⑤　《大明一统志》卷88《贵州布政司》,嘉靖三十八年(1559)刻本。

⑥　《大清一统志》卷398《思州府》,《四库全书》本,台湾商务印书馆1986年版。

⑦　嘉靖《思南府志》卷1《地理志》,嘉靖十五年(1536年)刻本。

⑧　嘉靖《思南府志》卷1《地理志》,嘉靖十五年(1536年)刻本。

⑨　万历《黔记》卷10《山水志下》,万历三十六年(1608)刻本。

⑩　乾隆《贵州通志》卷5《地理志》,乾隆六年(1741)刻嘉庆修补本。

石阡府

明代：土产，水银　　石阡长官司出。①

清代：朱砂、水银　　俱出石阡府属各土司地。②

辰州府

明代：土产，丹砂　　沅州及沅陵、麻阳三县出，砂之品甚多。③

清代：土产，丹砂　　沅陵县出。④

酉阳州

明代：重庆府，土产，丹砂　　彭水县出。⑤

清代：酉阳州，土产，水银、丹砂。⑥

以上记武陵山区丹砂产地，不仅区位明确具体，且见其主要集中在黔区，即武陵山区西南部。如铜仁"府南大万山，产朱砂，月可得万斤"⑦。又思南府务川县詹前沟"产朱砂……道光末，湘人某以水车修之，水涸矿见，挖获朱砂数百斤"⑧。相较而言，此时湘区仅辰州 1 府，其余各府均在黔区，显然此时辰州府的丹砂生产已开始衰落。如明代程封《沅州行》曰："丹砂旧出老鸦井，遗踪寂寞谁与传。"⑨说明老鸦井丹砂已经人去矿绝。故丹砂产地中心已由唐宋的湘区转移至黔区，即由武陵山区东部转移至西南部。

综上可知，唐至清代，武陵山区丹砂产地的分布变迁呈现出产区扩张，区位由明晰到具体，产区中心从形成到转移等特点。武陵山区丹砂产地分布的历史变迁，从一个侧面反映了当时本区丹砂生产的历史进程。

---

① 《大明一统志》卷 88《贵州布政司》，嘉靖三十八年(1559)刻本。

② 乾隆《贵州通志》卷 15《食货志》，乾隆六年(1741)刻嘉庆修补本。

③ 《大明一统志》卷 65《辰州府》，嘉靖三十八年(1559)刻本。

④ 《大清一统志》卷 284《辰州府》，《四库全书》本，台湾商务印书馆 1986 年版。

⑤ 《大明一统志》卷 69《重庆府》，嘉靖三十八年(1559)刻本。按，彭水县在明代属重庆府，清代属酉阳直隶州。

⑥ 《大清一统志》卷 317《酉阳州》，《四库全书》本，台湾商务印书馆 1986 年版。

⑦ 宣统《贵州地理志》卷 6《铜仁府》，宣统二年(1910)油印本。

⑧ 民国《务川县备志》卷 10《经业》，1965 年贵州省图书馆据上海图书馆藏本复制油印本。

⑨ 同治《沅州府志》卷 39《艺文下》，同治十二年(1873)刻本。

二、雄黄、硫黄和朴消产地的分布变迁及其特点

雄黄、硫黄和朴消的产地分布变迁具有一定的共性,故将其归为一类探讨。

雄黄又名熏黄、黄金石、石黄、黄石、鸡冠石、天阳石。[①] 首次记载武陵山区雄黄产地的是北魏郦道元的《水经注》,"澧水"条下记载"黄水出零阳县西,北连巫山溪,出雄黄"[②],零阳县即今湖南慈利县,这说明南北朝时期慈利县是雄黄产地。唐宋时期雄黄的产地分布仅局限于澧州(治今湖南澧县)的石门县。唐代《新修本草》曰:"出石门名石黄者,亦是雄黄,而通名黄食石。"[③]可见,石门县在唐代是雄黄产地。另据考证,石门县雄黄矿至今已开采1400余年[④],说明唐宋时期石门县是雄黄产地当无疑义。石门在唐宋时期属澧州,这就是说唐宋时期武陵山区雄黄产地主要分布在澧州,即仅局限于武陵山区东北部。

元明清时期,雄黄产地又小有扩展。明代《本草乘雅半偈》记石门(今湖南石门县)产石黄[⑤],《大清一统志》[⑥]记澧州慈利县(今湖南慈利县)西北黄石山出雄黄,嘉庆《石门县志》记石门(今湖南石门县)所产货物有雄黄[⑦],道光《思南府志》载思南府(治今贵州思南县)雄黄顶产雄黄[⑧]。上述所言明清慈利和石门县均不出唐宋时期澧州所辖范围,但思南府不在澧州所辖范围,显然是新增雄黄产地。这说明元明清时期,武陵山区雄黄产地

---

① 肖培根:《新编中药志》(第4卷),化学工业出版社2002年版,第431页。

② 北魏·郦道元原著,陈桥驿注释:《水经注》卷36《澧水》,浙江古籍出版社2000年版,第576页。

③ 唐·苏敬等修,尚志钧辑校:《新修本草》卷4《玉石等部中品·雄黄》,安徽科学技术出版社1981年版,第108页。

④ 中华人民共和国卫生部药政管理局等:《现代实用本草》(下册),人民卫生出版社2000年版,第427页。

⑤ 明·卢之颐撰,冷方南等点校:《本草乘雅半偈》第4帙《雄黄》,人民卫生出版社1986年版,第251页。

⑥ 《大清一统志》卷287《澧州》,《四库全书》本,台湾商务印书馆1986年版。

⑦ 嘉庆《石门县志》卷52《物产》,嘉庆二十三年(1818)刻本。

⑧ 道光《思南府续志》卷1《地理门·山川》,道光二十一年(1841)刻本。

除澧州外增加了思南府,即武陵山区的雄黄产地由唐宋时期湘西的澧州,扩展到元明清时期黔东北的思南府。

硫黄即石硫黄,又称黄牙、黄硇砂、阳侯、将军等。① 唐代,辰州土贡黄牙②,说明唐宋时期武陵山区的硫黄产地主要分布在辰州(治今湖南沅陵县)。清代,《大清一统志》载沅州(治今湖南芷江县)黄岩山产硫黄③,道光《思南府续志》、道光《鹤峰州志》、道光《松桃厅志》、道光《辰溪县志》和道光《施南府志》④等均有硫黄产地的记载,其中鹤峰州属宜昌府(治今湖北宜昌市),辰溪县属辰州府(治今湖南沅陵县),因此,元明清时期武陵山区硫黄产地主要分布在辰州府、沅州府、思南府(治今贵州思南县)、施南府(治今湖北恩施市)、宜昌府和松桃厅(今贵州松桃县)。由此可见,武陵山区硫黄产地由唐宋时期的湘区扩展到元明清时期的鄂区和黔区,即由武陵山区东部扩展到北部和西南部。

朴消也写作朴硝,又称消、消石朴、盐消、皮消。⑤ 宋代《本草图经》附有"峡州朴消"图。⑥ 这说明唐宋时期武陵山区朴消的主要产地是峡州(治今湖北宜昌市)。明代《本草蒙筌》虽对朴消有进一步的解释,但在述及其产地时依然附有"峡州朴硝"图。⑦ 明代并无峡州之说,《本草蒙筌》所谓"峡州"显然是照搬了宋代《本草图经》的称呼,宋代峡州约相当于明代荆州府下属之夷陵州,因此,明代武陵山区朴消产地当在荆州府(治今湖北江陵县)。

---

① 明·李时珍:《本草纲目》卷11《金石之五·石硫黄》,人民卫生出版社1982年版,第661页。

② 宋·欧阳修、宋祁:《新唐书》卷41《地理五》,中华书局1975年版,第1073页。

③ 《大清一统志》卷285《沅州府》,《四库全书》本,台湾商务印书馆1986年版。

④ 据嘉庆《石门县志》、道光《思南府续志》、道光《松桃厅志》、道光《辰溪县志》和道光《施南府志》记载,石门县、思南府、松桃厅、辰溪县和施南府产硫黄。

⑤ 明·李时珍:《本草纲目》卷11《金石之五·朴硝》,人民卫生出版社1982年版,第645页。

⑥ 宋·苏颂撰,尚志钧辑校:《本草图经》卷1《玉石上品·朴硝》,安徽科学技术出版社1994年版,第13页。

⑦ 明·陈嘉谟撰,王淑民等点校:《本草蒙筌》卷8《石部·朴硝》,人民卫生出版社1988年版,第359页。

清代武陵山区朴消产地颇有扩展。辰溪县、施南府、松桃厅和石砫厅[①]等均有朴消产地分布。上述政区中,辰溪县属辰州府(治今湖南沅陵县),因此,清代武陵山区朴消产地主要分布在辰州府、施南府(治今湖北恩施市)、松桃厅(今贵州松桃县)和石砫厅(今重庆石柱县)。上述产地均不在唐宋峡州及明代荆州府之域,皆属新增产地,其中辰州府属湘区,施南府属鄂区,松桃厅属黔区,石砫厅属渝区,可见,清代本区朴消产地不仅在鄂区范围内扩展,而且延伸到鄂区以外的湘、渝、黔等3区。

唐至清代武陵山区雄黄、硫黄和朴消产地分布变迁的特点:一是产地扩大,如硫黄产地不仅在湘区区域内扩展(从唐宋辰州到元明清时期扩展至沅州府),而且扩展到域外的鄂区(施南府、宜昌府)和黔区(思南府);又如朴消产地不仅在鄂区内扩展(自唐宋峡州到元明清时期扩展至施南府),而且扩展到鄂区外的湘区(辰州府)、黔区(松桃厅)和渝区(石砫厅);雄黄则从湘区扩展到黔区。二是产地向武陵山区以外的周边地区扩展,如道光《遵义府志》载遵义府货物有雄黄和朴消[②],光绪《荆州府志》记该府产消[③],民国《续遵义府志》记仁怀县之平坝营、大坝等处产硫黄[④]。遵义府(治今贵州遵义市)和荆州府(治今湖北江陵县)均与武陵山区接壤,其雄黄、硫黄、朴消产地当是本区雄黄、硫黄、朴消产地外延的明证。

三、石钟乳产地的分布变迁及其特点

石钟乳又称钟乳石。唐代《新修本草》云:"钟乳第一始兴,广、连、澧、朗、郴州者,虽厚而光润可爱,饵之并佳。今峡州、青溪、房州三洞出者亚于始兴。"[⑤]材料所显地名唯澧州(治今湖南澧县)和峡州(治今湖北宜昌市)

---

① 见道光《辰溪县志》卷37《物产志》,道光元年(1821)刻本;道光《施南府志》卷9《食货志·物产》,道光丁酉年(1837)刻本;道光《松桃厅志》卷14《食货门·土产》,道光十六年(1836)松高书院刻本;道光《补辑石砫厅新志》卷4《田赋志》,道光二十三年(1843)刻本。

② 道光《遵义府志》卷17《物产志》,道光十八年(1838)刻本。

③ 光绪《荆州府志》卷6《地理志六·物产》,光绪六年(1880)刻本。

④ 民国《续遵义府志》卷17《物产》,1936年刻本。

⑤ 唐·苏敬等撰,尚志钧辑校:《新修本草》卷3《玉石等部上品·石钟乳》,安徽科学技术出版社1981年版,第93页。

地处武陵山区。又,宋代《本草图经》亦记峡州山中有石钟乳。[①] 综上,唐宋时期武陵山区石钟乳产地主要分布在澧州和峡州,分属今湘西和鄂西南地区。

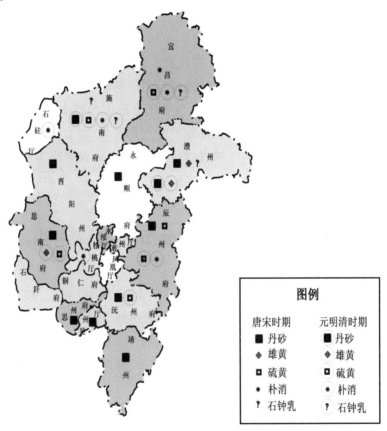

图 2-2　唐至清代武陵山区矿物药材产地分布变迁示意图

　　本图以谭其骧主编《中国历史地图集·清时期》(中国地图出版社 1996 年版)第35、37、38、40、51 页湖南、湖北、四川、贵州政区为底图,结合本节内容,利用 MapInfo 等制图工具绘制而成。

　　明代《本草蒙筌》称:"始兴、江陵,多生岩穴,阴处才有,溜汁就结,故以

　　① 宋·苏颂撰,尚志钧辑校:《本草图经》卷 1《玉石上品·石钟乳》,安徽科学技术出版社 1994 年版,第 11 页。

乳名。"①清代,道光《鹤峰州志》和道光《施南府志》②等均载有石钟乳产地。以上所见地名,始兴即今广东韶关市,不在武陵山区,江陵即荆州府治所,此处当代表荆州府(治今湖北江陵县)。鹤峰州属宜昌府(治今湖北宜昌市),且明代荆州府位于武陵山区的地域在清代属宜昌府,因此,元明清时期武陵山区石钟乳产地用清代政区表示即宜昌府和施南府。显然,武陵山区石钟乳产地从唐宋时期的湘区和鄂区到元明清时期仅局限于鄂区,而在鄂区范围内,产地则由唐宋时期的峡州到元明时期新增了施南府。

唐至清代武陵山区石钟乳产地分布变迁最显著的特点是区域范围缩小但区内产地增加,即唐宋时期石钟乳产地分布在湘、鄂2区,而元明清时期仅局限于鄂区1区;在鄂区区域内,唐宋时期的产地仅峡州1州,元明清时则新增了施南府1府。

第三节　动物药材产地分布变迁及其特点

武陵山区除了"处处皆有"的动物药材(虎骨、牛黄、鹿茸、羖羊角、獭肝、鲮鲤甲、蝉蜕、石蜜、白蜡、黄蜡、露蜂房、桑螵蛸、龟甲、秦龟、白花蛇、鳖甲、五倍子、蛇蜕、猬皮、伏翼、蛴螬、蝮蛇胆、蜂子、水蛭、斑猫、羊哀、獾油)外,还有一些名贵的道地动物药材,主要是麝香、犀角和羚羊角。本节即对其产地分布变迁及其特点进行探讨。

一、产地的分布变迁

(一)麝香

麝香是名贵中药材,主要取自于鹿科动物雄麝的麝香腺囊,因此,麝的产地分布变迁即是麝香的产地分布变迁。麝又称獐③、麝父、香獐、土麝、

---

① 明·陈嘉谟撰,王淑民等点校:《本草蒙筌》卷8《石部·石钟乳》,人民卫生出版社1988年版,第344页。

② 据道光《鹤峰州志》和道光《施南府志》。

③ "獐"在古代也写作"麞"。见盛和林、刘志霄:《中国麝科动物》,上海科技出版社2007年版,第3页。

麝鹿、香狍子、香驴、山驴子、香包子、香羊、野羊、石羊及拉瓦(藏语)、乌支克(满语)、勒(彝族称林麝)、贡拉(藏族称马麝)、呼德日(蒙古族称原麝)等[1],其种类有林麝、马麝、原麝之分[2]。武陵山区分布的主要是林麝[3]。武陵山区早在远古时期即有麝的产地分布,考古资料显示,新石器时代至夏商周时期,位于清江流域的今湖北长阳县有麝的化石[4],这说明长阳县远古时期就是麝的产地。唐宋时期,武陵山区仍是麝分布的主要区域。史载宋代绍庆府(即唐代黔州,治今重庆彭水县)黔江县(今重庆黔江区)“市麝脐以百计”[5],说明该县麝香交易量不小。唐宋时期,黔江交通相当不便,“三峡黔江去路难”[6]即是明证。绍庆府治所在今重庆彭水而不在黔江,古代的经济中心一般多是政治中心,黔江既然不是州治所,也就不是政治中心,当然也就不是经济中心。黔江县交通不便且又不是政治经济中心,但麝香的交易量却不小,这显然不是外来的麝香在此交易,而主要是本地所产麝香的交易。因此,宋代绍庆府黔江县当有麝香产地。又,《宋史》记载,乾德四年(966),“下溪州刺史田思迁亦以铜鼓、虎皮、麝脐来贡”[7],下溪州(治今湖南古丈县罗依溪镇)属辰州(治今湖南沅陵县)所辖,说明宋代辰州也有麝香产地。由此可见,唐宋时期武陵山区麝香产地主要分布于黔州和辰州,即今渝东南和湘西地区。

元明清时期,尤其是明清时期,记载本区麝香产地的资料极为丰富,现据方志资料列“明清时期武陵山区麝香产地分布表”,见表2-1:

---

① 文榕生:《历史时期中国野生麝的分布变迁》,文焕然《中国历史时期植物与动物变迁研究》,重庆出版社2006年版,第272页。

② 王永生:《麝香生产技术》,中国农业出版社2004年版,第5～6页。

③ 中国药材总公司:《中国中药区划》,科学出版社1995年版,第306页。

④ 陈全家等:《清江流域古动物遗存研究》,科学出版社2004年版,第94、171页。

⑤ 宋·黄庭坚著,刘琳等点校:《黄庭坚全集·正集》卷16《黔州黔江县题名记》,四川大学出版社2001年版,第432页。

⑥ 清·彭定求等:《全唐诗》卷323权德舆《献岁送李十兄赴黔中酒后绝句》,中华书局1960年版,第3632页。

⑦ 元·脱脱等:《宋史》卷493《蛮夷一·西南溪峒诸蛮上》,中华书局1977年版,第14173页。

表 2-1　明清时期武陵山区麝香产地分布表

分布地区	文献记述	资料来源
施州卫	土产:花獐	《大明一统志》卷 66《施州卫》
永顺军民宣慰使司	土贡:麝香	《大明一统志》卷 66《永顺军民宣慰使司》
归州	物产:麝香	嘉靖《归州志》卷 1《地理志》
慈利县	兽属:麝	万历《慈利县志》卷 7《物产志》
施南府	山川:香城山,产麝	《大清一统志》卷 274《施南府》
永顺府	物产:獐	乾隆《永顺府志》卷 1《地舆志》
辰州府	毛之属:麝	乾隆《辰州府志》卷 16《物产考》下
永定县	毛属:麝	嘉庆《永定县志》卷 6《物产志》
石门县	毛之属:獐	嘉庆《石门县志》卷 52《物产》
松桃厅	毛之属:麝	道光《松桃厅志》卷 14《食货门》
晃州厅	毛之属:麝	道光《晃州厅志》卷 37《物产志》
鹤峰州	兽类:麝	道光《鹤峰州志》卷 7《物产志》
凤凰厅	毛之属:麝	道光《凤凰厅志》卷 18《物产志》
辰溪县	毛属:麝	道光《辰溪县志》卷 37《物产志》

表 2-1 显示,明代武陵山区麝的产地主要分布在施州卫(治今湖北恩施市)、永顺军民宣慰使司(治今湖南永顺县)、归州(治今湖北秭归县)、慈利县(今湖南慈利县)。清代本区麝的产地主要分布在施南府(治今湖北恩施市)、辰州府(治今湖南沅陵县)、永顺府(治今湖南永顺县)、鹤峰州(今湖北鹤峰县)、凤凰厅(今湖南凤凰县)、松桃厅(今贵州松桃县)、晃州厅(今湖南新晃县)、永定县(今湖南张家界市永定区)、石门县(今湖南石门县)和辰溪县(今湖南辰溪县)。

需要说明的是,唐宋时期黔江(今重庆黔江区)已是麝的产地,明代虽未见文献记载其有麝的分布,但清代仍是麝的产地[①],既然唐宋和清代黔江都有麝产地,而明代该区域又未发生过威胁麝生存的地质和自然灾害[②],自然环境保持较好,"丛林茂郁"[③]即是明证,因此,明代黔江应该仍有麝的产地。由于黔江县在清代属酉阳州(治今重庆酉阳县),明代施州卫即清代施

---

① 光绪《黔江县志》卷 3《食货志》,光绪二十年(1894)刻本。
② 查阅宋正海主编《中国古代重大自然灾害和异常年表总集》(广东教育出版社1992 年版),并未见记载明代黔江发生有各类有影响的地质和自然灾害。
③ 光绪《黔江县志》卷 1《地舆志·山川》,光绪二十年(1894)刻本。

南府,清代石门和永定2县属澧州(治今湖南澧县),辰溪县属辰州府,鹤峰州属宜昌府(治今湖北宜昌市),故而,元明清时期武陵山区麝的产地用清代政区表示即施南府、辰州府、永顺府、宜昌府、澧州、酉阳州、晃州厅、凤凰厅、松桃厅等9府、州、厅。

上述9府、州、厅中,酉阳州和辰州府即唐宋时期黔、辰2州之域,施南府、永顺府、宜昌府、澧州、晃州厅、凤凰厅、松桃厅则超出了唐宋2州之范围,其中施南府和宜昌府属鄂区,永顺府、澧州、晃州厅、凤凰厅属湘区,松桃厅属黔区,这不仅说明麝产地在原湘区范围内有相当大的扩展,而且说明麝产地已扩展到原渝区和湘区之外的鄂区和黔区,即武陵山区北部和西南部。

(二)犀角

犀角是指生长于犀牛颜面鼻骨部的兽角,因此,犀牛的产地分布即是犀角的产地分布。犀牛有多种称呼,如兕、仓光、苍雉、犀渠、奴角、食角、柠、羯伽、猫牛、麻牛、竹牛、犨牛、山牛、鼻角兽等。历史时期我国犀牛种类主要是苏门答腊犀牛、印度犀牛和爪哇犀牛。[1]

武陵山区早在远古时期即有犀牛踪迹。考古工作者在湖北长阳县发现了新石器时代和夏商周时期的苏门答腊犀化石[2],这说明从新石器时代到夏商周这段漫长的历史时期武陵山区的犀牛主要分布在今湖北长阳县一带。汉代《范子计然》云:"犀角,出南郡。"[3]南北朝时期《本草经集注》曰:犀角,"今出武陵、交州、宁远诸远山"[4]。汉代南郡(治今湖北江陵县)所辖区域很广,包括地处武陵山区的今湖北恩施州大部分地区。南北朝时期的交州位于今越南境内,宁远则分属今云南和贵州,均不在本区,武陵郡治所在今湖南常德市,其"诸远山"当是指与武陵郡相邻的周边山脉,主要有武陵山和雪峰山,其中既位于武陵山区又临近武陵郡的是天门郡(治今湖南石门县),即唐宋澧州所辖区域,也就是说南北朝时期天门郡有犀牛产地分布。

---

①　文榕生:《南徽牛——古人认识的犀牛》,《化石》2009年第2期,第26、28页。

②　陈全家等:《清江流域古动物遗存研究》,科学出版社2004年版,第92、156页。

③　魏·吴普等述,清·孙星衍、孙冯翼辑:《神农本草经》卷2《兽·中品·犀角》引《范子计然》,山西科学技术出版社1991年版,第82页。

④　南朝梁·陶弘景著,尚志钧等辑校:《本草经集注》卷6《虫兽三品·犀角》,人民卫生出版社1994年版,第412页。

又,《新唐书》载澧州(治今湖南澧县,辖石门县)土贡犀角①,进一步印证了天门郡南北朝时期应该有犀牛产地。由此可见,唐宋之前,武陵山区犀的产地主要分布在今湖北长阳县、恩施州和湖南石门县一带,即鄂区和湘区。

唐宋时期,犀牛的产地分布我们可以从正史等资料中找到线索,如唐代,记载本区犀角产地最有代表性的资料是《新唐书·地理志》。现据《新唐书·地理志》列"唐代武陵山区犀角产地分布表",见表2-2:

表2-2　唐代武陵山区犀角产地分布表②

地名	土贡	地名	土贡	地名	土贡	地名	土贡
澧州	犀角	黔州	犀角	辰州	犀角	奖州	犀角
锦州	犀角	施州	犀角	叙州	犀角	溪州	犀角

表2-2所见唐代武陵山区土贡犀角的州有澧州(治今湖南澧县)、黔州(治今重庆彭水县)、辰州(治今湖南沅陵县)、锦州(治今湖南麻阳县西)、施州(治今湖北恩施市)、叙州(治今湖南洪江市)、奖州(治今湖南芷江县西)和溪州(治今湖南龙山县南)等8州。依照唐代"任土作贡"的政策③,既然土贡犀角,一般而言当是犀角产地,由此可见,唐代武陵山区犀角产地已由湘区和鄂区扩展到了渝区。《新唐书·地理志》记载全国贡犀角的州共有14个④,而本区就有8个,约占当时全国贡犀角总州数的57%。毫无疑问,武陵山区在唐代是全国犀角产地中心。

宋代,《太平寰宇记》载本区费州(治今贵州思南县)土产犀角。⑤　又,《本草图经》记曰,犀角"今出南海者为上,黔、蜀者次之"⑥。《游宦纪闻》引

---

　　①　宋·欧阳修、宋祁:《新唐书》卷40《地理四》,中华书局1975年版,第1029页。

　　②　宋·欧阳修、宋祁:《新唐书》卷40《地理四》、卷41《地理五》,中华书局1975年版,第1029、1073、1074、1076页。

　　③　唐·杜佑撰,王文锦等点校:《通典》卷1《食货一·田制上》,中华书局1988年版,第5页。

　　④　唐代贡犀角的14个州是:澧州、朗州、鄯州、道州、邵州、黔州、辰州、锦州、施州、叙州、奖州、夷州、溪州和巂州。见宋·欧阳修、宋祁:《新唐书》卷40《地理四》、卷41《地理五》、卷43《地理七》,中华书局1975年版,第1029、1041、1072、1073、1074、1076、1113页。

　　⑤　宋·乐史撰,王文楚等点校:《太平寰宇记》卷121《江南西道十九》,中华书局2007年版,第2409页。

　　⑥　宋·苏颂撰,尚志钧辑校:《本草图经》卷13《兽禽部·犀角》,安徽科学技术出版社1994年版,第440页。

《五溪记》云,五溪一带有山犀。① 另外,宋人苏东坡曾有《送乔施州》诗:
"鸡号黑暗通蛮货"(注"胡人谓犀为黑暗")②。再者,宋淳化元年(990),靖
州土酋杨正岩交纳土贡物品有犀角。③ 以上所见位于武陵山区的地名有
黔、五溪、施州和靖州,其中"黔"指黔州(治今重庆彭水县);五溪在宋代属
辰州(治今湖南沅陵县)和沅州(治今湖南芷江县)④;靖州治今湖南靖州
县,是唐代叙州的一部分。又,唐代锦州和奖州入宋代沅州。综上可知,宋
代武陵山区犀角产地主要分布在费州、黔州、靖州、辰州、沅州和施州,其中
新增产地为费州(治今贵州思南县)。显然,宋代本区犀角产地由唐代的湘
区、鄂区和渝区又扩展到了黔区。

　　值得注意的是,元明清时期,在文献资料中几乎见不到该期武陵山区
产犀牛的记载,留下的仅是对前代的追述,如弘治《贵州图经新志》载,石阡
府,犀角,"唐贡,今无"⑤。这说明明代弘治年间(1488—1505)石阡府(治今
贵州石阡县)已不再是犀的产地。又如嘉庆《重修一统志》引《唐书·地理
志》记酉阳直隶州(治今重庆酉阳县)唐代曾土产犀角⑥,说明酉阳直隶州
曾经是犀牛产地,而此时已不是。同治《增修酉阳直隶州总志》进一步记
载:"犀,山犀也,前代有之。《唐书·地理志》云:黔州贡犀角。《宋史》云:
雍熙四年,有犀自黔南入涪州,民捕杀之。"⑦有学者认为"前代有之"的前
代是指明代,并据此认为明代今重庆酉阳仍有犀的生存。⑧ 此说从字面意
思理解应该没有歧义,但结合所引《唐书·地理志》和《宋史》,这里的"前
代"指唐和北宋可能更为准确,一是因为唐宋相对于清代也可以称为前代,
且下文紧接着即引用唐宋有关资料,显然是为"前代有之"提供例证和注
解;二是据李时珍《本草纲目》记载,"犀出西番、南番、滇南、交州诸处"⑨,

---

① 宋·张世南撰,张茂鹏点校:《游宦纪闻》卷2,中华书局1981年版,第14页。
② 宋·苏轼:《苏东坡全集》卷8《送乔施州》,中国书店1986年版,第121页。
③ 道光《直隶靖州志》卷7《风土志·物产》,道光七年(1827)修十七年(1837)续修刻本。
④ 巫瑞书:《南方传统节日与楚文化》,湖北教育出版社1999年版,第356页。
⑤ 弘治《贵州图经新志》卷6《石阡府》,弘治刻本。
⑥ 嘉庆《重修一统志》卷417《酉阳州·土产》,《四部丛刊》本。
⑦ 同治《增修酉阳直隶州总志》卷19《物产志》,同治三年(1864)刻本。
⑧ 蓝勇:《古代交通生态研究与实地考察》,四川人民出版社1999年版,第508页。
⑨ 明·李时珍:《本草纲目》卷51《兽部二·犀角》,人民卫生出版社1982年版,第2830页。

西番、南番、滇南、交州均不在武陵山区。犀角是极为名贵的药材,且李时珍为写作《本草纲目》而走遍大江南北,详细调查药材的产地,若武陵山区明代仍有犀牛生存,《本草纲目》不可能不记录,这说明明代本区的确无犀角产地。因此,明清时期西阳州似当没有犀牛。再如光绪《黔江县志》载,犀角,"古有今无者"①,说明清代黔江早已不产犀。民国《永顺县志》记述:犀角,"溪州产,元和郡县志。今无"②。显然,该志是引用唐代《元和郡县图志》的内容说明唐代该县有犀角产地,是对唐代该县产犀的追述。另,民国《慈利县志》载:"江宁严观元和补志言,慈利贡赋有犀。"③此则材料显然也是追述慈利县仅在唐代元和年间(806—820)有犀角产地。当代研究历史动物地理学的何业恒先生认为,从南宋到 19 世纪 30 年代,四川盆地、贵州高原北部和长江中游地区的野犀均已灭绝。④ 何业恒所指的这一范围显然包括了今武陵山区,也就是说,南宋以后武陵山区的野生犀牛已经灭绝。又据文焕然所绘"中国野生犀牛历史变迁图"显示,元明时期,中国犀的产地主要分布在北回归线以北今云南与缅甸接壤地区,清代则分布在北回归线以南今云南与老挝交界地区。⑤ 上述区域显然也不在武陵山区。另据刘洪杰研究,"元明时期犀类的分布大致在滇南及桂南,与中南半岛国家接壤的狭小地带内,东界应不超过云雾山和云开大山"⑥。云雾山和云开大山分别在广西、广东境内,均不在武陵山区。上述学者的研究成果均说明自元明以后,武陵山区犀牛已经绝产,即元明清时期未有犀牛产地的分布。很明显,唐至清代武陵山区犀牛产区分布变迁呈现出明显的从有到无的特点,其主要原因当与人们从宋朝起大肆捕杀犀牛的行动密切相关,同治《增修酉阳直隶州总志》引《宋史》载"雍熙四年,有犀自黔南入涪州,民

---

① 光绪《黔江县志》卷 3《食货志》,光绪二十年(1894)刊本。
② 民国《永顺县志》卷 12《食货志》,1930 年铅印本。
③ 民国《慈利县志》卷 6《实业》,1923 年铅印本。
④ 何业恒:《中国珍稀兽类的历史变迁》,湖南科学技术出版社 1993 年版,第 147 页。
⑤ 文焕然:《中国野生犀牛的古今分布变迁》,重庆出版社 2006 年版,第 227 页。
⑥ 刘洪杰:《中国古代独角动物的类型及其地理分布的历史变迁》,《中国历史地理论丛》1991 年第 4 期,第 139 页。

捕杀之"①便是明证。

(三)羚羊角

羚羊角是指生长于羚羊头部的角,是名贵中药材。古代所用羚羊角主要是额喉羚、黄羊(又称黄羚)、小羚羊和斑羚的角②以及山驴角③,与现在所用羚羊角并不完全相同。南北朝《本草经集注》载羚羊角"出建平、宜都诸蛮山中及西域"④。建平和宜都即三国时期吴国的建平郡和宜都郡,范围约相当于今鄂区,"诸蛮"是指少数民族,因此"建平、宜都诸蛮山中"是指今鄂西南少数民族居住的山区,主要地域即武陵山区。由此可见,唐宋之前武陵山区羚羊角的产地主要分布在鄂区。这一区域约相当于唐宋时期的归州、峡州和施州。然而反映唐宋时期的历史文献很少有关于该地区羚羊角的记载,但这并不意味着唐宋时期归州、峡州和施州一带羚羊的灭绝和产地的消失。首先,唐宋时期武陵山区的自然生态环境并未遭到破坏,尤其施州,唐代该州"千里好山青入楚""五峰如指翠相连"⑤,即使到明代,这一区域仍然是"丹崖碧嶂,林木葱茜,猿声最多""峰峦秀丽,林木苍翠"⑥。本书第一章对此已有详论,兹不赘述。同时,这一地区在唐宋乃至土司统治时期多为地广人稀之地⑦,人类活动对羚羊生存环境的影响非常有限,而羚羊生活的自然环境是"好在山崖间"⑧,对生存条件的要求并不高,因此,唐宋时期归州、峡州和施州一带仍具备适应羚羊生存的自然环境条件。其次,从宋人记载"戎人多捕得来货"⑨看,宋代捕捉羚羊相当容易,

---

① 同治《增修酉阳直隶州总志》卷 19《物产志》,同治三年(1864)刻本。

② 臧载阳:《羚羊角本草考证》,《南京中医学院学报》1990 年第 1 期,第 59 页。

③ 明·李时珍:《本草纲目》卷 51《兽部二·羚羊角》,人民卫生出版社 1982 年版,第 2845 页。

④ 南北朝·陶弘景著,尚志钧等辑校:《本草经集注》卷 6《虫兽三品·羚羊角》,人民卫生出版社 1994 年版,第 410 页。

⑤ 邓治凡、田发刚校注:《施州考古录校注》,新华出版社 2004 年版,第 82 页。

⑥ 《大明一统志》卷 66《施州卫军民指挥使司·山川》,嘉靖三十八年(1559)刻本。

⑦ 《土家族简史》编写组:《土家族简史》(初稿),内部资料,1983 年印刷,第 15 页。

⑧ 宋·苏颂撰,尚志钧辑校:《本草图经》卷 13《禽兽部·羚羊角》,安徽科学技术出版社 1994 年版,第 442 页。

⑨ 宋·苏颂撰,尚志钧辑校:《本草图经》卷 13《禽兽部·羚羊角》,安徽科学技术出版社 1994 年版,第 442 页。

市场上羚羊角的交易相当普遍,这表明当时羚羊较为常见,并不稀有。另外,"北人多食,南人食之,免为蛇虫所侵"①,北人、南人均以羚羊肉为食,说明其分布较广。既然如此,人们不可能对归州、峡州和施州一带的羚羊过度捕杀。最后,唐宋以后的文献如明代的方志载归州和施州卫有羚羊。② 既然南北朝时期和明代归州和施州卫均有羚羊产地,则唐宋时期这一区域的产地当不可能会突然消失。综上所述,唐宋时期该区域应该仍有羚羊产地。唐宋时期文献之所以较少有关于本区羚羊角的记载,主要是由于该时期羚羊角来源广泛,全国性的羚羊角产地又多集中在今甘肃、陕西和川西北地区③,医药学家及文人学者对此区域羚羊角的关注不够,故而文献鲜有记述。因此,唐宋时期武陵山区羚羊角产地当主要分布在归州、峡州和施州,即鄂西南地区。

明代记载武陵山区羚羊角产地的资料相对较多。《本草乘雅半偈》云,羚羊角"出石城及华阴山谷,今出建平、宜都诸蛮山中及西域"④,嘉靖《归州志》记归州(治今湖北秭归县)药物有羚羊角⑤,《大明一统志》载施州卫(治今湖北恩施市)土产羚羊⑥。查阅清代资料可知,建始县(今湖北建始县)产山驴⑦,恩施县(今湖北恩施市)有羚羊角⑧。《本草乘雅半偈》所载羚羊角产地基本沿袭了南北朝时期《本草经集注》的记载,且未记载新的产地,显然是肯定了明代羚羊角产地与南北朝时期大约相同,其中所述建平和宜都属鄂区,在明代约相当于施州卫及荆州府之归州。由此可见,明代本草著作和方志资料所载武陵山区羚羊角产地主要分布在荆州府和施州卫,仍在鄂区。清代建始县和恩施县属施南府(治今湖北恩施市),因此,清

---

① 宋·罗愿撰,石云孙点校:《尔雅翼》卷20《释兽三》,黄山书社1991年版,第212页。
② 见嘉靖《归州志》卷1《地理志·物产》,嘉靖刻本;《大明一统志》卷66《施州卫军民指挥使司》,嘉靖三十八年(1559)刻本。
③ 臧载阳:《羚羊角本草考证》,《南京中医学院学报》1990年第1期,第58页。
④ 明·卢之颐撰,冷方南等点校:《本草乘雅半偈》第4帙《羚羊角》,人民卫生出版社1986年版,第221页。
⑤ 嘉靖《归州志》卷1《地理志·物产》,嘉靖刻本。
⑥ 《大明一统志》卷66《施州卫军民指挥使司》,嘉靖三十八年(1559)刻本。
⑦ 道光《建始县志》卷3《户口志·物产》,道光二十一年(1841)刻本。
⑧ 同治《恩施县志》卷6《物产志》,同治七年(1868)刻本。

代武陵山区羚羊角产地主要在施南府,即鄂区。元明清时期,羚羊角产地虽未出鄂区范围,但具体产地却既有变化又有减少,即从明代的1州1卫(荆州府、施州卫)减少到清代的1府(施南府),也就是说,从今天湖北秭归县、巴东县一带转移到建始县和恩施市一带,且范围明显缩小。

二、产地分布格局及其变迁特点

唐至清代武陵山区动物药材分布于鄂、渝、湘、黔4区,尤以鄂区为多,形成了鄂区最为集中、其他区域比较零散的分布格局。鄂区唐宋时期即是武陵山区犀和羚羊的主要分布区,元明清时期又成为麝产地扩展的重要区域;渝区、湘区和黔区在唐宋时期虽是麝和犀的分布区域,但唐至清代这3区均未见羚羊的踪迹。3种动物药材在鄂区以外的区域或零星分布或没有分布,表明其分布具有明显的不平衡性。

武陵山区动物药材分布格局之所以如此,主要与动物的生活习性和自然环境有密切关系。如麝一般生活在针叶林、针阔叶混交林、阔叶及灌丛、草坪地带[1];犀常常生活在热带、亚热带的湿地平野或山岳地带,尤其喜欢生活在沼泽和泥塘等处[2];羚羊则多生活在山地森林中[3]。武陵山区唐至清代森林植被一直保持较为完好,为动物的生存提供了必需的自然条件,尤其是鄂西南地区,多山原、深谷、湿地、池沼、灌木、丛林,更是动物理想的生存环境,鹤峰州(今湖北鹤峰县)"兽蹄鸟迹,交错于道。山则有熊、豕、鹿、麂、豺狼、虎、豹诸兽,成群作队"[4]、长乐县(今湖北五峰县)"设县之初,山深林密,獐、麂、兔、鹿之类甚多"[5]即是明证。武陵山区生态总体保持较好,但也有小范围生态遭到破坏的情况,如明代渝区因大规模矿业开采和

---

① 张保良等:《麝的驯养》,农业出版社1979年版,第2页。

② 文榕生:《南徼牛——古人认识的犀牛》,《化石》2009年第2期,第27页。

③ 中国人民政治协商会议湖南省石门县委员会编:《神奇石门》(山水、物产卷),大众文艺出版社2007年版,第352页。

④ 湖北鹤峰县《甄氏族谱·山羊隘沿革纪略》,转引自祝光强、向国平编:《容美土司概观》,湖北人民出版社2006年版,第109页。

⑤ 同治《长乐县志》卷12《风俗志》,同治九年(1870)补刻本。

煮盐,导致乌江"两岸林木,芟薙童然"①。清代渝区酉阳县,"酉地皆山,先年故多野兽,承平日久,深林穷谷,垦辟略尽,异物无所藏身,已非伊朝夕矣"②。可见明清时期渝区乌江两岸的森林植被受到了一定程度的破坏,这无疑会影响麝、羚羊等动物的生存,造成动物药材产地的变迁。

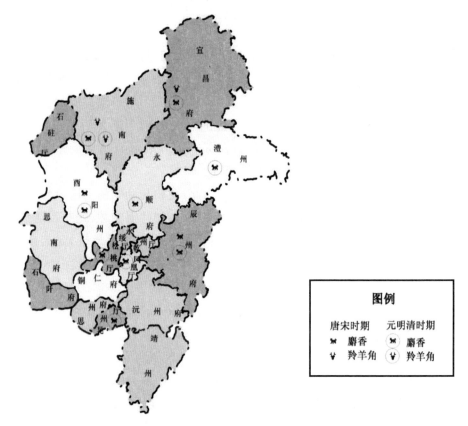

图 2-3 唐至清代武陵山区麝香、羚羊角产地分布变迁示意图

本图以谭其骧主编《中国历史地图集·清时期》(中国地图出版社 1996 年版)第35、37、38、40、51 页湖南、湖北、四川、贵州政区为底图,结合本节内容,利用 MapInfo 等制图工具绘制而成。

---

① 明·曹学佺:《蜀中广记》卷 66《方物记第八·盐谱》(第 25 册),上海商务印书馆1935 年版,第 14 页。

② 同治《增修酉阳直隶州总志》卷之末《杂事志·异物》,同治三年(1864)刻本。

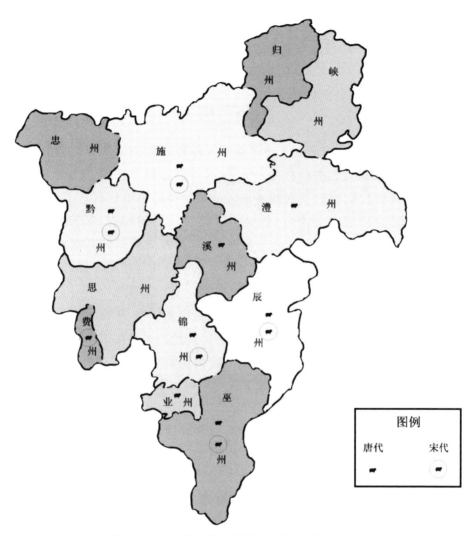

图 2-4　唐至宋代武陵山区犀角产地分布变迁示意图

　　本图以谭其骧主编《中国历史地图集·隋唐五代十国时期》(中国地图出版社 1996 年版)第 52、53、57、59、60 页"黔中道""山南东道""江南西道"为底图,结合本节内容,利用 MapInfo 等制图工具绘制而成。

　　唐至清代武陵山区动物药材产地分布变迁最突出的特点是产地多有萎缩。在 3 种药材中,除麝香的产地扩大外,犀角的产地在元明清时期即已消失,羚羊角在唐宋和明代分布于施州、归州和峡州(明代为荆州府和施州卫),清代则仅分布于施南府恩施县和建始县,产地显然也在缩小。3 种药材其中 2 种药材的产地或减少或消失,充分说明动物药材的产地多有萎缩。

本 章 小 结

唐至清代武陵山区药材产地遍布本区各个地域,具有既分散又集中的特点,首先鄂西南地区的药材分布最多,具有高度集中性,尤其植物、动物药材集中分布于本区域;其次湘西地区是矿物药材集中分布之区;再次是黔东北地区,虽有药材分布,但数量相对较少,渝东南地区的药材分布最少,故产地分布呈现出自鄂西南向黔东北、自湘西向渝东南递减的地理分布格局,这在本草著作、正史、类书、方志等典籍中均有相关记载,且基本具备现代武陵山区药材资源分布的特点(见第一章相关部分)。

唐至清代武陵山区药材产地分布变迁呈现的植物、矿物药材产地多有扩展、动物药材产地减少的特点最为突出。除产地无变化的 18 种药材,其余约 91% 的植物药材产地都有扩展,其中最多者石蒜、猪苓和山豆根从 1 州扩展到武陵山区的所有地区,最少者雄黄从 1 州增加到 2 州;就地域看,绝大多数从一个区域扩展到 2 个区域。矿物药材中,80% 的药材产地有扩展。动物药材中,仅麝香的产地有扩展,而犀角产地在明代即已消失,羚羊角产地也由明代的 1 府 1 卫到清代的仅仅建始和恩施 2 县,显然动物药材的产地在减少。

产地中心多有变化是当时本区药材产地分布变迁的又一重要特点。除去 18 种产地没有变迁的植物药材,约有 74% 的药材产地中心均发生了变化,有的甚至发生多次变化。

以上所述,展示了唐至清代武陵山区药材产地分布变迁的绚丽画卷。

第三章　武陵山区药材产地变迁趋势

　　产地和自然资源的关系十分密切。产地是自然资源的必然载体,产地也只有有一定数量的自然资源分布才有意义,自然资源的变化必然引起产地的变化,因此,自然资源数量的变化一定意义上能够反映产地的分布变化。[①] 药材产地和药材资源的关系也不例外。如前所述,潜在或现实的资源被开发即使资源所在地成为产地,但随着资源开发的枯竭或是其他原因,产地会被废弃,成为历史符号。药材产地变化的主要表现形式是药材资源所分布的政区或区域的变化,故本章将从药材资源的数量[②]和药材分布的政区数量[③]变化切入,分唐、宋、明、清4个阶段[④]探讨武陵山区药材产

---

　　① 蔡运龙:《自然资源学原理》,科学出版社2007年版,第41～44页。

　　② 本章武陵山区唐、宋、明、清时期植物、矿物和动物3类药材资源数量分别据《新修本草》《证类本草》《本草品汇精要》《本草蒙筌》《本草乘雅半偈》《医学六要》《本草纲目》《本草纲目拾遗》《植物名实图考》《唐六典》《元和郡县图志》《通典》《新唐书·地理志》《太平寰宇记》《元丰九域志》《文献通考》《宋史·地理志》等文献统计,并以明清两代通志和方志资料为补充。在上述统计的基础上,分类统计唐、宋、明、清时期鄂、渝、湘、黔4区3类药材资源数量。具体数据来源有二:一是本草著作和土贡、土产资料明确记载产地在4区的3类药材资源数量即道地药材数量,二是本草著作记载"处处皆有"或经过考证产地在4区的3类药材资源数量。二者相加(重复的算作1种)即为4区3类药材资源总数。

　　③ 由于资料的原因,本章将以二级政区即府、州、厅数量的变化为对象,讨论唐至清代武陵山区道地药材的产地变迁趋势。药材分布的政区数量(府、州、厅)据第二章统计(重复政区只记作1个)。

　　④ 由于元代流传下来的有关药材资源的文献极其有限,无法统计该时代的药材资源数量,故本章仅统计唐、宋、明、清等4个历史阶段的药材资源数量。为更好地说明问题,本章将唐、宋、明、清4个阶段与唐宋和元明清2个时期的药材资源数量进行比较,探讨唐至清代武陵山区药材产地变迁趋势。

地分布变迁的趋势,以深化对当时本区药材产地分布变迁状况的认识。

第一节 药材资源数量与产地变迁趋势

一、从药材资源总量看产地变迁趋势

从唐至宋到明再到清代,武陵山区药材资源总量分别为 231、295、350、393 种,资源数量不断增多,增加的数量分别为 64、55、43 种,增长幅度分别约为 28%、19%和 12%。唐宋和元明清 2 个时期武陵山区药材资源总量分别有 295、393 种[1],增加 98 种,增幅约 33%。无论唐、宋、明、清 4 个阶段还是唐宋和元明清 2 个历史时期,武陵山区药材资源总量均在不断增加。

就本区 3 类药材资源的总量而言,植物药材资源在唐、宋、明、清各代分别为 205、257、312、347 种,宋代比唐代增加了 52 种,增幅约 25%;明代较宋代多 55 种,增幅约 21%;清代比明代增加 35 种,增幅约 10%。矿物药材在唐代有 8 种,宋代有 10 种,明代有 11 种,清代有 13 种,增加的数量分别为 2、1、2 种,增幅分别约为 25%、10%和 18%。动物药材资源的变化相对特殊,唐代有 18 种,宋代为 28 种,明代有 27 种,清代为 29 种,相较而言,明代比宋代少 1 种,降幅约 4%;宋代较唐代多 10 种,增幅约 56%;清代较明代增加 2 种,增幅约 7%。唐宋时期武陵山区有植物药材 257 种,动物药材 28 种,矿物药材 10 种;元明清时期本区有植物药材 351 种,动物药材 29 种,矿物药材 13 种,3 类药材资源的增幅分别约为 37%、4%、20%。不管是 4 个阶段还是 2 个时期,3 类药材资源总量均有所增加。

现据上述相关数据制成"唐至清代武陵山区全部药材资源及植物、矿物、动物药材资源总量变化趋势图"和"唐至清代武陵山区全部药材资源及植物、矿物、动物药材资源总量变化幅度图",见图 3-1、图 3-2。

据图 3-1 和图 3-2 可知,无论唐、宋、明、清 4 个阶段还是唐宋和元明清

---

① 详见本书第一章。

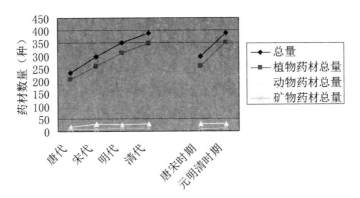

图 3-1　唐至清代武陵山区全部药材资源及植物、矿物、动物药材资源总量变化趋势图

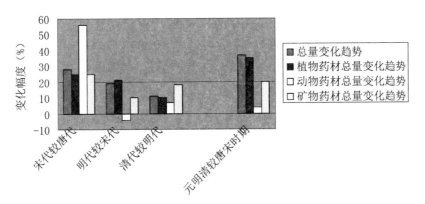

图 3-2　唐至清代武陵山区全部药材资源及植物、矿物、动物药材资源总量变化幅度图

2 个时期,武陵山区药材资源总量基本上均呈直线上升趋势;植物和矿物药材资源总量也基本呈直线上升态势,而动物药材资源总量从宋代到明代略有下降,但总体仍呈上升趋势。比较 3 类药材的数量变化,最突出的特征是数量悬殊较大,其中植物类增加数量最多,动物次之,矿物最少。这主要是由自然界中植物类药材资源最丰富、动物药材资源次之和矿物药材最少决定的。[①]　就变化幅度而言,4 个阶段的药材资源总量上升幅度随时代的推移而逐渐降低,大致是直线下降趋势。植物、矿物、动物药材资源总量

---

①　王文全、沈连生:《中药资源学》,学苑出版社 2004 年版,第 2 页。

的变化幅度不同时代差异较大,如植物药材资源的变化幅度基本呈平稳下降态势,矿物和动物药材的变化幅度均表现为先降后升,但降幅和增幅却有很大的差异,动物药材的降幅最大而增幅最小。比较3类药材资源与全部药材资源总量的变化幅度,不难看出,本区植物药材资源总量的变化幅度与全部药材资源总量的变化幅度差别不大,基本一致(见图3-2)。动物和矿物药材资源总量的变化幅度与全部药材资源总量的变化幅度则颇有差别,如动物药材资源总量从唐到宋代增幅为56%,远高于该时期全部药材资源总量的增幅(28%),但自宋代至明代则下降了4%,远低于该时期全部药材资源总量的增幅(19%)。矿物药材也有类似的变化情况,这反映了不同类型药材资源总量变化的复杂性。唐宋和元明清2个时期与唐、宋、明、清4个阶段的3类药材资源总量相比,除动物药材在宋至明代这一阶段略有差异外,总体变化趋势基本一致,说明唐、宋、明、清4个阶段与唐宋和元明清2个时期3类药材资源总量的变化趋势基本吻合。

　　唐宋元明清时期武陵山区全部药材资源总量的变化趋势和3类药材资源总量的变化趋势以及其增减幅度的变化趋势,一定意义上反映了该时期本区药材产地总体变迁趋势和3类药材产地的变迁趋势,即唐至清代,武陵山区药材产地总体呈扩大趋势,然随着时代的发展,产地增加的幅度逐渐减缓;植物和矿物药材的产地同样是扩展的态势,动物药材的产地则先略有减少后仍呈扩大态势;在3类药材的产地变化中,植物药材较为平稳,而动物和矿物药材相对较大,即宋代较唐代产地扩展较快,明代较宋代产地扩展减缓,甚至部分产地消失,明至清代较宋至明代的产地虽有所扩大,但始终比不上唐到宋代的扩展幅度。唐、宋、明、清4个阶段与唐宋和元明清2个时期植物、动物和矿物药材资源总量的变化趋势基本吻合,从另一个角度说明618—1840年间本区3类药材资源的产地分别均呈扩大趋势。

二、从不同区域药材资源数量看产地变迁趋势

(一)区域药材资源总量的变化趋势

　　鄂区　唐、宋、明、清4代药材资源分别有225、285、343、387种。宋代较唐代多60种,增长幅度约27%;明代比宋代多58种,增幅约20%;清代

较明代多 44 种,增幅约 13%。唐宋时期有 289 种,元明清时期有 391 种,元明清较唐宋时期增加 102 种,增幅约 35%。

渝区　唐、宋、明、清 4 代药材资源分别有 208、269、313、366 种。宋代较唐代多 61 种,增幅约 29%;明代比宋代多 44 种,增幅约 16%;清代较明代多 53 种,增幅约 17%。唐宋时期有 267 种,元明清时期有 369 种,元明清较唐宋时期增加 102 种,增幅约 38%。

湘区　唐、宋、明、清 4 代药材资源分别有 216、266、319、369 种。宋代较唐代多 50 种,增长幅度约 23%;明代比宋代多 53 种,增幅约 20%;清代较明代多 50 种,增幅约 16%。唐宋时期有 267 种,元明清时期有 375 种,元明清较唐宋时期增加 108 种,增幅约 40%。

黔区　唐、宋、明、清 4 代药材资源分别有 207、261、316、368 种。宋代较唐代多 54 种,增幅约 26%;明代比宋代多 58 种,增幅约 21%;清代较明代多 52 种,增幅约 16%。唐宋时期有 262 种,元明清时期有 371 种,元明清较唐宋时期增加 109 种,增幅约 42%。

现据上述数据制作"唐至清代武陵山区鄂、渝、湘、黔 4 区药材资源总量变化趋势图""唐至清代武陵山区不同区域药材资源总量变化幅度图""唐至清代武陵山区不同时代药材资源总量变化幅度图",见图 3-3、图 3-4、图 3-5。

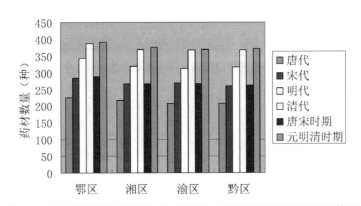

图 3-3　唐至清代武陵山区鄂、渝、湘、黔 4 区药材资源总量变化趋势图

唐至清代,鄂、渝、湘、黔 4 区药材资源总量均呈上升趋势(见图 3-3),然上升幅度有一定的差异。就同一时代不同区域的增幅而言,唐至宋代增

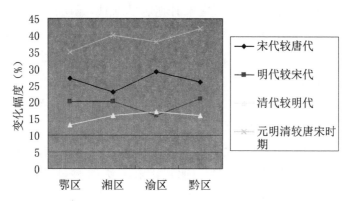

图 3-4　唐至清代武陵山区不同区域药材资源总量变化幅度图

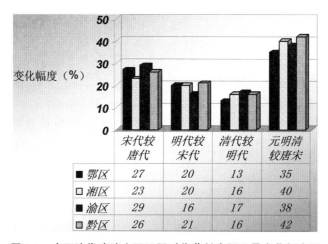

图 3-5　唐至清代武陵山区不同时代药材资源总量变化幅度图

幅最大的是渝区,依次分别为鄂区、黔区和湘区;明代较宋代增幅最大的黔区,其次是鄂区和湘区,最后是渝区;清代较明代增幅最大的是渝区,其次是湘区和黔区,鄂区最小(见图 3-4)。就同一区域不同时代药材资源变化幅度而言,鄂、湘、黔 3 区的增幅均随时代的推移而逐渐呈直线下降趋势,唯有渝区在明代到清代增幅略有回升,但幅度不大,仅增加了 1 个百分点(见图 3-5)。就不同时代药材资源总量而言,鄂区唐、宋、明、清 4 个时期始终居 4 区之首,黔区则始终居 4 区之末。这种变化趋势和增幅的差异体现了本区不同区域不同历史时期药材产地分布变迁的趋势和差异,即唐至清代鄂、湘、渝、黔 4 区的药材产地皆呈增加趋势,但同一时代产地增加的幅度不同,唐至宋代药材产地增幅最大的是渝区,鄂区和黔区居其次,湘区最小;宋至明代,药材产地增幅最大的是黔区,依次是鄂区和湘区,渝区最小;明至清代,药材产地增幅最大的是渝区,其次是湘区和黔区,最后是鄂区;元明清较唐宋时期,4 区药材产地扩展最大的是黔区,依次是湘区、渝区和鄂区。在同一区域不同时代的药材产地变化中,鄂区、湘区和黔区的药材产地都随时代的发展而呈直线下降趋势,渝区则自明至清代产地扩展的幅度稍有上升,但幅度不大。4 区中鄂区唐、宋、明、清 4 代及唐宋和元明清 2 个时期的药材资源始终最多,说明该区药材产地分布的数量最多。

(二)区域不同类型药材资源总量的变化趋势

1.植物药材资源总量变化趋势

(1)鄂区。唐、宋、明、清 4 代分别有 204、252、311、347 种。宋代较唐代多 48 种,增长幅度约 24%;明代比宋代多 59 种,增幅约 23%;清代较明代增加 36 种,增幅约为 12%。唐宋时期有 254 种,元明清时期有 351 种,元明清较唐宋时期增加 97 种,增幅约 38%。

(2)渝区。唐、宋、明、清 4 代分别有 188、235、286、329 种。宋代较唐代多 47 种,增长幅度约 25%;明代比宋代多 51 种,增幅约 22%;清代较明代多 43 种,增幅约 15%。唐宋时期有 234 种,元明清时期有 332 种,元明清较唐宋时期增加 98 种,增幅约 42%。

(3)湘区。唐、宋、明、清 4 代分别有 192、231、287、330 种。宋代较唐代多 39 种,增长幅度约 20%;明代比宋代多 56 种,增幅约 24%;清代较明代增加 43 种,增幅约为 15%。唐宋时期有 231 种,元明清时期有 336 种,元明清较唐宋时期增加 105 种,增幅约 45%。

(4)黔区。唐、宋、明、清 4 代分别有 188、230、287、329 种。宋代较唐代多 42 种,增长幅度约 22%;明代比宋代多 57 种,增幅约 25%;清代较明代多 42 种,增幅约 15%。唐宋时期有 230 种,元明清时期有 333 种,元明清较唐宋时期增加 106 种,增幅约 45%。

2.矿物药材资源总量变化趋势

(1)鄂区。唐、宋、明、清 4 代分别有 3、7、7、11 种。宋代较唐代多 4 种,增长幅度约为 133%;宋、明两代数量相同;清代较明代增加 4 种,增幅约为 57%。唐宋时期有 8 种,元明清时期有 11 种,元明清较唐宋时期增加 3 种,增幅约 38%。

(2)渝区。唐、宋、明、清 4 代分别有 3、7、5、8 种。宋代较唐代增加 4 种,增幅约 133%;明代比宋代少 2 种,降幅约 29%;清代较明代多 3 种,增幅约 60%。唐宋时期有 6 种,元明清时期有 9 种,元明清较唐宋时期增加 3 种,增幅约 50%。

(3)湘区。唐、宋、明、清 4 代分别有 6、8、9、11 种。宋代较唐代增加 2 种,增长幅度约为 33%;明代比宋代多 1 种,增幅约 13%;清代较明代增加 2 种,增幅约为 22%。唐宋时期有 9 种,元明清时期有 11 种,元明清较唐宋时期增加 2 种,增幅约 22%。

(4)黔区。唐、宋、明、清 4 代分别有 3、7、7、11 种。宋代较唐代多 4 种,增长幅度约为 133%;宋、明两代数量相同;清代较明代增加 4 种,增幅约为 57%。唐宋时期有 6 种,元明清时期有 11 种,元明清较唐宋时期增加 5 种,增幅约 83%。

3.动物药材资源总量变化趋势

(1)鄂区。唐、宋、明、清 4 代分别有 18、27、25、29 种。宋代较唐代增加 8 种,增幅约 44%;明代比宋代少 2 种,降幅约 7%;清代较明代多 4 种,增幅为 16%。唐宋时期有 27 种,元明清时期有 29 种,元明清较唐宋时期增加 2 种,增幅约 7%。

(2)渝区。唐、宋、明、清 4 代分别有 17、27、22、28 种。宋代较唐代多 10 种,增长幅度约 59%;明代比宋代少 5 种,降幅约 19%;清代较明代增加 6 种,增幅约为 27%。唐宋时期有 27 种,元明清时期有 28 种,元明清较唐宋时期增加 1 种,增幅约 4%。

(3)湘区。唐、宋、明、清 4 代分别有 18、27、23、28 种。宋代较唐代增加 9 种,增幅约 50%;明代比宋代少 4 种,降幅约 15%;清代较明代多 5 种,增幅约 22%。唐宋时期有 27 种,元明清时期有 28 种,元明清较唐宋时期增加 1 种,增幅约 4%。

(4)黔区。唐、宋、明、清 4 代分别有 16、26、22、28 种。宋代较唐代多 10 种,增长幅度约 63%;明代比宋代少 4 种,降幅约 15%;清代较明代增加 6 种,增幅约为 27%。唐宋时期有 26 种,元明清时期有 28 种,元明清较唐宋时期增加 2 种,增幅约 8%。

据上述数据可知,唐、宋、明、清 4 代鄂、湘、渝、黔 4 区植物、动物和矿物药材资源总量多有变化。具体而言,4 区植物药材资源总量均随时代的发展而不断增多,呈上升趋势;动物和矿物药材资源总量变化较为复杂,如 4 区动物药材资源总量自唐至宋代均有增加,从宋至明代却都有不同数量的下降,而明到清代又增多,基本呈"V"形变化;矿物药材自唐至宋代总量皆增加,宋到明代的总量变化较大,渝区下降,湘区上升,鄂区和黔区保持不变,明到清代则都有增加(见图 3-6)。从同一时代不同区域药材资源总量的变化幅度看,4 区植物类药材的变化幅度最小,矿物和动物类药材的

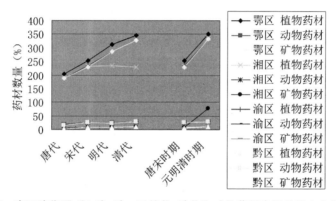

图 3-6　唐至清代鄂、湘、渝、黔 4 区植物、动物和矿物药材资源总量变化趋势图

变化幅度较大,如唐至宋代,鄂区动物药材增幅为 44%,黔区则为 63%,二者相差 19 个百分点;又如唐至宋代鄂、渝、黔 3 区的矿物药材增幅为 133%,而湘区的增幅仅有 33%;再如宋至明代鄂区和黔区的矿物药材增幅为零,湘区的增幅为 13%,而渝区则下降了 29%。与武陵山区 3 类药材资源的变化状况相比,4 区植物和动物药材的变化与武陵山区植物、动物药材资源的变化趋势基本吻合,然矿物药材的变化略有不同,即武陵山区矿物药材资源总量呈直线上升趋势,而 4 区中除了湘区大致为直线上升外,其余 3 区或呈"V"形上升或有"上升—平行—上升"之状况。唐宋到元明清时期,鄂、湘、渝、黔 4 区的植物、动物和矿物药材资源总量均不断增加,呈上升趋势,然增幅不同,植物和动物药材增幅较为平稳,如黔区的植物药材增幅最大(45%),鄂区增幅最小,二者相差仅 7 个百分点;黔区动物

药材增幅最大(8％),湘区和渝区增幅最小(4％),二者相差 4 个百分点;矿物药材的变化幅度较大,黔区增幅为 83％,湘区增幅为 22％,二者相差 61 个百分点(见图 3-7)。增幅变化的不同反映了唐宋到元明清时期鄂、湘、渝、黔 4 区 3 类药材资源开发状况的不同。

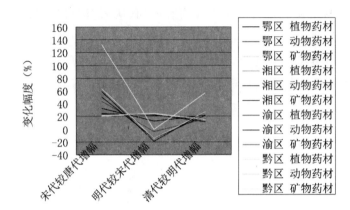

图 3-7　唐至清代鄂、湘、渝、黔 4 区不同时代药材资源总量变化趋势图

上述事实一定程度反映了唐至清代鄂、湘、渝、黔 4 区植物、动物和矿物药材产地分布的变化情况。首先,植物药材产地随时代的发展而不断增多,呈扩展趋势,其中唐至宋代渝区即武陵山区西部扩展最大,湘区即武陵山区东部产地扩展最小,宋至明代黔区扩展最大,渝区扩展最小,明到清代,湘、黔、渝 3 区扩展幅度相同,鄂区扩展最小,但 4 区植物药材产地扩展的幅度从唐至清代逐渐减小。其次,4 区动物药材产地自唐至宋代有所扩大,其中扩展最大的是黔区,最小的是鄂区;但宋至明代产地有一定程度的缩小,其中缩小最大的是渝区;而明到清代又有所增加,增加最大的渝区和黔区,最小的是鄂区。最后,4 区矿物药材产地从唐至宋代均有所扩大,其中扩展最大的是鄂、渝、黔 3 区;宋到明代渝区矿物药材产地有所减少,湘区增加,鄂区和黔区基本没有变化;而明至清代则都有所扩展,扩展最大的是渝区,即武陵山区西部,最小的是湘区,即武陵山区东部。

就同一时代不同区域药材产地的变化而言,4 区植物药材的产地变化差别不大,较为平稳,矿物和动物药材的产地变化较大,尤其是唐至宋代鄂、渝、黔 3 区的矿物药材产地扩展较湘区大得多。与武陵山区 3 种类型药材产地分布变迁的总体状况相比,鄂、湘、渝、黔 4 区植物和动物药材的产地变化与武陵山区植物、动物药材产地变化趋势基本吻合,但 4 区矿物药材产地变化趋势与武陵山区矿物药材产地总体呈直线上升的趋势稍有偏差,即除了湘区大致为直线上升趋势外,其余 3 区或呈"V"形或呈",~/"形变化。就唐宋到元明清时期 4 区 3 类药材产地的变化来看,植物、动物和矿物药材产地均不断增加,但增加的幅度不同,如黔区植物、动物和矿物药材产地扩展最大,而鄂区和湘区分别是植物和矿物药材扩展最小的区域。黔区植物、动物和矿物产地扩展最大,说明该区在唐宋时期产地基数小,数量少;而鄂区和湘区扩展幅度最小,说明 2 区在唐宋时期产地基数大,数量多。黔区虽然产地扩展幅度最大,但产地数量总体仍不及鄂区和湘区。

第二节　道地药材分布的政区数量与产地变迁趋势

由于资料原因,本节仅探讨道地药材分布的政区数量的变化趋势。唐宋元明清时期,崖棕、半天回等 18 种道地药材产地一直分布在施州(清代为施南府,治今湖北恩施市),政区未变,因此本节不探讨这 18 种药材产地分布的政区变化趋势。本节探讨的道地药材有黄连、厚朴、杜仲、白药、贝母、预知子、黄药子、石蒜、猪苓、山豆根、降真香、丹砂、雄黄、硫黄、朴消、石钟乳、麝香、犀角和羚羊角等 19 种。

一、道地药材分布的政区总量变迁趋势

唐宋时期武陵山区有道地药材分布的政区计 16 州,即澧、溪、辰、施、黔、忠、归、峡、沅、靖、思、锦、业、叙(巫)、奖、费等州,其中宋代沅州即唐代锦州、业州和叙州的一部分,靖州即唐代叙州的一部分,故而唐宋时期本区有道地药材分布的政区总数为 14 州。元明清时期,石蒜、猪苓和山豆根等药材成为处处皆有的药材,分布于武陵山区的每一个政区,若以清代政区数量计,本区有 18 个政区,也就是说元明清时期武陵山区药材分布于 18 个政区。显然,从唐宋到元明清时期本区有道地药材分布的政区数量在增加。

就武陵山区唐、宋、明、清 4 代道地药材分布的政区数量而言,唐代有 10 州,即澧、溪、辰、施、黔、归、峡、锦、叙(巫)、奖等州。宋代计 16 州,如前所述,该时期实际有 14 州。明清时期,石蒜、猪苓和山豆根等药材成为处处皆有的药材,分布于武陵山区的每一个政区,明、清两代本区各有 18 个政区,也就是说,明清时期武陵山区道地药材分布于 18 个政区。显然,从唐到宋再到明清,本区道地药材分布的政区数量在不断扩大。

从不同类型道地药材分布的政区数量看,唐、宋两代本区植物药材分布的政区分别有 5、11 州,增幅约 120%;明清时期增加为 18 府、州、厅,较宋代增幅约 64%。矿物药材在唐、宋两代分布的政区分别有 7、9 州,增幅约 29%;明代有 9 府、州,与宋代持平;清代有 13 州,较明代增加 4 州,增幅约 44%。动物药材唐代分布的政区有 10 州,宋代分布的政区有 8 州,宋代较唐代减少了 2 州,下降幅度为 20%;明代分布的政区有 7 府、州,较宋代减少 1 个,降幅约 13%;清代分布的政区有 8 府、州、厅,比明代多 1 个,略有增长,但仍未超过唐代动物药材分布的政区数量。

综上可知,唐至清代武陵山区道地药材分布的政区数量总体呈上升态势;道地植物和矿物药材所分布的政区数量变化与总体态势相同,即呈上升趋势;道地动物药材所分布的政区数量在清代虽比明代多 1 个政区,但与唐代相比,仍是下降趋势。上述信息表明,唐至清代武陵山区道地药材产地总体为扩大趋势,但 3 类药材产地变化趋势不尽相同,植物和矿物药材产地持续扩大,动物药材的产地则呈下降趋势。

二、单种道地药材分布的政区数量变迁趋势

单种道地药材分布的政区数量变迁趋势也是产地分布变迁趋势的重要表现,故本节将分别对 3 类道地药材中每一种药材分布的政区数量进行梳理,以此探究道地药材产地的变化趋势。现据本书第二章第一节"植物药材产地分布变迁及其特点"内容整理列"唐至清代武陵山区道地植物药材分布政区数量表",见表 3-1:

表 3-1　唐至清代武陵山区道地植物药材分布政区数量表

单位:个

药材名称	朝代				药材名称	朝代			
	唐代	宋代	明代	清代		唐代	宋代	明代	清代
黄连	4	5	7	8	黄药子	1	3	4	4
厚朴	3	3	4	8	降真香	0	4	5	3
杜仲	3	3	2	4	贝母	1	1	1	3
白药	0	1	1	3	预知子	0	1	不详	不详
石蒜①	0	1	18	18	山豆根	0	1	18	18
猪苓	0	1	18	18					

　　表 3-1 所见 11 种药材,除预知子产地在明清时期无法判断,以及降真香分布的政区数量由升再降外,其余 9 种药材自唐至清分布的政区数量总体均呈上升趋势,但上升幅度不同。具体而言,唐至宋代黄药子增幅最大,为 200%;厚朴和杜仲产地分布的政区没有增加,增幅最小。宋到明代石蒜、猪苓和山豆根的增幅最大,高达 1700%。明至清代,贝母和白药的增幅最大,为 200%;其次是厚朴和杜仲,增幅为 100%;黄连、黄药子、石蒜、山豆根和猪苓则没有变化,增幅为零。

　　唐至清代武陵山区矿物药材丹砂、雄黄、硫黄、朴消、石钟乳所分布的政区数量,见表 3-2:

表 3-2　唐至清代武陵山区道地矿物药材分布政区数量表

单位:个

药材名称	朝代				药材名称	朝代			
	唐代	宋代	明代	清代		唐代	宋代	明代	清代
丹砂	5	8	7	8	雄黄	1	1	1	2
硫黄	1	1	1	5	朴消	0	1	1	4
石钟乳	2	1	1	2					

　　由表 3-2 可知,唐至清代武陵山区道地矿物药材分布政区数量变化类型多样,既有"升—降—升"类型,如丹砂和石钟乳,又有"平—平—升"类

---

　　①　石蒜、猪苓和山豆根在唐宋时期产地仅有 1 州,元明清时期扩大到整个武陵山区。清代武陵山区共有二级政区 18 个,故 3 种药材元明清时期二级政区数量为 18 个。

119

型,如雄黄和硫黄,还有"升—平—升"类型,如朴消,但总体呈上升趋势。就上升幅度而言,唐至宋代朴消上升幅度最大,为100%,丹砂次之,为60%,石钟乳下降幅度最大,为50%;宋至明代,除丹砂下降幅度约为13%外,其他矿物药材增幅为零;明至清代,硫黄的增幅最大,其次是朴消,再次是石钟乳和雄黄,丹砂的增幅最小。这说明唐至清代武陵山区矿物药材产地分布总体呈上升趋势,但扩展状况有一定差异,其中,唐至宋代朴消的产地扩展最大,丹砂居其次,石钟乳的产地则有萎缩;宋至明代,大多数道地矿物药材产地保持不变,唯有丹砂产地有所减少;明至清代,硫黄的产地扩展最大,朴消次之,石钟乳和雄黄再次之,丹砂产地的扩展最小。

动物药材麝香在唐代未见产地分布,宋代分布的政区有2个(黔州、辰州),明代有6个(施州卫、永顺宣慰司、归州、澧州、重庆府、辰州府),清代有8个(施南府、永顺府、辰州府、宜昌府、澧州、松桃厅、凤凰厅、晃州厅),说明麝香分布的政区数量在不断增多。羚羊角分布的政区在唐代有3个(施州、峡州、归州),宋代仍为3个(施州、峡州、归州),明代仅有2个(荆州府、施州卫),清代则只有1个(施南府),数量在明显下降(见图3-8)。犀角分布的政区在唐代为8个(澧州、黔州、辰州、锦州、施州、叙州、奖州、溪州),宋代仅有6个(费州、靖州、黔州、辰州、沅州、施州),减少了2个。元明清时期犀牛从本区消失,其分布的政区数为零(见图3-9)。总之,从政区数量变化的总体情况看,唐至清代武陵山区麝香产地呈上升趋势,羚羊角和犀角的产地减少乃至消失,即呈从有到无或从多到少之趋势。

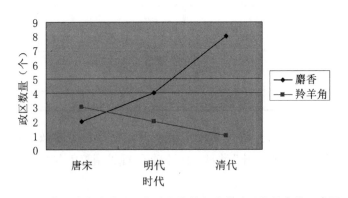

图3-8　唐至清代武陵山区麝香和羚羊角分布政区数量变化示意图

犀角

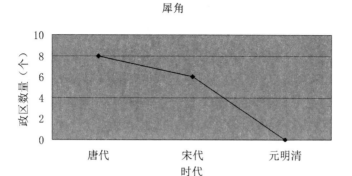

图 3-9　唐至清代武陵山区犀角分布政区数量变化示意图

　　唐宋元明清时期,武陵山区药材资源变化趋势最突出的特点是药材资源及 3 种单类药材资源总量上升,不同区域药材资源数量及其变化幅度在不同历史时期的变化态势各不相同,既有增—增—增型,又有增—减—增型,还有增—平—增型。

　　政区总量的增加为道地药材分布政区数量变迁趋势的最大特点,然不同时代、不同类型道地药材分布的政区总量及其变化幅度又差异明显。

　　唐至清代武陵山区药材资源总量的增幅变化趋势与药材分布的政区总量增幅变化趋势基本一致,并共同构成了当时本区药材产地分布变迁的趋势。

第四章 武陵山区药材产地分布变迁的主要影响因素

唐至清代武陵山区药材产地分布变迁呈现出产地数量持续增加、范围不断扩大、产地分布既分散又集中、产地中心多有变化等特点,以及产地分布呈现出自武陵山区东北向西南、自东部向西部递减的格局。这是自然因素和社会因素共同作用和影响的结果。

第一节 自然因素

药材产地具有一定的资源特征,必然会受到自然因素的影响。就本书而言,自然地理条件与药材资源均是制约药材产地分布变迁最根本的自然因素。

一、自然地理条件对药材产地分布的影响

武陵山区多样的地貌和地质状态,多种类型的气候和土壤,以及不同的气温、水分和光照,为不同类型、不同品种的药材孕育、生长提供了得天独厚的自然地理环境。[①] 如历史时期澧州石门和慈利县(今湖南石门、慈

[①] 唐至清代武陵山区除气候略有变化外,其他自然地理环境并未发生大的变化,而气候的变化仅对武陵山区少数药用动物如犀牛的生存带来影响,对植物和矿物药材的影响相当有限。详见本书第五章。

利县)分布有大量的角砾化作用强烈的硅质岩,这是雄黄成矿的必备条件[①],因此该地区从唐至清代一直是武陵山区主要的雄黄产地。又如唐宋时期黔州(治今重庆彭水县,清代为酉阳州)、辰州(治今湖南沅陵县,清代为辰州府)、业州(治今湖南芷江县西,清代为晃州厅)、锦州(治今湖南麻阳县西)、思州(治今贵州务川县,清代为思南府)分布着众多的灰岩、白云岩与方解石或白云石连生的矿石[②],而朱砂成矿所需岩石主要是灰岩和白云岩[③],故上述地区先后成为武陵山区朱砂的主要产地。又如历史时期鄂西南地区"盛夏可夹""入夏后蒸湿亦甚"[④]"初春余寒凛冽无异隆冬,俗谓倒春寒。夏日淫雨积旬,亦或着棉拥絮"[⑤],这种夏天凉爽、冬天寒冷、湿度大的气候正好适宜喜凉爽潮湿、不怕霜雪、忌高温干燥的贝母生长[⑥],因此,唐至清代今鄂西南的恩施州和宜昌市长阳县是武陵山区贝母的主产地。再如唐宋时期的施州(治今湖北恩施市,清代为施南府),地貌复杂,森林广布,素有"鄂西林海"之称[⑦],为依靠丛林生活的犀牛、麝、羚羊等动物提供了自然基础,故今湖北恩施州成为历史时期武陵山区动物药材的主要分布区。另据本书第一章可知,武陵山区温湿多雨,夏少酷暑,冬少严寒,四季温和,立体气候明显,地貌和岩石类型多样,自然地理特征复杂,适合多种药材在此区域生长,唐宋、元明清 2 个时期即分别有 295、393 种药材分布于本区[⑧],而且有不少道地药材广泛分布,如黄连,清代就遍及施南府(治

---

① 姚超美等:《湖南石门雄黄矿床找矿远景探析》,《化工矿产地质》1998 年第 3 期,第 25 页。

② 《黔江土家族苗族自治县概况》编写组编:《黔江土家族苗族自治县概况》,四川民族出版社 1990 年版,第 6 页;马洪主编:《中国经济名都名乡名号》,中国发展出版社 1992 年版,第 67 页;新晃侗族自治县地方志组纂委员会编:《新晃县志》,三联书店 1993 年版,第 58 页;何江等:《湘西低温汞、锑、金矿床成矿作用地球化学研究》,地质出版社 1998 年版,第 45 页。

③ 黄泰康等:《天然药物地理学》,中国医药科出版社 1993 年版,第 356 页。

④ 道光《施南府志》卷 10《典礼志·风俗》,道光丁酉年(1837)刻本。

⑤ 道光《鹤峰州志》卷首《星野志·气候》,道光二年(1822)刻本。

⑥ 肖冰梅主编:《贝母》,中国中医出版社 2001 年版,第 25 页。

⑦ 吴先金、刘晓洪:《鄂西南药用森林植物志》,湖北科学技术出版社 2005 年版,第 1~2 页。

⑧ 见本书第一章。

今湖北恩施市)、辰州府(治今湖南沅陵县)、澧州(治今湖南澧县)、宜昌府
(治今湖北宜昌市)、思南府(治今贵州思南县)、凤凰厅(今湖南凤凰县)和
石砫厅(今重庆石柱县)等府、州、厅;又如麝香,清代即广布于施南府、辰州
府、宜昌府、澧州、凤凰厅、永顺府(治今湖南永顺县)、酉阳州(治今重庆酉
阳县)、晃州厅(治今湖南新晃县)、松桃厅(治今贵州松桃县)等府、州、厅;
再如石蒜、猪苓、山豆根等药材则遍布武陵山区的每个区域。由此可见,自
然地理条件对药材产地分布的影响是不言而喻的。

二、资源导向对药材产地分布变迁的影响

唐至清代武陵山区药材产地分布变迁格局的形成,最主要者是受资源
导向的影响,因为药材产地的药材是直接从自然界获取,故其分布变迁均
有明显的资源指向性特征。这一特征虽在各类药材产地的分布变迁中都
有体现,然在不可再生的矿物药材中表现尤为突出。现以丹砂资源为例加
以说明。

矿物资源有潜在和现实之别,潜在资源指埋藏在地下未发现者,现实
资源则指时人已认识、发现者,本书所谓丹砂资源是指后者。矿物资源的
发现与开发在现代可能不一致,先进的科技手段极大地提高了对矿藏资源
的勘探水平,某些被勘测到的矿物,由于各种原因不及时开采而留待将来;
甲地本无某种矿物资源,而从乙地购买矿石来甲地冶炼,这在今天司空见
惯,但在古代则不多见。矿物资源与矿物生产同区同域是古代矿业的基本
特征。就丹砂而言,先秦产地不明确,是因对其资源的认识有限,或只能拾
取暴露在地表的零星丹矿进行简单加工,无力形成大规模生产,故难以确
指其产地。

进入秦汉,巴寡妇清祖上首先在涪陵县(治今重庆彭水)发现了丹砂,
大量采掘,"擅其利数世,家亦不訾"[1]。其后东汉刘璋"以出丹砂"析涪陵
置丹兴县[2],而命新置县为丹兴,正是因为该县"山出名丹"[3],即该县山中

---

① 汉·司马迁:《史记》卷129《货殖列传》,中华书局1959年版,第3260页。
② 雷喻义:《巴蜀文化与四川旅游资源开发》,四川人民出版社2000年版,第327页。
③ 晋·常璩撰,任乃强校注:《华阳国志校补图注》卷1《巴志》,上海古籍出版社1987
年版,第43页。

有丹矿资源。前述秦汉魏晋南北朝至隋丹砂生产中心在今渝东南地区，这正印证了丹砂资源与产地分布的同一性。

其后，由于丹砂资源的变化，丹砂产地亦随之演变。最早发现丹砂资源的今渝东南地区，由于过度粗放采掘，导致资源锐减进而枯竭，不得不减产乃至停产。东汉末兴置的丹兴县在蜀汉时被废，就预示了该地丹砂生产风光不再，其中心地位迟早要被取代。

北宋苏轼对这一历史变迁有如下记述："《本草》言：'丹砂出符陵。'而陶隐居云：'符陵是涪州。'今无复采者。吾闻熟于涪者云：采药者时复得之，但时方贵辰、锦砂，故不甚采耳。"①苏轼所谓"今无复采者"的"今"，当然不能理解为仅指北宋，其实早已"无复采者"，苏轼不过是强调了此地丹矿已空空如也而已。苏轼又言"采药者时复得之"，则反映了当年涪陵丹砂资源之丰，其所残留的剩余丹砂经数百年后还可撷拾到。然而涪陵丹砂的重要地位已被辰、锦砂取代，故时人"不甚采耳"。又，南宋陆游亦有诗云："欲营丹灶竟无地。"②也反映了丹砂资源耗尽导致丹砂生产中心的转移。

丹砂资源主导丹砂产地变迁更为关键的是新资源的发现。唐宋时期，辰、锦州成为丹砂生产中心，正是因为新发现的"辰、锦砂最良"③，而其矿藏量亦大，溪州（治今湖南永顺县南）一年可产万斤④。考唐宋丹砂产地，多从贡赋资料得之，由产品而知其产地；察元明清丹砂产地，则多见方志。方志述其物产，多云"××山，产朱砂"，则是由资源所在而知其产品产地，如思州府"桥山，朱砂坑，在府城北施溪司"⑤等，均不见于元明清以前史籍，无疑是新发现。又铜仁府"有新坑山，产朱砂、水银"⑥，"万山司，北五

----

① 宋·苏轼撰，孔凡礼点校：《苏轼文集》卷73《符陵丹砂》，中华书局1988年版，第2330页。

② 宋·陆游撰，钱仲联点校：《剑南诗稿》卷10《涪州》，上海古籍出版社1985年版，第779页。

③ 宋·朱辅：《溪蛮丛笑》，中华书局1991年版，第1页。

④ 卢华语、胡安徽：《唐宋时期渝鄂湘黔界邻地区药材生产及其影响》，《社会科学战线》2010年第7期，第90页。

⑤ 《大清一统志》卷88《贵州布政司》，《四库全书》本，台湾商务印书馆1986年版。

⑥ 清·张廷玉等：《明史》卷46《地理七》，中华书局1974年版，第1212页。

里有新坑山产砂"[①],所谓新坑山,顾名思义,当是在该山发现了新的丹砂资源,并已挖掘矿坑而得名。明清时期,正是在今黔东北找到了为数众多的丹砂新资源并进行开采,故而取代湘西成为武陵山区丹砂的生产中心。

此外,旧时开矿技术落后,过度粗放采掘,资源枯竭,导致产地中心转移。前述元明清时期本区丹砂生产中心已由今湘西转移至今黔东北,也是资源主导所致。前引《沅州行》诗反映老鸦井丹砂资源已尽,这从清代资料中也得到进一步印证。同治《沅州府志》载:"辰砂,旧记谓出于沅之老鸦井,今井不产砂。"[②]又,《读史方舆纪要》云:"麻阳县罗甕山,旧产朱砂,今绝。"[③]

第二节　社会因素

一个地方之所以成为药材产地,药材资源仅仅是一个方面,关键还是要靠人类去发现、去开发、去生产,否则是不可能成为药材产地的。因此,药材产地变化受到许多社会因素的制约,而且在某种程度上,社会因素往往比自然因素具有更大的影响。从唐至清代武陵山区药材产地的变化情况来看,影响其变化的社会因素主要有地区经济开发、交通和商贸、生产技术、医药风俗、战争等。

一、地区经济开发的影响

探寻唐至清代武陵山区药材产地分布及其变迁之端,当与地区经济发展水平不无关联。现先以今渝东南的丹砂生产为例进行分析。

武陵山区作为丹矿富集区,而今渝东南最先成为生产中心绝非偶然。涪陵县(治今重庆彭水)在西汉属巴郡,其时巴郡158643户708148口,领

---

① 万历《黔记》卷10《山水志下》,万历三十六年(1608)刻本。

② 同治《沅州府志》卷40《拾遗》,同治十三年(1874)增刻乾隆本。

③ 清·顾祖禹撰,贺次君等点校:《读史方舆纪要》卷81《湖广七·辰州》,中华书局2005年版,第3834页。

县 11 个,平均每县 14422 户 64377 口;而同时期的武陵郡 34177 户 185758 口,领县 13 个,平均每县 2629 户 14289 口①(其沅陵,治今湖南沅陵;辰阳,治今湖南辰溪,此 2 县大约当唐宋时的沅、辰 2 州之域)。这清楚表明巴郡的经济发展水平大大高于武陵郡。又司马迁在述汉初全国各地经济状况时亦云:"汉兴,海内为一,开关梁,弛山泽之禁,是以富商大贾周流天下,交易之物莫不通";"巴蜀亦沃野,地饶卮、姜、丹砂、石、铜、铁、竹、木之器";"楚越之地,地广人稀,饭稻羹鱼,或火耕而水耨,果隋赢蛤,不待贾而足,地势饶食,无饥馑之患,以故呰窳偷生,无积聚而移贫,是故江淮以南,无冻饿之人,亦无千金之家"②。显然,巴蜀与楚越的经济开发程度不可同日而语。故司马迁在叙先秦各经济区时曾云"江南出……丹砂"③,当其述汉初各地经济状况时,对巴蜀着重强调地饶丹砂等工业产品,而于楚越之工业产品则只字未及,无疑是不值一提。就丹砂而言,在巴郡的涪陵已经规模生产,形成产区,而此时武陵郡的物产亦不见丹砂踪影。由此可见,就武陵山区而言,其经济开发最先起步于其西缘,即今渝东南地区,其时该区工业品不仅有丹砂,更有日常生活不可或缺的盐利④,而同时期的武陵郡今湘西地区,只有沅陵、辰阳 2 县之设,但地广人稀,手工业尚待开发;至于今黔东北地区,其时基本上是无人区。故渝东南成为武陵山区丹砂的第一个生产中心则是事有必至、理有固然的了。

唐宋时期,武陵山区丹砂产地中心由唐以前的今渝东南地区转移至湘西地区,元明清时期又转移至今黔东北地区,考史实可知,这与唐宋和元明清时期湘西和黔东北地区的经济开发和繁荣程度同步⑤,同样体现了地区经济发展对药材产地分布变迁的影响。

① 汉·班固:《汉书》卷 28 上《地理志上》,中华书局 1964 年版,第 1594、1603 页。
② 汉·司马迁:《史记》卷 129《货殖列传》,中华书局 1973 年版,第 3261、3270 页。
③ 汉·司马迁:《史记》卷 129《货殖列传》,中华书局 1973 年版,第 3254 页。
④ 《隋书》卷 39《地理上》:"黔安郡彭水,有伏牛山。出盐井。"任乃强先生认为此盐泉秦汉时已有之。见晋·常璩撰,任乃强校注:《华阳国志校补图注》卷 1《巴志》,上海古籍出版社 1987 年版,第 41、42 页。
⑤ 段超:《古代土家族地区开发简论》,《江汉论坛》2001 年第 11 期,第 68~71 页。

又如鄂西南,唐宋元明清时期,每县平均人口数一直位居武陵山区前列①,自唐代伊始即是"重田畴辟"②,宋代以降,该区在农业开发中已开始推行牛耕技术③,至清代,这一地区"户口较前奚啻十倍"④"高低田地皆用牛耕"⑤"户口敏繁,通衢所在皆是"⑥。人口的增加和牛耕的普遍使用无疑能够大大提高生产效率,有力地促进鄂西南经济的发展,"沃田万顷"⑦"荒地成熟,收如墉"⑧"土田日辟"⑨即为例证。而黔东北唐宋元明清时期每县平均人口数一直排在武陵山区最后⑩,经济较为落后,如清代铜仁府(治今贵州铜仁市),"贵州土地硗确,惟正之供不敌中原一大郡,铜仁又贵州之一隅,田多仄险,民少盖藏,生计甚微,殆荒瘠之甚耳"⑪。即使在民国时期,铜仁经济发展仍相当落后,"铜仁为贵州僻郡,瘠之又瘠,正供几何不难数计,而周知也"⑫。唐至清代,鄂西南始终是武陵山区药材产地的密集分布区,而黔东北药材产地分布则相对稀疏,显然与两地经济开发程度有密切联系。

二、交通和商贸的影响

药材虽为人们日常所需,但总归不是不可须臾离之物,如果不是养生和预防、治疗疾病等,药材之于人似可有可无。因此,药材生产,当社会由

---

① 梁方仲:《中国历代户口、田地、田赋统计》"甲表26""甲表38""甲表88",上海人民出版社1980年版,第89、91、157、158、276页。

② 清·彭定求等:《全唐诗》卷221杜甫《郑典设自施州归》,中华书局1960年版,第2336页。

③ 元·脱脱等:《宋史》卷344《李周传》,中华书局1977年版,第10934页。

④ 道光《施南府志》卷10《典礼志·风俗》,道光丁酉年(1837)刻本。

⑤ 同治《施南府志》卷10《典礼志·风俗》,同治十年(1871)刻本。

⑥ 光绪《利川县志》卷10《武备志》,光绪二十年(1894)钟灵书院刻本。

⑦ 道光《施南府志》卷3《疆域志·山川》,道光丁酉年(1837)刻本。

⑧ 道光《施南府志》卷10《典礼志·风俗》,道光丁酉年(1837)刻本。

⑨ 光绪《利川县志》卷10《武备志》,光绪二十年(1894)钟灵书院刻本。

⑩ 梁方仲:《中国历代户口、田地、田赋统计》"甲表26""甲表88",上海人民出版社1980年版,第91、279页。

⑪ 道光《铜仁府志》卷4《食货》,道光四年(1824)刻本。

⑫ 民国《铜仁府志》卷6《食货志·田赋》,民国缩印本。

物物交换发展为商业贸易之日起即是商品生产,其生产之布局以及规模之大小、发展速度之快慢则必然受制于交通和贸易。鄂区和湘区成为武陵山区药材产地密集分布区,以及本区药材产地中心的分布变迁,除了与资源、经济开发因素有密切联系外,则直接与交通和商贸有关。

比如今渝东南的丹砂中心地位被湘西取代,除资源、经济开发因素外,则直接与交通和商贸有关。涪陵县"以丹盐蜜蜡等商运需要故,自秦汉已通舟运"①。就是由涪陵水(今乌江)入大江(今长江),东出夔门经汉水北上入关中、中原,然这条水道流急滩险,特别是三峡,至唐时仍被视为畏途,所谓"三峡黔江去路难"②,李白诗更云:"白帝城边足风波,瞿塘五月谁敢过。"③相较而言,唐宋的辰、锦2州则有沅江入长江东下江南,又可经汉水北上关中、中原,再经洞庭湖入湘江,过灵渠南下广州,较渝东南水运距离近,水势平稳,商品流通更为便捷。

至于今黔东北,唐宋时虽亦有思、费、业3州贡丹砂,而思、费2州处涪陵水(今乌江)上游,业州处沅水(今沅江)支流无水之上游,水运更为艰难。如思州务川县(隋黔阳县)贡船历尽艰险,最终仍在三峡倾覆。杜甫有诗云:"巫峡盘涡晓,黔阳贡物秋。丹砂同陨石,翠羽共沉舟。"④正是受交通影响,商贸难以发展,虽有丰富丹矿,但未能大量开采,不少潜在资源不能成为现实资源,其产区所处地位当然不能与今湘西辰、锦2州相提并论。

如前所述,明清时期武陵山区丹砂生产中心由湘西转移至黔东北,这与黔东北的交通和商贸发展有密切关系。史载,明思南府(治今贵州思南县)"上接乌江,下通楚、蜀,舟楫往来,商贾鳞集"⑤。其务川县"有坑砂之利,商贾辐辏",故民众"采砂为业","居人指为生计"⑥。清人亦有诗述为

① 晋·常璩撰,任乃强校注:《华阳国志校补图注》卷1《巴志》,上海古籍出版社1987年版,第43页。
② 清·彭定求等:《全唐诗》卷323权德舆《献岁李十兄赴黔中酒后绝句》,中华书局1960年版,第3632页。
③ 清·彭定求等:《全唐诗》卷163李白《荆州歌》,中华书局1960年版,第1692页。
④ 清·彭定求等:《全唐诗》卷230杜甫《覆舟二首》,中华书局1960年版,第2522页。
⑤ 嘉靖《思南府志》卷1《地理志·形胜》,嘉靖十五年(1536)刻本。
⑥ 嘉靖《思南府志》卷1《地理志·风俗》,嘉靖十五年(1536)刻本。

丹砂生产的修路云:"天堑攒山堞,何年有路通?丹砂开妙径,紫狄入华风。"①明代思南府与石阡府(治今贵州石阡县)均有乌江纵贯其境,"陆与水相出入,此川、贵商贾贸易之咽喉也"②。清代铜仁府(治今贵州铜仁市)"舟楫西来,泝沅水,历麻阳,经郡治以达江口,商旅辐辏,亦西南之都会也"③。另如思州府玉屏县(今贵州玉屏县)"水陆交通,东下辰沅而达湘汉,西溯潕水而至贵阳,南沿沅属之西溪而抵两粤,北经铜、思、石而通川楚"④。以上表明,黔东北之成为新的丹砂生产中心,其主要原因之一便是交通和商贸的促成。

黄药子产地中心由唐至明代的今湖北恩施州在清代转移至今湖南湘西地区,同样与交通和商贸有直接的关系,尤其与陆路交通以及水陆并用关系密切。清代以前,鄂区交通相对便利,不少陆路已经开辟⑤,有利于黄药子通过陆路外销,因此鄂区成为该时期黄药子的产地中心。清代,湘区交通条件较之以往有很大改观,现以永顺府(治今湖南永顺县)为例说明。乾隆时期(1736—1795),永顺府"山岭崎岖修之以平道路,而往者来者视若坦途矣";该府店房村陆路"路通龙头、里耶,直达川省酉阳、黔省铜仁等处"⑥。永顺府桑植县(今湖南桑植县)葫芦壳等地交通极为不便,后经修凿,"崎岖悉成坦途"⑦。不仅永顺府如此,靖州(治今湖南靖州县)也一样。史载靖州"城西白石岭路甚崎岖,(杨)宏宪偕胡造、冯大纬等创辟坦途"⑧。清人严如熤(1759—1826)在《苗疆道路考》中记述了镇筸(今湖南凤凰县南)、乾州厅(今湖南吉首市)、永绥厅(今湖南花垣县)、保靖县(今湖南保靖

---

① 道光《思南府续志》卷12《艺文门》,道光二十一年(1841)刻本。
② 明·王士性撰,吕景琳点校:《广志绎》卷5《西南诸省》,中华书局1987年版,第135页。
③ 乾隆《贵州通志》卷2《地理志序·铜仁府图说》,乾隆六年(1741)刻嘉庆修补本。
④ 民国《玉屏县概况·重刊玉屏县志序》,1948年铅印本。
⑤ 严耕望:《唐代交通图考》第4卷《山剑滇黔区》,台湾商务印书馆1986年版,第1300页;鄂西土家族苗族自治州公路史志编审委员会编:《鄂西公路史》,武汉出版社1996年版,第22~26页。
⑥ 乾隆《永顺府志》卷首《序》、卷3《坊市》,乾隆二十八年(1763)刻本。
⑦ 乾隆《永顺府志》卷8《人物续编·忠义》,乾隆二十八年(1763)刻本。
⑧ 光绪《靖州乡土志》卷1《志耆旧》,光绪三十四年(1908)刊本。

县)、永顺府(治今湖南永顺县)、辰州府泸溪县(今湖南泸溪县)、麻阳城(今湖南麻阳县)之间的陆路交通①,表明该时期湘区陆路已相当通畅。湘区水路也比较方便,如清乾隆年间永顺府猛峒河"往来舟楫绝无妨碍"②,沅州府黔阳县(今湖南洪江市),"百货毕集,一水流通,艒舟宿相衔,上下不绝"③。会同县洪江镇(今湖南会同县东北),"上通滇黔粤蜀,下达荆扬"④。古丈坪厅(今湖南古丈县),"城河自虾公潭发源流经百里绕城而行,迳出罗依溪市入西水⋯⋯春夏可行小舟转输土货,于外亦便",甚至载重 400 石的船只"四时皆可行舟矣"⑤。水陆并用是湘区交通便利的又一个重要表现,如永顺府王村(今湖南永顺县王村镇,又称芙蓉镇),"上通川黔,下达辰常诸处,为永郡通衢,水陆码头"⑥。又如麻阳县高村(今湖南麻阳县高村镇),"当水陆要冲,为商旅所必经,烟户繁多,商贾辐辏"⑦。正是清代湘西地区水陆交通的便利,商贸发展较快,促进了黄药子的开发,辰州府(治今湖南沅陵县)、凤凰厅(今湖南凤凰县)等地新发现了黄药子产地即是明证。⑧ 总之,湘西地区在清代成为武陵山区黄药子产地中心,与其交通和商贸的发展关系密切。

三、生产技术的影响

技术的创新和进步不仅可以改善各类资源的平衡状况,而且可以改变其地理分布,拓展人们利用自然资源的广度和深度。⑨ 药材生产技术的创

---

① 清·严如熤:《苗疆道路考》,清·王锡祺辑《小方壶斋舆地丛钞》第 8 帙,杭州古旧书店 1985 年版,第 160 页。

② 乾隆《永顺府志》卷 11《檄示》,乾隆二十八年(1763)刻本。

③ 同治《沅州府志》卷 5《山川下》,同治十二年(1873)刻本。

④ 光绪《会同县志》卷 2《建置志》,光绪二年(1876)刻本。

⑤ 光绪《古丈坪厅志》卷 1《序目》、卷 3《舆图下·说水路》,光绪三十三年(1907)铅印本。

⑥ 乾隆《永顺府志》卷 1《地舆志·村市》,乾隆二十八年(1763)刻本。

⑦ 同治《新修麻阳县志》卷 1《市镇》,同治十二年(1873)刻本。

⑧ 乾隆《辰州府志》卷 16《物产考下》,乾隆三十年(1765)刻本;道光《凤凰厅志》卷 18《物产志》,道光四年(1824)刻本。

⑨ 孙久文:《区域经济规划》,商务印书馆 2004 年版,第 69 页;巨荣良、王丙毅:《现代产业经济学》,山东人民出版社 2009 年版,第 260 页。

新和进步同样如此,既可改善药材资源的平衡状况,又可改变药材资源的地理分布状况以及利用药材资源的广度和深度,推动药材产区的形成、扩张以及生产中心的转移。药材生产技术主要是植物药材的种植技术、矿物药材的开采技术,以及动物药材的饲养技术,但由于我国古代药用动物的人工养殖极少[1],留下的文字资料也相当有限,又因唐至清代武陵山区植物药材绝大部分为天然药材,故几乎找不到由于种植技术的变化导致产地变化的资料,因此,本书仅探讨矿物药材开采技术变化对产地分布变迁的影响。由于丹砂是武陵山区享誉全国的矿物药材,故仍以丹砂的开采技术为例进行说明。

武陵山区唐以前的丹砂开采技术史无明文,不甚清楚。唐代李德裕称:"采之者,寻石脉而求。"[2]则是说依照"石脉"将丹砂从岩石中取出,则无疑是用锤、钻、凿、铲等工具钻取,此前大约也当如此。用钻、凿从石岩中取丹,费工费时,不言而喻。宋人用火攻。江少虞云:"辰州朱砂嘉者出蛮峒锦州界猎獠峒老鸦井,其井深广十丈,高亦如之。欲取矿,必聚薪于井,俟满,火燎之,石壁迸裂,入火者既化为烟气矣,其偶存在壁者,方得之,乃青色顽石。有砂处,即有小龛,龛中生白石床如玉,床上乃生丹砂,小者如箭镞,大者如芙蓉,光如磐玉可鉴,研之如猩血。砂泊床大者重七八斤,价十万,小者五六万。"[3]祝穆亦云:辰州麻阳县,"其地产丹砂,而砂井之名有九……遇当寒,燎以薪竹爆石以取之"。又云:光明山"在沅陵县,一名龙门山。有砂井,土人采取,入井把火,行二里,烧石取之"[4]。辰州以薪火爆石取丹,生产效率远过人力钻、凿,遂成丹砂生产中心。

明末清初,铜仁府有人在溶蚂窿内(天然小孔硐)装火药震矿,首获成功,这被认为是将爆破用于采丹砂矿的最早试行者,此后逐步推广。[5] 用

① 唐廷猷:《中国药业史》,中国医药科技出版社2007年版,第246页。
② 清·董诰等:《全唐文》卷710李德裕《黄冶论》,中华书局1983年版,第3229页。
③ 宋·江少虞:《宋朝事实类苑》卷60《辰砂》,中华书局1981年版,第786页。
④ 宋·祝穆撰,祝洙增订,施和金点校:《方舆胜览》卷30《湖北路·辰州》,中华书局2003年版,第546页。
⑤ 贵州铜仁市地方志编纂委员会:《铜仁市志》(上册),贵州人民出版社2003年版,第423页。

火药震矿,使丹砂生产效率极大地提高,产量盛况空前。前已述及,铜仁"府南大万山,产朱砂,月可得万斤"[①],这是就一个矿区而言;若从生产效率看,铜仁大万山朱砂矿工人每日可捶 2 斗[②],约当今 24.9 斤[③],则一个工人一年产量可达近万斤。笔者曾考唐时溪州全州丹砂产量一年才 1 万斤[④],二者相较,真不啻天壤之别,明清武陵山区丹砂生产中心转移至黔东北,自是必然。

如果说开采技术的提高导致了产区中心的变迁,那么开采技术的落后也会使不少已经存在的朱砂矿资源因得不到有效开采而放弃,这同样会带来产地的变迁。如铜仁府万山丹砂厂,"据传明代万历年间有务川人来此开采,其采掘法极简陋,仅于发见露头之处,聚柴烘烧,使石碎裂,以便锤碎选炼,此种传说似非无根,现在尚见许多废坑口,圆大而光滑,无钻凿痕,或即为此种采矿法之遗迹也"[⑤]。由资料可知,明代铜仁府万山丹砂矿由于技术落后,开采未能深入,留下许多废弃的坑口,最终只能再去寻找新的矿点。又如清代务川县(今贵州务川县)板场附近产水银(朱砂的提炼物,也是一种药材),"因其洞已深至十余丈,灯入无光,故弃之也"[⑥]。之所以弃之不开,是无法克服"灯入无光"这一难题,即照明技术的落后致使该处朱砂矿废弃不再开采,最终导致原产地的消失。又,"簧前沟产朱砂,惟矿洞水深,竭泽匪易。道光末,湘人某以水车修之,水涸矿见,挖获朱砂数百斤,而水复至,知其终不可采,乃弃之"[⑦]。簧前沟朱砂矿的开采时断时续,主要原因是排水问题,如果矿坑中的水能够排出,该处朱砂矿即可继续开采,

---

① 宣统《贵州地理志》卷 6《铜仁府》,宣统二年(1910)油印本。

② 民国《今日之贵州·贵州矿产纪要》,1936 年铅印本。

③ 2 斗即 0.2 石,1 石等于 120 斤,故 2 斗等于 24 斤。清代 1 斤即今 1.0355 斤,故 24 斤约相当于今 24.9 斤。见吴承洛:《中国度量衡史》,上海商务印书馆 1937 年版,第 71 页。

④ 卢华语、胡安徽:《唐宋时期渝鄂湘黔界邻地区药材生产及其影响》,《社会科学战线》2010 年第 7 期,第 90 页。

⑤ 民国《今日之贵州》第三章"朱砂矿",1936 年铅印本。

⑥ 民国《务川县备志》卷 10《经业志》,1965 年贵州省图书馆据上海图书馆藏本复制油印本。

⑦ 民国《务川县备志》卷 10《经业志》,1965 年贵州省图书馆据上海图书馆藏本复制油印本。

如果排不出去就无法开采,也就是说排水技术成为该矿是否能够继续开采的关键因素。该矿最终被废弃显然是排水技术落后的必然结果。这从另一个角度说明技术因素对产地变迁的影响。

四、医药风俗的影响

风俗习惯在药材产地分布变迁中的影响也不容忽视。唐至清代,武陵山区医药风俗最大的特点是"信巫屏医"。这主要是因为该区居民以少数民族为主,汉族人口仅是少数。少数民族自远古时期就形成了"信巫不信医""信巫屏医"的传统,此后历代多有沿袭。唐宋时期,仍是"楚俗不事事,巫风事妖神"①,"归、峡信巫鬼,重淫祀"②。荆湖南北路,"民尚淫祀,疾病不疗治,听命于巫"③,"峡路民居险远……凡遇疾病,不事医药,听命于巫,决卜求神,杀牲为祭"④。可见,当时武陵山区信巫不信医的风俗相当普遍,而且影响深刻。

元明清时期本区"信巫屏医"的风俗仍然颇有市场。元代思州军民安抚司(治今贵州岑巩县)"蛮有犵狫、犵狑、木猺、猫獀数种,疾病则信巫屏医,专事祭鬼"⑤。明代《大明一统志》记载,辰州府(治今湖南沅陵县)"信巫鬼重淫祀";靖州(治今湖南靖州县)"俗尚巫鬼";五寨长官司(今湖南凤凰县)"淫祀邪鬼";重庆府彭水县(今重庆彭水县)"尚鬼信巫";石阡府(治今贵州石阡县)"病专祭鬼";思州府(治今贵州岑巩县)"祭鬼弭灾";思南府(治今贵州思南县)"信巫屏医,专事祭鬼"⑥;岳州府慈利县(今湖南慈利县)"信巫尚鬼"⑦;石砫宣抚司所属邑梅洞长官司(今重庆秀山县南),"疾

---

① 清·彭定求等:《全唐诗》卷398元稹《赛神》,中华书局1960年版,第4465页。

② 元·脱脱等:《宋史》卷88《地理四》,中华书局1977年版,第2201页。

③ 宋·李焘:《续资治通鉴长编》卷24"太平兴国八年",中华书局1979年版,第567页。

④ 清·徐松辑:《宋会要辑稿》刑法二之一三三,中华书局1957年影印本,第6562页。

⑤ 元·孛兰盻、岳铉修,金毓黻辑:《大元大一统志辑本》卷4《湖广行省》,辽沈书社1985年影印本,第3609页。

⑥ 《大明一统志》卷65《辰州府·风俗》引《风土记》、卷66《靖州·风俗》、卷69《重庆府·风俗》、卷88《贵州布政司》,嘉靖三十八年(1559)刻本。

⑦ 隆庆《岳州府志》卷7《职方考·风俗》,隆庆刻本。

病以巫祝为医"①。清代,沅州府黔阳县(今湖南洪江市),"遇病先于祈祷"②;沅州府芷江县(今湖南芷江县),"疾痛,赛神祈祷为先,医药次之……三县(即芷江、黔阳、麻阳)所同,皆陋习也"③;铜仁府(治今贵州铜仁市),"苗地……病不服药,专以祭为事"④;靖州通道县(今湖南通道县),"疾病尚祈祷"⑤;永顺府(治今湖南永顺县),"信鬼巫,病则无医,惟椎牛羊师巫击鼓铃卜竹箸以祀"⑥;宜昌府(治今湖北宜昌市),"俗尚巫鬼"⑦;施南府来凤县(今湖北来凤县),"卯峒地居邑之西南鄙,与土苗杂处,俗尤憨朴,疾病信巫鬼"⑧;思南府,"惟尚巫信鬼,陋习未除"⑨。此类医药风俗的记载在文献中很多。如此密集的记载,涉及了武陵山区各个区域,反映了元明清时期武陵山区"信巫屏医"风俗的影响范围仍然广泛。

　　元明清时期武陵山区"信巫屏医"的风俗一定程度阻碍了本区药材资源的开发。如清代辰州府(治今湖南沅陵县),"苗产多药饵,而有疾者多祭鬼,鲜服药,间有服者,其药各色,皆非方书所有,统谓之草药,或吞或敷,奏效甚捷,然误死亦最速"⑩,所谓"鲜服药"意即很少服药,而"误死亦最速"无疑也会加剧苗民对药材的不信任感,这显然不利于药材资源的开发。此类例子还有很多,如澧州慈利县(今湖南慈利县),"人疾病苟非士大夫及商贾上流,不甚听命医药,往往咒符水走山祠神掣签取药方,甚者延巫抗神占鬼卦求禳解焉"⑪。这说明摒医弃药、信神奉鬼在该县百姓中有相当的市场。又如沅州府芷江县(今湖南芷江县),"疾痛,赛神祈祷为先,医药次

①　嘉靖《四川总志》卷14《石砫宣抚司》,嘉靖二十四年(1545)刻本。
②　同治《沅州府志》卷19《风俗》,同治十二年(1873)刻本。
③　乾隆《芷江县志》卷5《风土志》,乾隆二十五年(1760)刻本。
④　道光《铜仁府志》卷2《地理志·饮食》,道光四年(1824)刻本。
⑤　康熙《靖州志》卷1《风俗》,康熙二十三年(1684)刻本。
⑥　同治《永顺县志》卷10《风俗》,同治十三年(1874)刻本。
⑦　嘉庆《重修一统志》卷350《宜昌府·风俗》,《四部丛刊》本。
⑧　同治《来凤县志》卷28《风俗志》,同治五年(1866)刻本。
⑨　乾隆《贵州通志》卷7《地理·风俗》,乾隆六年(1741)刻嘉庆修补本。
⑩　乾隆《辰州府志》卷14《风俗考》,乾隆三十年(1765)刻本。
⑪　民国《慈利县志》卷17《风俗》,1923年铅印本。

之"①,这显然未把医药放在治疗疾痛的首位。无独有偶,芷江县在同治七年(1868)九月,"瘟疫流行,西乡尤甚,十室九空,至有歇绝烟火者。城内黄榜坡一隅,半月之内病毙七十余人",面对如此严重之瘟疫,当地居民仍不是采药治病,而是采用"建醮并舞龙灯"的方式来祛除瘟疫。② 上述做法毫无疑问会对药材资源的开发带来不利影响,造成元明清期本区药材资源总量较唐宋时期增长较慢,且相当一部分药材的产地没有变化或变化不大。

众所周知,风俗并不是一成不变的,而经济的发展则是促进风俗变化的主要原因。③ 随着经济的发展,武陵山区某些区域的社会风俗也有所变化,这在黔区表现得较为突出。如明代思南府(治今贵州德江县)信巫屏医主要集中在来耙、公鹅、王木通等处,"余皆信医药,晓道理,无异中土也"④;思南府印江县(今贵州印江县)"华风渐被"⑤。清代铜仁府(治今贵州铜仁市),"人多好巫而信鬼……虽苗獠种类不一习俗各殊,而声教渐敷,为之丕变,兼之舟楫所通,商贾所集,化行俗美,犹类中州"⑥。可见,思南府、铜仁府、印江县等地均受到了汉族风俗的影响。汉族早在战国时期就有用草药治病的风俗⑦,因而这些地区"信巫屏医"的习俗在明清时期有一定程度的改变。前文所述元明清时期黔区药材产地的分布由今贵州铜仁市周边地区扩展至今贵州思南、印江、德江等县,显然与这一因素有密切联系。

五、战争的影响

战争也是影响药材产地变迁的重要因素。武陵山区自古即是少数民族聚集区,与中央王朝的关系伴随着中央王朝实力的强弱而时近时远,时降时叛,因此这一区域的战乱频发,清代尤甚。同治《永顺府志》载:厚朴,

---

① 乾隆《芷江县志》卷5《风土志》,乾隆二十五年(1760)刻本复印本。
② 同治《沅州府志》卷36《祥异》,同治十二年(1873)刻本。
③ 吴琦:《古代湖北风俗演变考》,《中南民族学院学报》1991年第3期,第89页。
④ 嘉靖《思南府志》卷1《地理志·风俗》,嘉靖十五年(1536)刻本。
⑤ 万历《贵州通志》卷16《思南府·风俗》,万历二十五年(1597)刻本。
⑥ 道光《铜仁府志》卷2《地理志·风俗》,道光四年(1824)刻本。
⑦ 徐杰舜主编:《汉族风俗史》(第1卷),学林出版社2004年版,第243页。

"前龙山县产极多,乾隆六十年苗变后砍伐殆尽矣"①。龙山县(今湖南龙山县)厚朴因战乱而被砍伐殆尽,这不可能不影响该县厚朴产地的变化。酉阳州秀山县(今重庆秀山县)前清时期丹砂生产相当繁荣,"采取者相望,椎凿之声四时不绝",然"近岁寇乱,仓卒无所调发,辄召溪口厂丁千百咄嗟可集,旧产称龙门场,今则新添坪名大厂"②。显然,由于寇乱,严重影响了丹砂的外运和销售,导致一些丹砂厂的工人无事可做,为了生计,他们会寻找没有战乱的新的丹砂产地,这无疑将带来产地的变迁,"旧产称龙门场"也就意味着原丹砂产地的废弃,新的丹砂产地——坪名大厂的出现表明秀山县丹砂产地由龙门场转移到坪名大厂。又如"贵州朱砂矿产极富,其已发现者计有三十三县,主要矿床多集中于黔东一带,即南自龙溪口北迄松桃,此二百公里间,发现朱砂矿之处,不胜枚举。惜因匪患频仍,交通阻塞,多未及从事探采,现开采之处仅省溪县属之岩屋坪,大硐喇、万山场数处而已"③。由材料可知:由于匪患的频繁发生,黔东不胜枚举的丹砂产地仅有省溪县(即万山区)的岩屋坪、大硐喇、万山场等3处被开采,绝大部分丹砂矿点未能开采。匪患对已经开采的丹砂矿影响也非常大,如开采时间已逾300年、"昔曾极盛"的大洞喇丹砂矿,"近因匪风未靖,办理不善,凋敝不堪矣"④。前列数例,虽为1840年后材料,但由于匪患使丹砂产地凋敝不堪,日趋没落之理也同样适用于1840年以前的历史时期,故有学者研究了包括铜仁、务川、万山等地在内的贵州丹砂产地的有关情况,认为"明清之际,因战乱关系,许多厂场纷纷倒闭,到了康熙年间才逐渐恢复"⑤,说明战乱对丹砂产地变迁的影响确实不小。

最后还需要特别提及的是影响动物药材产地分布变迁的特殊因素。其一是动物自身的生理和生态特点影响其产地分布变迁。如犀牛,主要生活在气候温暖的热带、亚热带地区,温度对它的影响非常巨大,遇到气候突

---

① 同治《永顺府志》卷10《物产续编》,同治十三年(1874)刻本。
② 光绪《秀山县志》卷12《货值志》,光绪十七年(1891)刊本。
③ 民国《今日之贵州》第三章"朱砂矿",1936年铅印本。
④ 民国《今日之贵州》第三章"朱砂矿",1936年铅印本。
⑤ 《贵州六百年经济史》编辑委员会:《贵州六百年经济史》,贵州人民出版社1998年版,第157页。

然变化尤其是特大寒潮骤然降临时,由于其体积庞大,笨重迟钝,迁徙较为困难,往往容易造成死亡。另外,犀牛4岁时性成熟,怀孕期相当长,苏门答腊犀孕期7～8个月,爪哇犀孕期约17个月,而且每次产1仔,一生也只能生5～6胎,繁殖能力很差,数量难以得到较快的补充和恢复。① 斑羚和黄羚则比犀牛适应环境变化的能力强,且繁殖能力也强,一般1.5岁即达性成熟,怀孕期一般为6～8个月,每胎1仔或2仔。② 麝适应环境变化的能力也比较强③,生育状况与斑羚相似④。犀牛、斑羚、黄羚和麝自身的繁殖特点和它们适应环境能力的差异,是造成武陵山区犀牛产地减少乃至消失而麝和羚羊产地一直存在的重要原因。其二是人类的过度捕杀。动物对于人类来讲,用途极为广泛,药用动物尤甚,既可以食用,又可以做服饰和装饰品,还可以入药。同时,古代社会,人们并没有系统和完善的生态平衡、保护动物、可持续发展的意识和思想,因此人类极尽所能对动物进行捕杀,导致许多动物的锐减或灭绝,如唐代武陵山区贡犀角的州有8个,宋代仅有6个,元明清时期则一个也没有。之所以如此,与唐宋时期人们对犀牛的捕杀有直接的关系,该时期土贡犀角的州实际就是捕杀犀牛的州,因为犀牛是不会顺从地让人将自己的角锯下来,人类要获取犀角,主要的方法就是将犀牛杀死。因此,贡犀角的州越多意味着捕杀犀牛的州越多,而犀牛自身生理和生态上的缺陷使它在一定时间内数量不能有效增长,最终导致产地的消失。麝和羚羊同样被人类捕杀,但由于麝和羚羊听觉、嗅觉发达,警觉性高,行动敏捷,喜攀登悬崖,常居高以避敌害⑤,一定程度上增

---

① 文焕然等:《中国野生犀牛的灭绝》,重庆出版社2006年版,第224页;文榕生:《南徼牛——古人认识的犀牛》,《化石》2009年第2期,第27～28页。

② 杨博辉主编:《中国野生偶奇蹄目动物遗传资源》,甘肃科学技术出版社2006年版,第355页;高锡林:《内蒙古林业生态建设技术与模式》,中国林业出版社2008年版,第320页。

③ 文榕生:《历史时期中国麝与獐的区分》,《中国历史地理论丛》2006年第7期,第18页。

④ 周荣汉:《中药资源学》,中国医药科技出版社1993年版,第588页。

⑤ 杨博辉主编:《中国野生偶奇蹄目动物遗传资源》,甘肃科学技术出版社2006年版,第354页;高锡林:《内蒙古林业生态建设技术与模式》,中国林业出版社2008年版,第320页。

加了人类捕杀的难度,因此种群和产地能够适当保留。

在影响药材产地分布变迁的自然因素和社会因素中,药材资源及其分布状况是最根本的主导因素,地区经济开发、交通和商贸、生产技术、医药风俗和战争的影响,以及人类对药用动物的捕杀和药用动物自身的生理、生态特点等,均是重要因素。但从对药材产地分布变迁的影响范围和影响程度看,社会因素远大于自然因素。

第五章 结 语

自 20 世纪历史地理学成为一门科学以来,经历了从无到有、从萌芽到蓬勃的发展历程,成为一门方兴未艾的年轻学科。随着时代进步和研究的深入,历史地理学的分支学科越来越多、越来越细,推动了该学科的进一步发展。"历史地理学这样一门学科不仅应该为世所用,而且还应该争取能够应用到更多的方面。"[①]历史经济地理和历史医学地理[②]即是历史地理学 2 个重要的分支学科,是历史地理学应用到更多方面的具体表现。学界研究历史经济地理的论文著作蔚为大观,但研究历史医学地理的论著却凤毛麟角[③],而将历史经济地理与历史医学地理结合起来进行研究的论著目前几乎是空白。本书选取既与历史经济地理又与历史医学地理有密切关系

[①] 史念海:《史念海全集》(第 1 卷),人民出版社 2013 年版,第 289 页。

[②] 所谓历史医学地理学,是指研究历史时期人类疾病、健康与地理环境相互作用关系及其空间分布变迁规律的新兴学科,具有综合性和交叉性特点,属于历史地理学分支,主要研究领域有历史疾病地理、历史健康地理、历史药物地理、历史灾害医学地理、历史医学地理学史、历史医学文化地理、历史环境医学地理、历史军事医学地理等。见龚胜生:《历史医学地理学刍议》,《中国历史地理论丛》1998 年第 4 辑,第 69 页。从这一概念而言,本书属历史药物地理研究的范围。

[③] 最早提出"历史医学地理学"概念的是龚胜生,其主要论著有《中国先秦两汉时期的医学地理学思想》,《中国历史地理论丛》1995 年第 3 辑;《历史医学地理学刍议》,《中国历史地理论丛》1998 年第 4 辑;《川渝地区百岁老人地理分布及其长寿原因》,《华中师范大学学报(自然科学版)》1998 年第 4 期;《2000 年来中国地甲病的分布变迁及其经济社会影响研究》,《地理学报》1999 年第 4 期等。涉及历史医学地理的有谭见安主编:《中国的医学地理学研究》,中国医药科技出版社 1994 年版;方如康:《中国医学地理学》,华东师范大学出版社 1993 年版;等等。

的药材产地分布变迁为研究对象,探索药材产地分布变迁的规律,以期能够为历史地理学的研究增添一点新的内容。

本书交叉运用多学科的研究方法和技术手段,对历史时期(618—1840)武陵山区药材产地分布及其变迁过程进行了尽可能详细、具体的研究,并分析、归纳了药材产地分布的地理格局和变迁特点,在此基础上,探究了影响药材产地分布变迁的诸多因素。

通过第二、三、四章的讨论,本书对 618—1840 年间武陵山区药材产地分布变迁及其相关问题形成了以下几个方面的总体认识。

一、分布变迁规律

唐至清代武陵山区药材产地分布变迁具有以下规律。

(一)由点到面扩展

学术界的研究成果表明,产业发展存在着由点到面扩展的规律,即产业生长点通过各种条件成长为产业区,产业区再以点面结合的方式向周边扩散,形成产业经济布局。[①] 历史时期(618—1840)武陵山区药材产地分布变迁亦然。[②] 以道地药材为例,唐宋时期,武陵山区道地药材资源和产地主要集中分布在鄂西南的施州(治今湖北恩施市)、湘西的辰州(治今湖南沅陵县)和渝东南的黔州(治今重庆彭水县)3 个点,在这 3 点之外,归州(治今湖北秭归县)、峡州(治今湖北宜昌市)、忠州(治今重庆忠县)、澧州(治今湖南澧县)、沅州(治今湖南芷江县)、靖州(治今湖南靖州县)、思州(治今贵州岑巩县)、费州(治今贵州思南县)、溪州(治今湖南永顺县南)、锦州(治今湖南麻阳县西)、叙州(治今湖南洪江市)、奖州(治今湖南芷江县西)等地区均有道地药材分布[③],即分布于武陵山区鄂、湘、渝、黔各个大区。如此之多的州分布有道地药材,这显然不是一个个孤立的点,而是一个完整的面。武陵山区药材产地分布由点到面的扩展规律在元明清时期

---

① 宋越舜主编:《宁波经济与社会发展的理性思考》,宁波出版社 2008 年版,第 10～11 页。

② 历史时期并不存在"产业""产业区""经济分布区"之类的说法,但药材产地的分布其实就是药材产业区的分布,因此产业发展的规律当适用于产地分布变迁的规律。

③ 据本书第二章相关内容。

表现得更加突出,据本书第二章可知,该时期植物和动物药材分布的中心点是鄂西南的施南府(治今湖北恩施市),矿物药材主要分布在湘西的辰州府(治今湖南沅陵县)、澧州(治今湖南澧县)、鄂西南的施南府、黔东北的思南府(治今贵州思南县)等数点,除此之外,武陵山区当时有道地药材生产的二级政区扩展到18个,产地密布于本区各个地域。不仅如此,许多道地药材还向周边区域扩展,如遵义府(治今贵州遵义)、荆州府(治今湖北江陵县)等,进一步扩大了药材的分布面。由此可见,历史时期(618—1840)武陵山区药材产地分布变迁存在着明显的由点到面的扩展规律。

(二)由边缘向腹地推进①

武陵山区唐宋时期的边缘地区包括今鄂西南的归州(治今湖北秭归县)、峡州(治今湖北宜昌市)、施州(治今湖北恩施市)北部,渝东南的黔州(治今重庆彭水县)北部、忠州(治今重庆忠县),湘西地区的辰州(治今湖南沅陵县)、澧州(治今湖南澧县)等地,腹地主要是指今黔东北的思州(治今贵州务川县)、费州(治今贵州思南县),湘西地区的业州(治今湖南芷江县西)、溪州(治今湖南永顺县南)、锦州(治今湖南麻阳县西)、叙州(治今湖南洪江市,宋代为靖州)等地区;元明清时期的边缘地区包括今鄂西南的宜昌府(治今湖北宜昌市)、施南府(治今湖北恩施市)北部,今湘西地区的辰州府(治今湖南沅陵县)、澧州(治今湖南澧县)、沅州府(治今湖南芷江县)东部,渝东南的石砫厅(今重庆石柱县)、酉阳州(治今重庆酉阳县)西部等地,腹地则包括永顺府(治今湖南永顺县)、永绥厅(今湖南花垣县南新卫城)、鹤峰州(治今湖北鹤峰县)、凤凰厅(今湖南凤凰县)、乾州厅(今湖南吉首市)、松桃厅(今贵州松桃县)、铜仁府(治今贵州铜仁市)、思南府(治今贵州思南县)、思州府(治今贵州岑巩县)、石阡府(治今贵州石阡县)等地区。历

---

① 边缘又称边缘地区,本是指事物周围的界限或界限的两侧(中国科学院语言研究所词典编辑室编:《现代汉语词典》,商务印书馆1973年版,第57页)。这一词语现被广泛应用于经济学领域,意思是核心区域的周边地区(汪宇明:《核心—边缘理论在区域旅游规划中的运用》,《经济地理》2002年第3期,第372页)。本书所谓的边缘则是指位于武陵山脉的周边地区。就推进方向而言,本书所指由周边向腹地推进并不是从四周向中心区域推进,而主要是自武陵山区北部、东北部、东部,以及西部的部分地区向腹地推进。在同一区域内,边缘以外的地区即是腹地。

史时期武陵山区药材产地由边缘向腹地推进的例子很多,如麝香,宋代分布在黔、辰2州,明代推进到永顺宣慰司(治今湖南永顺县),清代则扩展至晃州厅、凤凰厅和松桃厅等地。又如丹砂,唐以前主产地在涪陵县(今重庆彭水县),唐宋时期则分别从黔州、辰州、澧州等边缘地带向费州、业州、溪州、锦州、靖州、思州等腹心地带扩展,元明清时期产地中心最终推进至铜仁府和思南府等地。又如硫黄,唐宋至明代分布在辰州,清代扩展至思南府、鹤峰州、松桃厅等地。再如厚朴,唐宋时期分布在施州、归州和峡州,至清代推进到思州、思南和永顺3府。再如黄药子,唐宋时期分布于施州、忠州和峡州,有清一代扩展至鹤峰州和凤凰厅。另如雄黄,唐宋至明代分布于澧州,清代延伸到思南府。还如贝母和白药,唐宋时期分别分布在峡州和施州,清代均扩展至鹤峰州。很明显,唐至清代武陵山区药材产地分布变迁呈现出由边缘向腹地推进的规律。

（三）专门化和多样化并存

专门化和多样化并存规律是产业经济学中产业生产的规律之一,是指某一地区的生产既具有自身的绝对优势或比较优势,同时又具有多种多样的生产。[①] 参照这一概念,本书所谓的专门化和多样化是指某一地区既具有某种药材资源的绝对优势或比较优势,同时又存在多种非优势的药材资源。如今湖北恩施州是黄连、黄药子、厚朴、杜仲、贝母、石钟乳、羚羊角等药材的密集分布区,今重庆石柱县是黄连主要分布区,今湖南湘西州和贵州铜仁市是丹砂的主要分布区,湖南石门、慈利县是雄黄的主要分布区,这些地区明显具有某种或某类药材高度的专门化生产优势。[②] 然除了上述所列药材品种外,这些地区还有许多其他种类的药材,如恩施州有丹砂、硫黄、降真香、石蒜、山豆根、猪苓等药材产地,湘西州有麝香、降真香、黄连、黄药子、石蒜、山豆根、猪苓、硫黄等药材产地,铜仁市有硫黄、朴消、麝香、厚朴、杜仲、石蒜、山豆根、猪苓等药材产地,重庆石柱县有黄药子、朴消、石蒜、山豆根、猪苓等药材产地,可见这些地区药材产地又有明显的多样化特

---

①　王述英等主编:《产业经济学》,经济科学出版社2006年版,第285页。

②　卢华语、胡安徽:《唐宋时期渝鄂湘黔界邻地区药材生产及其影响》,《社会科学战线》2010年第7期,第82～85页。

征。之所以有如此分布之规律,是因为武陵山区既是一个药材资源丰富的区域,又是一个不同区域之间自然和人文条件有差异的区域。随着时代的发展,这些因素逐渐积淀、强化,最终形成这种产地分布规律。

二、变迁因素：综合性与差异性同在

中药资源学的研究结果表明,自然地理条件的改变和人类活动的因素对药材产区盛衰兴亡的影响至关重要。[1] 现代产业经济学认为,产业的发展受到自然条件、地理环境、交通运输和市场需求等多种因素的制约。[2]古代并无"产业"之说,但有"产业"之实,且产地和产业分布区域具有高度一致性,因此,现代所谓的产业发展条件即是古代产地所具备的条件。显然,无论是中药资源学还是产业经济学都强调了多种因素对产地的综合影响。唐至清代武陵山区药材产地的分布变迁同样也是多种因素共同作用的结果,具有显著的综合性,如鄂区和湘区成为武陵山区药材产地分布变迁较为显著的区域,不仅是因为2区有着丰富的药材资源,而且与其交通相对便利、经济开发状况较好、药材贸易比较繁荣有密切关系,是多种因素综合作用的结果。

不仅如此,影响武陵山区药材产地分布变迁的诸因素在不同类型、不同区域的药材产地变迁中的地位和作用不同,具有明显的差异性。

如历史时期武陵山区的地质、地貌变化不大,气候虽有变化[3],但对植物药材的产地变迁并未带来明显的影响,这是因为武陵山区本来就是一个气候变化比较剧烈的区域[4],在这一区域生长的植物药材已经适应了本区变化多端的气候;而气候对矿物药材的影响更是有限,但对动物药材的影响则较为显著,如本区所产犀牛自宋代以后灭绝便与南宋时期气候变冷有直接关系[5]。可见,自然条件对武陵山区植物和矿物药材的分布变迁影响

① 王文全、沈连生:《中药资源学》,学苑出版社2004年版,第81页。
② 巨荣良、王丙毅:《现代产业经济学》,山东人民出版社2009年版,第250页。
③ 竺可桢:《中国近五千年来气候变迁的初步研究》,《中国科学A辑》1973年第2期,第186页。
④ 详见本书第一章相关内容。
⑤ 文焕然等:《中国野生犀牛的灭绝》,重庆出版社2006年版,第224页。

有限,对动物药材产地的变迁影响较大,具有一定的差异性。

又如黔东北是元明清时期丹砂产地中心,唐宋时期黔区交通条件和经济开发水平均不及鄂区和湘区,元明清时期虽然该区的交通和经济状况有一定改善和发展,对丹砂的产地变迁带来一定影响,但真正促使黔区取代湘区成为元明清时期武陵山区丹砂产地中心的最主要因素则是生产技术的提高。明末清初,黔区铜仁府(治今贵州铜仁市)最早用火药开采丹砂矿[①],使丹砂生产效率极大提高,产量盛况空前,这充分说明技术因素在黔区丹砂产地变迁中的重要地位。再如湘区,虽然该区水陆交通相对便利,但该区内部药材产地分布变化有很大不同,唐宋元明清时期,今湖南沅陵(古代辰州治所)和石门、慈利(古代澧州所辖)等地一直是多种药材的产地分布区域,而今湖南芷江(古代沅州治所)、凤凰(清代凤凰厅治所)、永顺(清代永顺府治所)、吉首(清代乾州厅治所)、新晃(清代晃州厅治所)、靖州(古代靖州治所)等地的药材产地分布较今湖南沅陵和石门、慈利等地要小得多(参阅本书第二章)。造成这种分布状况不同的主要因素不是交通[②],而是经济开发的影响,因为今湖南芷江、凤凰、永顺、吉首、新晃、靖州等地地处武陵山区腹地,经济开发相对滞后,因此经济开发成为影响湘区内部药材产地分布变迁的最主要因素。

三、变迁影响: 奠定了当代本区药材产业的基础

现实是历史的延续。当代武陵山区的药材产业布局即是历史时期本区药材产地分布格局的传承与延伸。如历史时期(618—1840),今湖北恩施州和重庆石柱县即以出产黄连著名,而当代研究资料表明,黄连生产同样是恩施州的支柱产业,仅 2008 年恩施市就有黄连 8000 余亩,年产黄连 500 担左右;恩施市所辖利川自 2001 年以来,每年以新栽培黄连 1 万亩面积增长,2010 年面积达到 10 万亩,年产量超过 4000 吨[③];重庆石柱县黄连

---

① 贵州铜仁市地方志编纂委员会:《铜仁市志》(上册),贵州人民出版社 2003 年版,第 423 页。

② 参见本书第四章相关内容。

③ 据恩施州政府网(http://www.enshi.gov.cn/)、中华特产网(http://www.csn.com.cn/)公布的数据。

年产量为 1400 吨,在全国黄连生产中有极其重要的地位①。当代湖北恩施州和重庆石柱县被誉为"中国黄连之乡",依然是我国最主要的黄连产业重要基地。又,唐宋时期武陵山区贝母产地主要分布在施州(治今湖北恩施市),元明清时期贝母的产地虽有变迁,但该地区始终是贝母产地。时至当代,人们根据历史时期贝母产地的分布情况,在恩施州建立了贝母 GAP 生产基地②,同时加大了对恩施所产贝母的研究,如今湖北恩施州的贝母因其独特的疗效被药学界称为"湖北贝母"(或称"鄂贝")③,成为我国重要的贝母生产区。又如厚朴和杜仲,历史时期即主要分布在今湖北恩施州和湖南湘西地区,在当代,湖北恩施州所产厚朴被称为"紫油厚朴"④,而湖南慈利县种植的杜仲,由 20 世纪 80 年代初的 6 万亩发展壮大到今天的 38 万亩⑤,慈利县成为享誉湖南的杜仲生产基地。历史时期朱砂的产地分布对当代朱砂产地分布状况的影响也不可忽视。今贵州铜仁市唐至清代即是朱砂矿的主要产区,至当代,铜仁市仍是我国最重要的丹砂生产区,其所属万山区朱砂矿的矿石储量约 6000 万吨即是明证。⑥ 另,今湖南石门县早在南北朝时期就是雄黄的重要产地,经过 2000 多年的开采,至今仍是我国药用雄黄的主产区。⑦

　　上述诸例,虽仅是"缩影",但历史时期武陵山区药材产地的分布格局奠定了当代本区药材产业布局的基础,对当代武陵山区药材产业布局的影响是毋庸置疑的。由于中药材产业成为朝阳产业,本书将在附录中进一步就武陵山区的中药材产业化展开讨论,故而此节不再赘述。

---

　　① 钟颖等:《武陵山区中草药资源研究》,《中医药导报》2006 年第 2 期,第 64 页。

　　② 张万福等:《恩施道地药材的历史背景及传统品牌地位评价》,《中国中药杂志》2005 年第 1 期,第 22 页。按,GAP 是 Good Agricultural Practices of Medicinal Plants and Animals/Good Agricultural Practices 的简称,意即"中药材生产质量管理规范"。

　　③ 肖培根:《湖北贝母的研究进展》,《中国中药杂志》2002 年第 10 期,第 727 页。

　　④ 张万福等:《恩施道地药材的历史背景及传统品牌地位评价》,《中国中药杂志》2005 年第 1 期,第 22 页。

　　⑤ 周日宝等:《湖南省大宗道地药材的资源概况》,《世界科学技术—中医药现代化·中药资源研究与可持续利用》2003 年第 2 期,第 72 页。

　　⑥ 马洪主编:《中国经济名都名乡名号》,中国发展出版社 1992 年版,第 67 页。

　　⑦ 仝燕等:《湖南石门雄黄的研究》,《中国中医药科技》1997 年第 5 期,第 286 页。

参考文献①

一、古籍类

汉·许慎:《说文解字》,中华书局 1963 年版。

汉·班固:《汉书》,中华书局 1964 年版。

汉·司马迁:《史记》,中华书局 1973 年版。

汉·郑玄注,唐·孔颖达正义:《十三经注疏》,中华书局 1980 年版。

晋·张华:《博物志》,中华书局 1980 年版。

南朝宋·范晔:《后汉书》,中华书局 1965 年版。

南朝梁·宗懔:《荆楚岁时记》,《四库全书》本,台湾商务印书馆 1986 年版。

南朝梁·陶弘景撰,尚志钧等辑校:《本草经集注》,人民卫生出版社 1994 年版。

北魏·贾思勰:《齐民要术》,《丛书集成》本,台湾商务印书馆 1939 年版。

唐·欧阳询:《艺文类聚》,上海古籍出版社 1963 年版。

唐·魏征等:《隋书》,中华书局 1973 年版。

唐·刘餗:《隋唐嘉话》,中华书局 1979 年版。

唐·张鷟:《朝野佥载》,中华书局 1979 年版。

---

① "参考文献"排列顺序基本遵循以下规则:古籍类和方志类著作以作者生活时代为序,相同时代则以出版(版本)时间先后为序;出版(版本)时间不详的著作列于该时代有确切年代的著作之后;今人论著则以出版或发表先后为序;相同时代且相同出版时间的论著排序不分先后。

唐·苏敬等:《新修本草》,安徽科学技术出版社1981年版。

唐·段成式:《酉阳杂俎》,中华书局1981年版。

唐·韩鄂原编,缪启愉校释:《四时纂要校释》,农业出版社1981年版。

唐·刘肃:《大唐新语》,中华书局1984年版。

唐·杜佑:《通典》,中华书局1988年版。

唐·王焘撰,宋·林億、孙兆等校证:《外台秘要方》,上海古籍出版社1991年版。

唐·李林甫等:《唐六典》,中华书局1992年版。

唐·孙思邈著,李景荣等校释:《千金翼方校释》,人民卫生出版社1998年版。

唐·孙思邈撰,李景荣等校释:《备急千金要方校释》,人民卫生出版社1998年版。

唐·陈藏器撰,尚志钧辑释:《〈本草拾遗〉辑释》,安徽科学技术出版社2002年版。

后晋·刘昫等:《旧唐书》,中华书局1975年版。

宋·寇准:《忠愍公集》,《关中丛书》铅印本,陕西通志馆1934年版。

宋·洪咨夔:《平斋文集》,《四部丛刊续编·集部》,上海书店1934年版。

宋·赵汝适:《诸蕃志》,《丛书集成》本,上海商务印书馆1937年版。

宋·王溥:《唐会要》,中华书局1955年版。

宋·许叔微:《普济本事方》,上海科学技术出版社1959年版。

宋·李昉等:《太平御览》,中华书局1960年版。

宋·王钦若等:《册府元龟》,中华书局1960年版。

宋·李昉等:《太平广记》,中华书局1961年版。

宋·欧阳修、宋祁:《新唐书》,中华书局1975年版

宋·司马光:《资治通鉴》,中华书局1975年版

宋·范成大:《范石湖集》,上海古籍出版社1979年版。

宋·欧阳修:《归田录》,中华书局1981年版。

宋·苏轼:《东坡志林》,中华书局1981年版。

宋·江少虞:《宋朝事实类苑》,上海古籍出版社1981年版。

宋·王辟之:《渑水燕谈录》,中华书局1981年版。

宋·吴自牧:《梦粱录》,中国商业出版社 1982 年版。

宋·洪兴祖:《楚辞补注》,中华书局 1983 年版。

宋·何薳:《春渚纪闻》,中华书局 1983 年版。

宋·邵伯温:《邵氏闻见录》,中华书局 1983 年版。

宋·周密:《齐东野语》,中华书局 1983 年版。

宋·方勺:《泊宅编》,中华书局 1983 年版。

宋·蔡绦:《铁围山丛谈》,中华书局 1983 年版。

宋·周密:《齐东野语》,中华书局 1983 年版。

宋·赵与时:《宾退录》,上海古籍出版社 1983 年版。

宋·叶梦得:《避暑录话》,中华书局 1985 年版。

宋·吴处厚:《青箱杂记》,中华书局 1985 年版。

宋·龚鼎臣:《东原录》,《丛书集成》本,中华书局 1985 年版。

宋·李焘:《续资治通鉴长编》,中华书局 1985 版。

宋·陆游:《剑南诗稿》,上海古籍出版社 1985 年版。

宋·庞元英:《文昌杂录》,《四库全书》本,台湾商务印书馆 1986 年版。

宋·高承:《事物纪原》,《四库全书》本,台湾商务印书馆 1986 年版。

宋·宋祁:《益部方物略记》,《四库全书》本,台湾商务印书馆 1986 年版。

宋·俞文豹:《吹剑录外集》,《四库全书》本,台湾商务印书馆 1986 年版。

宋·阳枋:《字溪集》,《四库全书》本,台湾商务印书馆 1986 年版。

宋·张淏:《云谷杂记》,《四库全书》本,台湾商务印书馆 1986 年版。

宋·周密:《癸辛杂识续集》,《四库全书》本,台湾商务印书馆 1986 年版。

宋·曾敏行:《独醒杂志》,《四库全书》本,台湾商务印书馆 1986 年版。

宋·陆游:《入蜀记》,《四库全书》本,台湾商务印书馆 1986 年版。

宋·刘昌诗:《芦浦笔记》,中华书局 1986 年版。

宋·苏轼:《苏东坡全集》,中国书店 1986 年版。

宋·范成大撰,严沛校注:《桂海虞衡志校注》,广西人民出版社 1986 年版。

宋·王应麟:《玉海》,上海书店 1987 年版。

宋·苏轼:《苏轼文集》,中华书局 1988 年版。

宋·寇宗奭:《本草衍义》,人民卫生出版社 1990 年版。

宋·朱辅:《溪蛮丛笑》,中华书局1991年版。

宋·罗愿:《尔雅翼》,黄山书社1991年版。

宋·苏颂撰,尚志钧辑校:《本草图经》,安徽科学技术出版社1994年版。

宋·李昉:《文苑英华》,中华书局1996年版。

宋·蔡襄:《蔡襄集》,上海古籍出版社1996年版。

宋·黄庭坚:《黄庭坚全集》,四川大学出版社2001年版。

宋·孙光宪:《北梦琐言》,中华书局2002年版。

宋·范成大:《范成大笔记六种》,中华书局2002年版。

宋·唐慎微原著,艾晟刊定,尚志钧点校:《大观本草》,安徽科学技术出版社2002年版。

宋·汪应辰:《文定集》,译林出版社2009年版。

宋·吴渊:《退庵先生遗迹》,石门顾氏读画斋刊本。

金·李杲:《珍珠囊指掌补遗药性赋》,《四库全书存目丛书》,齐鲁书社1995年版。

元·脱脱等:《宋史》,中华书局1977年版。

元·倪瓒:《清閟阁全集》,《四库全书》本,台湾商务印书馆1986年版。

元·揭傒斯:《文安集》,《四库全书》本,台湾商务印书馆1986年版。

元·大司农司:《农桑辑要》,《四库全书》本,台湾商务印书馆1986年版。

元·王祯:《王氏农书》,《四库全书》本,台湾商务印书馆1986年版。

元·鲁明善:《农桑衣食撮要》,《四库全书》本,台湾商务印书馆1986年版。

元·马端临:《文献通考》,中华书局1986年版。

元·谢应芳:《龟巢稿》,《四部丛刊三编·集部》,上海书店1986年版。

明·黄道周:《博物典汇》,崇祯刻本。

明·宋濂等:《元史》,中华书局1976年版。

明·徐光启撰,石声汉校注:《农政全书校注》,上海古籍出版社1979年版。

明·叶盛:《水东日记》,中华书局1980年版。

明·王士性:《广志绎》,中华书局1981年版。

明·焦竑:《玉堂丛语》,中华书局1981年版。

明·余继登:《典故纪闻》,中华书局 1981 年版。

明·李时珍:《本草纲目》,人民卫生出版社 1982 年版。

明·刘文泰等:《本草品汇精要》,人民卫生出版社 1982 年版。

明·李诩:《戒庵老人漫笔》,中华书局 1982 年版。

明·罗曰褧:《咸宾录》,中华书局 1983 年版。

明·郑晓:《今言》,中华书局 1984 年版。

明·王锜:《寓圃杂记》,中华书局 1984 年版。

明·于慎行:《谷山笔尘》,中华书局 1984 年版。

明·陆容:《菽园杂记》,中华书局 1985 年版。

明·张瀚:《松窗梦语》,中华书局 1985 年版。

明·王世贞:《弇山堂别集》,中华书局 1985 年版。

明·徐溥等撰,李东阳重修:《明会典》,《四库全书》本,台湾商务印书馆 1986 年版。

明·朱橚:《救荒本草》,《四库全书》本,台湾商务印书馆 1986 年版。

明·薛瑄:《敬轩文集》,《四库全书》本,台湾商务印书馆 1986 年版。

明·卢之颐:《本草乘雅半偈》,人民卫生出版社 1986 年版。

明·王临亨:《粤剑编》,中华书局 1987 年版。

明·叶权:《贤博编》,中华书局 1987 年版。

明·陈嘉谟:《本草蒙筌》,人民卫生出版社 1988 年版。

明·张三锡:《医学六要》,《四库全书存目丛书》,齐鲁书社 1995 年版。

明·孙一奎:《医案》,《四库全书存目丛书》,齐鲁书社 1995 年版。

明·缪仲淳等:《缪仲淳医书全集》,学苑出版社 2000 年版。

明·杨慎:《全蜀艺文志》,线装书局 2003 年版。

明·王士性:《五岳游草》,中华书局 2006 年版。

清·清高宗敕撰:《清朝通典》,商务印书馆 1935 年版。

清·清高宗敕撰:《续文献通考》,《万有文库》本,上海商务印书馆 1936 年版。

清·陈梦雷等:《古今图书集成》,上海中华书局 1943 年缩影本。

清·刘锦藻:《清朝续文献通考》,商务印书馆 1955 年版。

清·徐松辑:《宋会要辑稿》,中华书局 1957 年影印本。

清·吴仪洛:《本草从新》,上海科学技术出版社 1958 年版。

清·彭定求等:《全唐诗》,中华书局 1960 年版。

清·吴其濬:《植物名实图考》,中华书局 1963 年版。

清·赵学敏辑:《本草纲目拾遗》,人民卫生出版社 1963 年版。

清·严如熤:《苗防备览》,华文书局 1969 年版。

清·张廷玉等:《明史》,中华书局 1974 年版。

清·赵尔巽等:《清史稿》,中华书局 1976 年版。

清·王士禛:《池北偶谈》,中华书局 1982 年版。

清·董诰等:《全唐文》,中华书局 1983 年版。

清·姚之骃:《元明事类钞》,《四库全书》本,台湾商务印书馆 1986 年版。

清·徐大椿:《医学源流论》,《四库全书》本,台湾商务印书馆 1986 年版。

清·孙廷铨:《颜山杂记》,《四库全书》本,台湾商务印书馆 1986 年版。

清·黄元御:《玉楸药解》,《四库全书存目丛书》,齐鲁书社 1995 年版。

清·顾彩:《容美纪游》,湖北人民出版社 1998 年版。

清·顾观光辑,杨鹏举校注:《神农本草经》,学苑出版社 2002 年版。

清·谈迁:《枣林杂俎》,中华书局 2006 年版。

清·殷万枬:《黔产补注》,殷氏藏本(黔江档案馆藏)。

民国·郑肖岩辑著,曹炳章增订:《增订伪药条辨》,科技卫生出版社 1959 年版。

民国·徐珂:《清稗类钞》,中华书局 1984 年版。

二、志书类

晋·常璩撰,任乃强校注:《华阳国志校补图注》,上海古籍出版社 1987 年版。

北魏·郦道元:《水经注》,浙江古籍出版社 2000 年版。

唐·梁载言:《十道志》,上海古籍出版社 1978 年排印本。

唐·李吉甫:《元和郡县图志》,中华书局 1983 年版。

宋·王存等:《元丰九域志》,中华书局 1984 年版。

宋·乐史:《太平寰宇记补阙》,《续修四库全书》本,上海古籍出版社 2002 年版。

宋·欧阳忞:《舆地广记》,四川大学出版社 2003 年版。

宋·祝穆:《方舆胜览》,中华书局 2003 年版。

宋·王象之:《舆地纪胜》,四川大学出版社 2005 年版。

宋·乐史:《太平寰宇记》,中华书局 2007 年版。

元·孛兰盻、岳铉修,金毓黻辑:《大元大一统志辑本》,辽沈书社 1985 年版。

元·刘应李原编,詹友谅改编:《大元混一方舆胜览》,四川大学出版社 2003 年版。

明·沈庠修,赵瓒等纂:弘治《贵州图经新志》,弘治刻本。

明·吴潜修,傅汝舟纂:正德《夔州府志》,正德八年(1513)原刻嘉靖增刻本。

明·熊相纂修:正德《四川志》,正德十三年(1518)刻本。

明·薛刚纂修,吴廷举续修:嘉靖《湖广图经志书》,嘉靖元年(1522)刻本。

明·杨珮修,刘黻纂:嘉靖《衡州府志》,嘉靖十五年(1536)刻本。

明·钟添纂次,田秋删定:嘉靖《思南府志》,嘉靖十五年(1536)刻本。

明·陈洪谟纂修:嘉靖《常德府志》,嘉靖十七年(1538)刻本。

明·杨鸾修,秦觉纂:嘉靖《云阳县志》,嘉靖二十年(1541)刻本。

明·刘大谟、杨慎等纂修:嘉靖《四川总志》,嘉靖二十四年(1545)刻本。

明·张时纂修:嘉靖《归州全志》,嘉靖二十八年(1549)刻本。

明·谢东山修,张道纂:嘉靖《贵州通志》,嘉靖三十四年(1555)刻本。

明·李贤:《大明一统志》,嘉靖三十八年(1559)刻本。

明·郑乔纂修:嘉靖《归州志》,嘉靖四十三年(1564)刻本。

明·杨培之纂修:嘉靖《巴东县志》,嘉靖刻本。

明·钟崇文纂修,方启参订正:隆庆《岳州府志》,隆庆刻本。

明·陈光前纂修:万历《慈利县志》,万历元年(1573)刻本。

明·胡汉等纂修:万历《郴州志》,万历四年(1576)刻本。

明·虞怀忠、郭棐纂修:万历《四川总志》,万历九年(1581)刻本。

明·徐学谟纂:万历《湖广总志》,万历十九年(1591)刻本。

明·王来贤、许一德纂修:万历《贵州通志》,万历二十五年(1597)刻本。

明·谭希思纂:万历《四川土夷考》,万历二十六年(1598)刻本。

明·郭子章纂:万历《黔记》,万历三十六年(1608)刻本。

清·张扶翼纂修,王光电续纂修:康熙《黔阳县志》,康熙五年(1666)刻本。

清·靖道谟等编纂,鄂尔泰等监修:康熙《贵州通志》,康熙十二年(1673)刊本。

清·齐祖望纂修:康熙《巴东县志》,康熙二十二年(1683年)刻本。

清·祝钟贤修,李大翥纂:康熙《靖州志》,康熙二十三年(1684)刻本。

清·陈辉璧纂修:康熙《麻阳县志》康熙三十三年(1694)刻本。

清·蒋深纂修:康熙《思州府志》,康熙六十一年(1722)增补刻本。

清·田雯编:康熙《黔书》,光绪十五年(1889)贵阳熊氏鸿林堂刻本。

清·陶文彬纂修:康熙《彭水县志》,彭水县档案馆存手抄本。

清·夏力恕等编纂,迈柱等监修:雍正《湖广通志》,雍正十一年(1733)刻本。

清·黄廷桂等修,张晋生等编纂:雍正《四川通志》,雍正十一年(1733)刻本。

清·张扶翼原本,王光电增辑:雍正《黔阳县志》,雍正十一年(1733)刻本。

清·李瑾纂修,王伯麟增修:乾隆《永顺县志》,乾隆十年(1745)刻本。

清·林翼池纂:乾隆《来凤县志》,乾隆丙子年(1756)刻本。

清·赵沁修,田榕纂:乾隆《玉屏县志》,乾隆二十二年(1757)刻本。

清·闵从隆纂修:乾隆《芷江县志》,乾隆二十五年(1760)刻本。

清·吕宣曾修,张开东纂:乾隆《直隶靖州志》,乾隆二十六年(1761)刻本。

清·张天如等纂修:乾隆《永顺府志》,乾隆二十八年(1763)刻本。

清·席绍葆等修,谢鸣盛等纂:乾隆《辰州府志》,乾隆三十年(1765)刻本。

清·王萦绪纂修:乾隆《石砫厅志》,乾隆四十年(1775)刻本。

清·张官五修,龚琰纂:乾隆《沅州府志》,乾隆五十五年(1790)刻本。

清·黄德基修,关天申纂:乾隆《永顺县志》,乾隆五十八年(1793)刻本。

清·鄂尔泰、张广泗修:乾隆《贵州通志》,乾隆六年(1741)刻嘉庆修补本。

清·洪亮吉:乾隆《府厅州县图志》,嘉庆八年(1803)刻本。

清·和珅:《大清一统志》,《四库全书》本,台湾商务印书馆1986年版。

清·常明等纂修:嘉庆《四川通志》,嘉庆二十一年(1816)刻本。

清·缴继祖修:嘉庆《龙山县志》,嘉庆二十三年(1818)刻本。

清·梅峄纂,苏益馨修:嘉庆《石门县志》,嘉庆二十三年(1818)刻本。

清·穆彰阿等修:嘉庆《重修一统志》,《四部丛刊》续编本,中华书局1978年版。

清·朱庭荣修,彭世德纂:道光《长阳县志》,道光二年(1822)刻本。

清·金德荣修,熊国夏、王师麟纂:嘉庆《永定县志》,道光三年(1823)刻本。

清·犹法贤:嘉庆《黔史》,光绪十五年(1889)贵阳熊氏鸿林堂刻本。

清·李宗昉编:嘉庆《黔记》,光绪十五年(1889)贵阳熊氏鸿林堂刻本。

清·蔡象衡等修,李逢生纂:嘉庆《通道县志》,1931年石印本。

清·徐会云等修,刘家传等纂:道光《辰溪县志》,道光元年(1821)刻本。

清·吉钟颖修,洪先焘纂:道光《鹤峰州志》,道光二年(1822)刻本。

清·黄应培修,孙钧铨等纂:道光《凤凰厅志》,道光四年(1824)刻本。

清·敬文等修,萧琯纂:道光《松桃厅志》,道光十六年(1836)松高书院刻本。

清·罗德昆纂:道光《施南府志》,道光丁酉年(1837)刻本。

清·郑士范纂修:道光《印江县志》,道光十七年(1837)刻本。

清·夏修恕等修,覃梦松纂:道光《思南府续志》,道光二十一年(1841)刻本。

清·袁景晖纂修:道光《建始县志》,道光二十一年(1841)刊本。

清·王槐龄纂修:道光《补辑石砫厅新志》,道光二十三年(1843)刻本。

清·罗绕典修:《黔南职方纪略》,道光二十七年(1847)刻。

清·爱必达:《黔南识略》,道光二十七年(1847)重刊本。

清·佚名:《辰州府义田总记》,道光二十八年(1848)刻本。

清·张绍龄纂修:咸丰《黔江县志》,咸丰元年(1851)刻本。

清·张金澜修,蔡景星等纂:同治《宣恩县志》,同治二年(1863)刻本。

清·王鳞飞等修,冯世瀛等纂:同治《增修酉阳直隶州总志》,同治三年(1864)刻本。

清·张锐堂修,程尚川等纂:同治《续增黔江县志》,同治三年(1864)刻本。

清·张梓修,张光杰纂:同治《咸丰县志》,同治四年(1865)刊本。

清·何蕙馨修:同治《利川县志稿》,同治四年(1865)刻本。

155

清·熊启咏纂修:同治《建始县志》,同治五年(1866)刻本。

清·李勖修,何远鉴等纂:同治《来凤县志》,同治五年(1866)刻本。

清·陈惟模修,谭大勋纂:同治《长阳县志》,同治五年(1866)刻本。

清·崔培元修,龚绍仁纂:同治《宜都县志》,同治五年(1866)刻本。

清·徐澍楷修,雷春沼纂:同治《续修鹤峰州志》,同治六年(1867)刻本。

清·多寿等纂修:同治《恩施县志》,同治七年(1868)刊本。

清·林葆元、陈煊修,申正扬纂:同治《石门县志》,同治七年(1868)刻本。

清·稽有庆修,魏湘纂:同治《续修慈利县志》,同治八年(1869)刻本。

清·何玉棻修,魏式曾纂:同治《直隶澧州志》,同治八年(1869)刻本。

清·万修廉等修,张序枝等纂:同治《续修永定县志》,同治八年(1869)刻本。

清·盛庆绂,吴秉慈修,盛一林纂:同治《芷江县志》,同治九年(1870)刻本。

清·李焕春等修:同治《长乐县志》,同治九年(1870)补刻本。

清·吕绍衣等修,王应元等纂:同治《重修涪州志》,同治九年(1870)刻本。

清·松林修,何远鉴纂:同治《施南府志》,同治十年(1871)刻本。

清·林继钦等修,袁祖绥纂:同治《保靖县志》,同治十年(1871)刻本。

清·周来贺修,卢元勋纂:同治《桑植县志》,同治十一年(1872)刻本。

清·姜钟琇等修,王振玉等纂:同治《新修麻阳县志》,同治十二年(1873)刻本。

清·吴嗣仲续修,张官五等纂修:同治《沅州府志》,同治十二年(1873)刻本。

清·魏式曾、唐赓修,李龙章纂:同治《永顺府志》,同治十三年(1874)刻本。

清·陈鸿作等修,杨大诵等纂:同治《黔阳县志》,同治十三年(1874)刻本。

清·廖恩树修,萧佩声纂:同治《巴东县志》,光绪六年(1880)重刊本。

清·宋忠等修,许光曙等纂:同治《沅陵县志》,光绪二十八年(1902)补版重印本。

清·多寿等纂修:同治《恩施县志》,1931年铅字重印本。

清·庄定域等修:光绪《彭水县志》,光绪元年(1875)刻本。

清·黄世昌等纂:光绪《会同县志》,光绪二年(1876)刻本。

清·邱任伟等修纂:光绪《石阡府志》,光绪二年(1876)刊本。

清·蒋琦溥等修,张汉搓纂,林书勋增修:光绪《乾州厅志》,光绪三年(1877)续修刻本。

清·符为霖等纂,谢宝文续修,刘沛续纂:光绪《龙山县志》,光绪四年(1878)续修同治本。

清·吴起凤等修,唐际虞等纂:光绪《靖州直隶州志》,光绪五年(1879)刻本。

清·李廷鉽等纂,倪文蔚等修:光绪《荆州府志》,光绪六年(1880)刻本。

清·李炘辑,沈云骏补纂:光绪《归州志》,光绪八年(1882)刊本。

清·王庭桢等修,雷春沼等纂:光绪《施南府志续编》,光绪十年(1884)合编本。

清·李翰章、卞宝第修,曾国荃等纂:光绪《湖南通志》,光绪十一年(1885)铅印本。

清·厉祥官等修,陈鸿渐纂:光绪《续修鹤峰州志》,光绪十一年(1885)刻本。

清·阎镇珩纂修:光绪《石门县志》,光绪十五年(1889)刻本。

清·张澍:《续黔书》,光绪十五年(1889)贵阳熊氏鸿林堂刻本。

清·王寿松修,李稽勋纂:光绪《秀山县志》,光绪十七年(1891)刊本。

清·耿维中等修,黄河清纂:光绪《凤凰厅续志》,光绪十八年(1892)刻本。

清·黄世崇纂修:光绪《利川县志》,光绪二十年(1894)钟灵书院刻本。

清·张九章修,陈藩垣纂:光绪《黔江县志》,光绪二十年(1894)刊本。

清·董鸿勋纂修:光绪《古丈坪厅志》,光绪三十三年(1907)铅印本。

清·觉罗清泰纂修:光绪《辰州府乡土志》,光绪三十三年(1907)抄本。

清·金蓉镜:光绪《靖州乡土志》,光绪三十四年(1908)刊本。

清·王树人修,侯昌铭纂:光绪《永定县乡土志》,1920年铅印本。

清·杨应玑、谭永泰、刘清云编:光绪《石硅厅乡土志》,清抄本。

清·董鸿勋纂修:宣统《永绥厅志》,宣统元年(1909)刻本。

清·佚名:宣统《贵州地理志》,宣统二年(1910)油印本。

清·顾炎武:《天下郡国利病书》,《四部丛刊》本,上海书店1935年版。

清·王锡祺辑:《小方壶斋舆地丛钞》,杭州古旧书店 1985 年版。

清·顾炎武:《肇域志》,上海古籍出版社 2004 年版。

清·顾祖禹:《读史方舆纪要》,中华书局 2005 年版。

清·许鸿磐纂:《方舆考证》,贵阳熊氏刻本。

张仲炘等纂:民国《湖北通志》,1921 年刻本。

吴剑佩等修,舒立淇纂:民国《溆浦县志》,1921 年活字本。

田兴奎修,吴恭亨纂:民国《慈利县志》,1923 年铅印本。

刘湘修,施云纂:《涪陵县续修涪州志》,1928 年铅印本。

胡履新、张孔修纂:民国《永顺县志》,1930 年铅印本。

京滇公路周览会贵州分会宣传部编:《今日之贵州》,1936 年铅印本。

张礼纲修,黎民怡等纂:民国《德江县志》,1942 年石印本。

杨化育修:民国《沿河县志》,1943 年铅印本。

刘显世等修,任可澄等纂:民国《贵州通志》,1948 年铅印本。

夏如宾等:民国《玉屏县志》,1948 年铅印本。

马震昆修:民国《思南县志稿》,1965 年贵州省图书馆据馆藏钞本复制油印本。

务川县修志局、图书馆:民国《务川县备志》,1965 年贵州省图书馆据上海图书馆藏本复制油印本。

李世家纂修:民国《玉屏县志资料》,1966 年贵州省图书馆据复写呈报本复制。

周国华等修:民国《石阡县志》,1966 年贵州省图书馆据石阡县档案馆藏稿本复制油印本。

中共贵州省铜仁地委办公室档案室、贵州省铜仁地区志·党群编辑室整理:民国《铜仁府志》(民国缩印本),贵州人民出版社 1992 年版。

龙山县修志办公室编:《龙山县志》,内部资料,1985 年印刷。

黔江土家族苗族自治县卫生志编纂领导小组编:《黔江土家族苗族自治县卫生志》,内部资料,1986 年印刷。

彭水苗族土家族自治县卫生局编:《彭水县卫生志》,内部资料,1987 年印刷。

凤凰县志编纂委员会编:《凤凰县志》,湖南人民出版社 1988 年版。

古丈县志编纂委员会编:《古丈县志》,巴蜀书社1989年版。

湖北省来凤县县志编纂委员会编纂:《来凤县志》,湖北人民出版社1990年版。

湖北省鹤峰县史志编纂委员会编纂:《鹤峰县志》,湖北人民出版社1990年版。

湖南省慈利县志编纂委员会编:《慈利县志》,农业出版社1990年版。

保靖县征史修志领导小组编:《保靖县志》,中国文史出版社1990年版。

咸丰县志编纂委员会编:《咸丰县志》,武汉大学出版社1990年版。

《黔江土家族苗族自治县概况》编写组编:《黔江土家族苗族自治县概况》,四川民族出版社1990年版。

利川民族志编纂委员会编:《利川市民族志》,四川民族出版社1991年版。

思南县志编纂委员会编:《思南县志》,贵州人民出版社1992年版。

湖北省长阳土家族自治县地方志编纂委员会编:《长阳县志》,中国城市出版社1992年版。

沿河土家族自治县志编纂委员会编:《沿河土家族自治县志》,贵州人民出版社1993年版。

新晃侗族自治县地方志组纂委员会编:《新晃县志》,三联书店1993年版。

湖南省花垣县地方志编纂委员会编:《花垣县志》,三联书店1993年版。

湖北省利川市志编纂委员会编:《利川市志》,湖北科学技术出版社1993年版。

湖北省巴东县志编纂委员会编:《巴东县志》,湖北科学技术出版社1993年版。

鄂西土家族苗族自治州民族事务委员会编:《鄂西土家族苗族自治州民族志》,四川民族出版社1993年版。

湖南省泸溪县志编纂委员会编:《泸溪县志》,社会科学文献出版社1993年版。

建始县地方志编纂委员会编:《建始县志》,湖北辞书出版社1994年版。

石柱县志编纂委员会编:《石柱县志》,四川辞书出版社1994年版。

湖北省五峰土家族自治县地方志编纂委员会编:《五峰县志》,中国城市出版社1994年版。

四川省黔江土家族苗族自治县志编纂委员会编:《黔江县志》,中国社会出版社 1994 年版。

贵州省德江县地方志编纂委员会编:《德江县志》,贵州人民出版社 1994 年版。

江口县志编纂委员会编:《江口县志》,贵州人民出版社 1994 年版。

宣恩县志编纂委员会编:《宣恩县志》,武汉工业大学出版社 1995 年版。

永顺县志编纂委员会编:《永顺县志》,湖南出版社 1995 年版。

彭水县志编纂委员会编纂:《彭水县志》,四川人民出版社 1997 年版。

恩施州志编纂委员会编:《恩施州志》,湖北人民出版社 1998 年版。

《贵州通史》编委会编:《贵州通史》,当代中国出版社 2002 年版。

《酉阳县志》编纂委员会编:《酉阳县志》,重庆出版社 2002 年版。

贵州铜仁市地方志编纂委员会:《铜仁市志》(上册),贵州人民出版社 2003 年版。

重庆市地方志编纂委员会编:《重庆市志》(第 3 卷),西南师范大学出版社 2004 年版。

重庆市黔江区地方志编纂委员会编:《黔江地区志》,重庆出版社 2006 年版。

三、考古类

《石刻史料新编》(第三辑),台湾新文丰出版公司 1986 年版。

王善才:《清江考古》,科学出版社 2004 年版。

陈全家等:《清江流域古动物遗存研究》,科学出版社 2004 年版。

郑永禧著,邓治凡等校注:《施州考古录校注》,新华出版社 2004 年版。

王晓宁:《恩施自治州碑刻大观》,新华出版社 2004 年版。

四、今人研究成果

(一)国内学者成果

1.著作

吴承洛:《中国度量衡史》,上海商务印书馆 1937 年版。

蒋君章编著:《西南经济地理纲要》,正中书局 1943 年版。

何辑五:《十年来贵州经济建设》,正中书局 1947 年版。

郭沫若等:《管子集校》,科学出版社 1956 年版。

陈邦贤:《中国医学史》,商务印书馆 1957 年版。

南京药学院药材教研组集体编著:《药材学》,人民卫生出版社 1960 年版。

中国科学院语言研究所词典编辑室编:《现代汉语词典》,商务印书馆 1973 年版。

章诗同:《荀子简注》,上海人民出版社 1974 年版。

北京中医学院主编:《中国医学史》,上海科学技术出版社 1978 年版。

张保良等:《麝的驯养》,农业出版社 1979 年版。

梁方仲:《中国历代户口、田地、田赋统计》,上海人民出版社 1980 年版。

袁珂:《山海经校注》,上海古籍出版社 1980 年版。

夏湘蓉等:《中国古代矿业开发史》,地质出版社 1980 年版。

辞海编辑委员会编:《辞海》(缩印本),上海辞书出版社 1980 年版。

谭其骧主编:《中国历史地图集》,中国地图出版社 1982 年版。

杜石然等:《中国科学技术史稿》,科学出版社 1982 年版。

邓广铭、程应镠主编:《宋史研究论文集》,上海古籍出版社 1982 年版。

傅维康:《医药史话》,上海科学技术出版社 1982 年版。

张纯元:《人口经济学》,北京大学出版社 1983 年版。

《鄂西土家族简史》编写组编:《鄂西土家族简史》,1983 年编印。

沈从文:《湘西风采》,湖南人民出版社 1983 年版。

张国栋:《中草药同名异物辨》,吉林人民出版社 1983 年版。

薛愚:《中国药学史料》,人民卫生出版社 1984 年版。

鹤峰县药材检验所编:《鹤峰县中药鉴别手册》,内部资料,1985 年油印本。

傅筑夫:《中国封建社会经济史》(四),人民出版社 1986 年版。

杜瑜等:《中国历史地理学论著索引(1900—1980)》,书目文献出版社 1986 年版。

湖南省农业区划委员会编著:《湖南省农业区划 2》,湖南科学技术出版社 1986 年版。

严耕望:《唐代交通图考》第 4 卷《山剑滇黔区》,台湾商务印书馆 1986

年版。

周安方:《医药并精的李时珍》,北京燕山出版社 1986 年版。

杨正泰:《中国历史地理要籍介绍》,四川人民出版社 1987 年版。

李敬洵:《唐代四川经济》,四川省社会科学院出版社 1988 年版。

杜平等:《中国各民族的消费风俗》,广西人民出版社 1988 年版。

卢华语等:《古代长江上游的经济开发》,西南师范大学出版社 1989 年版。

渠时光:《中国药学史》,辽宁大学出版社 1989 年版。

刘孝瑜:《土家族》,民族出版社 1989 年版。

蓝勇:《四川古代交通路线史》,西南师范大学出版社 1989 年版。

湖北省农业区划委员会办公室编:《湖北山区开发概论》,湖北科学技术出版社 1989 年版。

李伯重:《唐代江南农业的发展》,农业出版社 1990 年版。

吴传钧、侯锋:《国土开发整治与规划》,江苏教育出版社 1990 年版。

祝卓:《人口地理学》,中国人民大学出版社 1991 年版。

田荆贵:《中国土家族习俗》,中国文史出版社 1991 年版。

徐春甫:《古今医书大全》,人民卫生出版社 1991 年版。

王承尧、罗午:《土家族土司简史》,中央民族学院出版社 1991 年版。

李仲均等:《中国古代矿业》,天津教育出版社 1991 年版。

政协湘西土家族苗族自治州文史资料办编:《湘西文史资料·钱币史料》(第 20 辑),内部资料,1991 年印刷。

蓝勇:《历史时期西南经济开发与生态变迁》,云南教育出版社 1992 年版。

尚武主编:《武陵山区经济开发初探》,湖南出版社 1992 年版。

任美锷、包浩生:《中国自然区域及开发整治》,科学出版社 1992 年版。

陈新谦等:《中国近代药学史》,人民卫生出版社 1992 年版。

宋正海主编:《中国古代重大自然灾害和异常年表总集》,广东教育出版社 1992 年版。

马洪主编:《中国经济名都名乡名号》,中国发展出版社 1992 年版。

夏邦栋、刘寿和编著:《地质学概论》,高等教育出版社 1992 年版。

张鸣皋:《药学发展简史》,中国医药科技出版社 1993 年版。

黄泰康:《天然药物地理学》,中国医药科技出版社 1993 年版。

何业恒:《中国珍稀兽类的历史变迁》,湖南科学技术出版社 1993 年版。

郭声波:《四川历史农业地理》,四川人民出版社 1993 年版。

方如康:《中国医学地理学》,华东师范大学出版社 1993 年版。

徐杰舜等:《中国的风俗》,人民出版社 1993 年版。

华夫主编:《中国古代名物大典》,济南出版社 1993 年版。

黎小龙等:《交通贸易与西南开发》,西南师范大学出版社 1994 年版。

伍新福主编:《湖南通史·古代卷》,湖南出版社 1994 年版。

谭见安主编:《中国的医学地理学研究》,中国医药科技出版社 1994 年版。

方如康:《中国的地形》,商务印书馆 1995 年版。

中国药材公司编著:《中国中药资源》,科学出版社 1995 年版。

中国药材总公司编:《中国中药区划》,科学出版社 1995 年版。

龚胜生:《清代两湖农业地理》,华中师范大学出版社 1995 年版。

李翰等:《土家族经济史》,陕西人民教育出版社 1996 年版。

《全国中草药汇编》编写组编:《全国中草药汇编》(第二版),人民卫生出版社 1996 年版。

中国人民政治协商会议贵州省委员会文史资料委员会编:《贵州文史资料选辑》(第 33 辑),内部资料,1996 年印刷。

鄂西土家族苗族自治州公路史志编审委员会编:《鄂西公路史》,武汉出版社 1996 年版。

王水潮、吴焕才:《矿物药的沿革与演变》,青海人民出版社 1996 年版。

刘再兴:《区域经济理论与方法》,中国物价出版社 1996 年版。

胡如雷:《隋唐五代社会经济史论稿》,中国社会科学出版社 1996 年版。

陈代光:《中国历史地理》,广东高等教育出版社 1997 年版。

彭万廷等主编:《巴楚文化研究》,中国三峡出版社 1997 年版。

胡世林:《中国地道药材论丛》,中医古籍出版社 1997 年版。

吴松弟:《中国移民史》,福建人民出版社 1997 年版。

刘钝等:《科史薪传:庆祝杜石然先生从事科学史研究四十周年学术论文集》,辽宁教育出版社 1997 年版。

廖育群、傅芳、郑金生:《中国科学技术史·医学卷》,科学出版社 1998 年版。

马勇主编：《旅游学概论》，高等教育出版社1998年版。

何江等：《湘西低温汞、锑、金矿床成矿作用地球化学研究》，地质出版社1998年版。

郭振淮：《经济区与经济区划》，中国物价出版社1998年版。

田发刚、谭笑：《鄂西土家族传统文化概观》，长江文艺出版社1998年版。

刘光明：《中国自然地图集》（第2版），中国地图出版社1998年版。

《贵州六百年经济史》编辑委员会编：《贵州六百年经济史》，贵州人民出版社1998年版。

邓辉：《土家族区域的考古文化》，中央民族大学出版社1999年版。

巫瑞书：《南方传统节日与楚文化》，湖北教育出版社1999年版。

方培元主编：《楚俗研究（第三集）》，湖北美术出版社1999年版。

王致谱、蔡景峰：《中国中医药50年（1949—1999）》，福建科学技术出版社1999年版。

杨万钟：《经济地理学导论》（修订4版），华东师范大学出版社1999年版。

蓝勇：《古代交通生态研究与实地考察》，四川人民出版社1999年版。

路遇等：《中国人口通史》，山东人民出版社2000年版。

葛兆光：《中国思想史》（第2卷），复旦大学出版社2000年版。

施和金：《中国历史地理研究》，南京师范大学出版社2000年版。

董恺忱、范楚玉：《中国科学技术史·农学卷》，科学出版社2000年版。

田敏：《土家族土司兴旺史》，民族出版社2000年版。

段超：《土家族文化史》，民族出版社2000年版。

黄璐琦：《分子生药学》（第2版），北京大学医学出版社2000年版。

赵存义、赵春塘：《本草名考》，中医古籍出版社2000年版。

戴藩瑨：《中国本草常见药用植物源流考》，西南师范大学出版社2000年版。

中华人民共和国卫生部药政管理局等：《现代实用本草》（下册），人民卫生出版社2000年版。

雷喻义：《巴蜀文化与四川旅游资源开发》，四川人民出版社2000年版。

邹逸麟：《中国历史人文地理》，科学出版社2001年版。

扈纪华等：《中华人民共和国药品管理法释义与适用指南》，中国言实出版社 2001 年版。

肖冰梅主编：《贝母》，中国中医出版社 2001 年版。

祖武主编：《中国社会科学院历史研究所学刊(第一集)》，社会科学文献出版社 2001 年版。

华林甫：《中国历史地理学五十年(1949—1999)》，学苑出版社 2001 年版。

张文：《宋朝社会救济研究》，西南师范大学出版社 2001 年版。

张全明、张翼之：《中国历史地理论纲》，华中师范大学出版社 2001 年版。

卢华语：《古代重庆经济研究》，重庆出版社 2002 年版。

卢华语：《川渝经济探研》，重庆出版社 2002 年版。

肖培根：《新编中药志》(第 4 卷)，化学工业出版社 2002 年版。

刘君德等：《中外行政区划比较研究》，华东师范大学出版社 2002 年版。

张海英：《明清江南商品流通与市场体系》，华东师范大学出版社 2002 年版。

邓辉：《土家族区域经济发展史》，中央民族大学出版社 2002 年版。

李钟文：《中药学》，中国中医药出版社 2002 年版。

陈震、王淑芳编：《黄连丰产栽培技术》，中国农业出版社 2002 年版。

冉懋雄、周厚琼：《中国药用动物养殖与开发》，贵州科技出版社 2002 年版。

郑学檬：《中国古代经济重心南移和唐宋江南经济研究》，岳麓书社 2003 年版。

李昆等：《古国名邑·中华药都》，江西人民出版社 2003 年版。

任放：《明清长江中游市镇经济研究》，武汉大学出版社 2003 年版。

吴殿廷：《区域经济学》，科学出版社 2003 年版。

符太浩：《〈溪蛮丛笑〉研究》，贵州民族出版社 2003 年版。

王善才：《考古发现与早期巴人揭秘》，湖北人民出版社 2003 年版。

史继忠：《贵州文化》，内蒙古教育出版社 2003 年版。

凌纯声、芮逸夫：《湘西苗族调查报告》，民族出版社 2003 年版。

邹东涛：《经济中国之新制度经济学与中国》，中国经济出版社 2004 年版。

李孝聪：《中国区域历史地理》，北京大学出版社 2004 年版。

杨建文等：《产业经济学》，学林出版社 2004 年版。

王永生:《麝香生产技术》,中国农业出版社 2004 年版。

朱晓明、范晓文:《中药学专业知识 一》,中国医药科技出版社 2004 年版。

王文全、沈连生:《中药资源学》,学苑出版社 2004 年版。

徐杰舜主编:《汉族风俗史》(第 1 卷),学林出版社 2004 年版。

杨宽:《中国古代冶铁技术发展史》,上海人民出版社 2004 年版。

柴焕波:《武陵山区考古纪行》,岳麓书社 2004 年版。

柴焕波:《武陵山区古代文化概论》,岳麓书社 2004 年版。

孙久文:《区域经济规划》,商务印书馆 2004 年版。

李晓杰:《体国经野:历代行政区划》,长春出版社 2004 年版。

王忠壮、胡晋红:《现代中药学》,第二军医大学出版社 2005 年版。

刘伦文:《武陵地区经济社会发展研究》,民族出版社 2005 年版。

宋仕平:《土家族传统制度与文化研究》,民族出版社 2005 年版。

张秀生等:《区域经济理论》,武汉大学出版社 2005 年版。

陈重明、黄胜白:《本草学》,东南大学出版社 2005 年版。

卢华语主编:《〈全唐诗〉经济资料辑释与研究》,重庆出版社 2006 年版。

务川仡佬族苗族自治县民族事务局编:《务川仡佬族》,贵州民族出版社 2006 年版。

田华咏:《土家族医药研究新论》,中医古籍出版社 2006 年版。

杨世海:《中药资源学》,中国农业出版社 2006 年版。

陈士林、肖培根:《中药资源可持续利用导论》,中国医药科技出版社 2006 年版。

吕嘉戈:《挽救中医》,广西师范大学出版社 2006 年版。

文焕然等:《中国野生犀牛的灭绝》,重庆出版社 2006 年版。

祝光强、向国平编:《容美土司概观》,湖北人民出版社 2006 年版。

傅衣凌:《傅衣凌著作集·明清社会经济变迁论》,中华书局 2007 年版。

徐春波:《本草古籍常用道地药材考》,人民卫生出版社 2007 年版。

唐廷猷:《中国药业史》(第 2 版),中国医药科技出版社 2007 年版。

盛和林、刘志霄:《中国麝科动物》,上海科技出版社 2007 年版。

王家葵等:《中药材品种沿革及道地性》,中国医药科技出版社 2007 年版。

原所贤等:《〈泊宅编〉医学史料小考》,科学技术文献出版社 2007 年版。

王玉梅:《中国医药产业成长障碍》,上海人民出版社 2007 年版。

滕佳林:《本草古籍矿物药应用考》,人民卫生出版社 2007 年版。

温翠芳:《唐代外来香药研究》,重庆出版社 2007 年版。

蔡运龙:《自然资源学原理》,科学出版社 2007 年版。

吴永章、田敏:《鄂西民族地区发展史》,民族出版社 2007 年版。

宋仕平:《土家族古代社会制度文化研究》,民族出版社 2007 年版。

龙湘平:《湘西民族工艺文化》,辽宁美术出版社 2007 年版。

王美英:《明清长江中游地区的风俗与社会变迁》,武汉大学出版社 2007 年版。

武仙竹:《长江三峡动物考古学研究》,重庆出版社 2007 年版。

彭振坤、黄柏权:《土家族文化资源保护与利用》,社会科学文献出版社 2007 年版。

李吉和、田敏主编:《民族地区开发史论集》,湖北人民出版社 2007 年版。

柏贵喜、孟凡云主编:《南方民族社会文化史论集》,湖北人民出版社 2007 年版。

全球化下明史研究之新视野国际学术研讨会编:《全球化下明史研究之新视野论文集》,2007 年打印本。

中国人民政治协商会议湖南省石门县委员会编:《神奇石门》(山水卷、物产卷),大众文艺出版社 2007 年版。

陕西师范大学中国历史地理研究所、西北历史环境与经济社会发展研究中心编:《人类社会经济行为对环境的影响和作用》,三秦出版社 2007 年版。

张振平:《优质烤烟区划理论与实践》,陕西科学技术出版社 2007 年版。

尚志钧辑校:《神农本草经校注》,学苑出版社 2008 年版。

陈心林:《民族理论与民族政策教程》,湖北人民出版社 2008 年版。

张海鹏:《中国历史学 30 年:1978—2008》,中国社会科学出版社 2008 年版。

江泳:《中医行为医学》,中国中医药出版社 2008 年版。

罗智康:《〈明史·贵州地理志〉考释》,贵州人民出版社 2008 年版。

宋越舜主编:《宁波经济与社会发展的理性思考》,宁波出版社 2008 年版。

李伟等:《旅游地质文化论纲》,冶金工业出版社 2008 年版。

张建民:《10 世纪以来长江中游区域环境、经济与社会变迁》,武汉大学出版社 2008 年版。

文榕生:《中国珍稀野生动物分布变迁》,山东科学技术出版社 2009 年版。

卢华语等:《唐代西南经济研究》,科学出版社 2010 年版。

杨洁、邓子鲲:《中国传统医药文化》,南京大学出版社 2015 年版。

2.报纸刊物

检曙峦:《贵州苗族杂谭》,《东方杂志》1923 年第 20 卷第 13 期。

张敷荣:《苗族之特点》,《清华周刊》1927 年第 28 卷第 12 期。

竺可桢:《中国近五千年来气候变迁的初步研究》,《中国科学 A 辑》1973 年第 2 期。

严耕望:《唐代黔中牂牁诸道考略》,《历史语言研究所集刊》1979 年第 2 期。

沈连生:《地道药材》,《中药材科技》1982 年第 1 期。

文焕然等:《中国珍稀动物历史变迁的初步研究》,《湖南师院学报(自然科学版)》1981 年第 2 期。

杨文衡:《我国古代采矿技术史(坑采)》,《中国古代史论丛》1982 年第 2 辑。

王永兴:《唐代土贡资料系年》,《北京大学学报(哲学社会科学版)》1982 年第 4 期。

邹蕴章:《杜甫的卖药生涯》,《湖南师院学报》1983 年第 2 期。

林立平:《唐后期的人口南迁及其影响》,《江汉论坛》1983 年第 9 期。

张建民:《清代湘鄂西山区的经济开发及其影响》,《中国社会经济史研究》1984 年第 2 期。

郭成圩:《黄连史》,《中华医史杂志》1985 年第 4 期。

佚名:《全国最困难的十个山区》,《瞭望》1985 年第 9 期。

林时九:《湘西吉首发现窖藏铜钱》,《考古》1986 年第 1 期。

陈天俊:《"五溪蛮"地区的社会结构与经济形态》,《贵州文史丛刊》1988 年第 4 期。

徐伯夫:《清代前期新疆地区的城镇经济》,《新疆社会科学》1988 年第 5 期。

杜石然:《历史上的中药在国外》,《自然科学史研究》1990 年第 1 期。

邓辉:《宋代土家族地区农业经济发展初探》,《中南民族学院学报》1990 年第 2 期。

谢宗万:《论道地药材》,《中医杂志》1990 年第 10 期。

臧载阳:《羚羊角本草考证》,《南京中医学院学报》1990 年第 1 期。

樊志民:《中国古代农业区划研究》,《中国农史》1991 年第 1 期。

吴琦:《古代湖北风俗演变考》,《中南民族学院学报》1991 年第 3 期。

刘洪杰:《中国古代独角兽的类型及其地理分布的历史变迁》,《中国历史地理论丛》1991 年第 4 辑。

施和金:《唐宋时期经济重心南移的地理基础》,《南京师范大学学报》1991 年第 10 期。

王开义:《新疆出土医药文献述要》,《新疆中医药》1992 年第 1 期。

肖小河等:《川产道地药材生产布局研究》,《中国中药杂志》1992 年第 2 期。

沈保安:《预知子、王瓜及燕覆子的本草考证》,《时珍国药研究》1993 年第 4 期。

杨淑培、吴正铠:《中国养蜂史大事记》《中国养蜂史大事记》(续),《古今农业》1994 年第 3、4 期。

彭延辉等:《土家族医药史探讨》,《中国民族民间医药杂志》1994 年第 7 期。

龚胜生:《中国先秦两汉时期的医学地理学思想》,《中国历史地理论丛》1995 年第 3 辑。

李幹、周祉征:《羁縻制度时期的土家族经济》,《中央民族大学学报》1995 年第 5 期。

蓝勇:《历史时期中国野生犀象分布的再探索》,《历史地理》1995 年第 12 辑。

吴松弟:《唐后期五代江南地区的北方移民》,《中国历史地理论丛》1996 年第 3 辑。

李杰:《改土归流后湘鄂川黔毗邻地区的手工业和商业》,《江汉论坛》1996 年第 11 期。

何业恒等:《中国麝地理分布的变迁和麝香生产的消长》,载上官鸿南、朱士光主编《史念海先生八十寿辰学术文集》,陕西师范大学出版社1996年版。

柏贵喜:《清代土家族地区商品经济的发展及其影响》,《贵州民族研究》1997年第4期。

黄璐琦等:《"道地药材"的生物学探讨》,《中国药学杂志》1997年第9期。

段超:《清代改土归流后土家族地区的农业经济开发》,《中国农史》1998年第3期。

姚超美等:《湖南石门雄黄矿床找矿远景探析》,《化工矿产地质》1998年第3期。

龚胜生:《历史医学地理学刍议》,《中国历史地理论丛》1998年第4辑。

龚胜生:《川渝地区百岁老人地理分布及其长寿原因》,《华中师范大学学报(自然科学版)》1998年第4期。

杨国安:《明清鄂西山区的移民与土地垦殖》,《中国农史》1999年第1期。

王大建等:《中国经济重心南移原因再探讨》,《文史哲》1999年第3期。

龚胜生:《2000年来中国地甲病的分布变迁及其经济社会影响研究》,《地理学报》1999年第4期。

段超:《宋代土家族地区农业发展浅析》,《西南民族学院学报》1999年第4期。

王赛时:《唐宋饮食中的药苗》,《烹调知识》1999年第6期。

李倩:《元明时期土家族经济形态论析》,《江汉论坛》1999年第10期。

段超:《土司时期土家族地区的农业经济》,《中国农史》2000年第1期。

朱圣钟:《历史时期鄂西南土家族地区的农业结构》,《中国历史地理论丛》2000年第2辑。

朱圣钟:《鄂西南民族地区农业结构的演变》,《中国农史》2000年第4期。

刘芄等:《朱砂现今主要产地的本草考证》,《中国中药杂志》2000年第4期。

陈功锡等:《武陵山地区种子植物区系特征及植物地理学意义》,《中山大学学报(自然科学版)》2001年第3期。

段超:《试论改土归流后土家族地区的开发》,《民族研究》2001年第4期。

蔡盛炽:《解读黔中盐丹文化》,《重庆师范学院学报》2001 年第 4 期。

喻湘存:《湘西土家族、苗族地区历史经济述略》,《湖南商学院学报》2001 年第 5 期。

段超:《古代土家族地区开发简论》,《江汉论坛》2001 年第 11 期。

罗杜芳:《清至民国时期湘西的区域开发与人文地理面貌的变迁》,武汉大学 2001 年硕士学位论文。

任重:《从唐代农业经济重心南移看当代开发西部战略的意义》,《农业考古》2002 年第 1 期。

姜大谦:《宋代土家族地区农业经济发展论略》,《贵州民族研究》2002 年第 1 期。

黄冕堂:《中国历代粮食价格通考》,《文史哲》2002 年第 2 期。

汪宇明:《核心—边缘理论在区域旅游规划中的运用》,《经济地理》2002 年第 3 期。

朱圣钟:《鄂湘渝黔土家族地区历史经济地理研究》,陕西师范大学 2002 年博士学位论文。

任放:《明清湖北商品经济的发展状况》,《湖北大学学报》2003 年第 1 期。

郭治昕等:《中药国际化现状及对策》,《中草药》2003 年第 2 期。

严奇岩:《从唐代贡品药材看四川地道药材》,《中华医史杂志》2003 年第 2 期。

李根蟠、王小嘉:《中国农业历史研究的回顾与展望》,《古今农业》2003 年第 3 期。

汪鋆植:《土家族药物研究与开发探讨》,《中国民族民间医药杂志》2003 年第 4 期。

初敏等:《厚朴商品资源概述》,《中草药》2003 年第 6 期。

夏康同:《挖掘中药产业的商机》,《粤港澳价格》2003 年第 11 期。

程民生:《关于我国古代经济重心南移的研究与思考》,《殷都学刊》2004 年第 1 期。

朱圣钟:《历史时期土家族地区农业结构的演变》,《湖北民族学院学报》2004 年第 2 期。

吴元黔:《苗族医药学发展简史述略》(上),《贵阳中医学院学报》2004

年第 10 期。

杨红亚等:《开展中药生物转化研究意义深远》,《中草药》2004 年第 12 期。

严奇岩:《近代四川山货开发研究》,西南师范大学 2004 年硕士学位论文。

于海等:《中药现代化发展的进程和趋势》,《中草药》2005 年第 1 期。

张万福等:《恩施地道药材川药产区的历史背景及传统品牌》,《中国中药杂志》2005 年第 1 期。

韩仪:《唐宋时期阿拉伯农作物和药材品种在中国的传播》,《古今农业》2005 年第 4 期。

吴元黔:《苗族医药学发展简史述略》(下),《贵阳中医学院学报》2005 年第 4 期。

张铁军等:《中药资源研究与开发》,《中草药》2005 年第 4 期。

何伟福:《清代贵州境内的外省商贾》,《贵州社会科学》2005 年第 5 期。

朱德明:《南宋时期浙江与国外的医药交流》,《医学与哲学》2005 年第 11 期。

刘兴军:《明清时期湘鄂川黔交界地区山林特产资源开发与社会经济发展》,武汉大学 2005 年硕士学位论文。

周尚兵:《唐代南方畲田耕作技术的再考察》,《农业考古》2006 年第 1 期。

钟颖等:《武陵山区中草药资源研究》,《中医药导报》2006 年第 2 期。

曲凤宏等:《我国中药产业现状与中药创新体系构建策略》,《中草药》2006 年第 3 期。

朱国豪等:《论土家族医药的学术研究价值和开发前景》,《中国民族医药杂志》2006 年第 5 期。

曾超:《乌江丹砂开发史考》,《涪陵师范学院学报》2006 年第 7 期。

文榕生:《历史时期中国麝与獐的区分》,《中国历史地理论丛》2006 年第 7 期。

何雁等:《我国民族药发展现状及存在问题》,《中草药》2006 年第 12 期。

马强:《唐宋时期中国西部地理认识研究》,四川大学 2006 年博士学位论文。

铁军:《中药新药研究的思路方法和实践》,《中草药》2007 年第 1 期。

周昌发等:《构建武陵山区交通枢纽 提升武陵地区经济竞争力》,《湖北民族学院学报》2007 年第 3 期。

陈明：《"商胡辄自夸"：中古胡商的药材贸易与作伪》，《历史研究》2007
年第 4 期。

冼寒梅等：《浅析中药的作用》，《国医论坛》2007 年第 5 期。

杨生超等：《植物药材道地性的分子机制研究与应用》，《中草药》2007
年第 11 期。

曾超：《西南民族地区丹砂开发史略》，《民族学报（第五辑）》，民族出版
社 2007 年版。

陈镜颖：《四川药材贸易研究》，四川大学 2007 年硕士学位论文。

赵逊：《武陵山民族地区经济发展的战略对策研究》，重庆大学 2007 年
硕士学位论文。

谷素云：《道地药材形成和变迁因素的文献研究》，北京中医药大学
2007 年硕士学位论文。

瞿州连等：《石柱土家族黄连种植的地方性生态知识报告》，《乌江论
丛》2008 年第 1 期。

邵兴等：《浅析自然地理环境与土家族医药学的关系》，《中国民族民间
医药》2008 年第 1 期。

刘芳：《人类学苗族研究百年脉络简溯》，《广西民族研究》2008 年第 1 期。

李良品：《乌江流域土家族地区土司时期的经济发展及启示》，《湖北民
族学院学报》2008 年第 1 期。

郭兰萍、黄璐琦：《中药资源生态学研究的理论框架》，《资源科学》2008
年第 2 期。

樊杰：《"人地关系地域系统"学术思想与经济地理学》，《经济地理》
2008 年第 2 期。

田晓波：《土家族历史上的传统分配和交换制度研究》，《湖北民族学院
学报》2008 年第 3 期。

黄玮等：《野生黄连与人工栽培岩黄连药材的比较》，《中草药》2008 年
第 5 期。

邱仲麟：《明代的药材流通与药品价格》，《中国社会史评论》2008 年第
9 卷。

张蓓:《中药产业发展战略探讨》,《现代商业》2008 年第 33 期。

文榕生:《南徼牛——古人认识的犀牛》,《化石》2009 年第 2 期。

冯尔康:《中医药界历史人物传记资料的来源与搜集》,《中国史研究》2009 年第 4 期。

肖奇国:《花蜜知多少》,《家庭中医药》2009 年第 5 期。

沈力等:《川黄柏野生资源调查研究》,《中国野生植物资源》2009 年第 8 期。

萧伟等:《国内外天然药物研究的发展现状和趋势》,《中草药》2009 年第 11 期。

黄秀荣:《历史时期的土家女性与性别研究》,中央民族大学 2009 年博士学位论文。

蒋燕等:《古代中医治疗荨麻疹的用药特点》,《北京中医药大学学报》2010 年第 1 期。

肖发生:《清代贵州农村集市考察》,《中国经济史研究》2010 年第 2 期。

金鑫等:《中药"道地"药材与地理环境》,《长春中医药大学学报》2010 年第 4 期。

李虎:《论清代改土归流对土家族地区经济开发的影响》,《重庆三峡学院学报》2010 年第 5 期。

卢华语、胡安徽:《唐宋时期渝鄂湘黔界邻地区药材生产及其影响》,《社会科学战线》2010 年第 7 期。

王克勤:《药材中的"白银"——茯苓》,《湖北日报》2010 年 11 月 3 日,第 7 版。

刘昌俊:《唐代西南地区农作物的种植生产及产品的商品化》,西南大学 2010 年硕士学位论文。

左向阳:《地方长吏在唐代西南地区经济开发中的作用》,西南大学 2010 年硕士学位论文。

王文君:《清代长江三峡地区陆路交通网络研究》,西南大学 2010 年硕士学位论文。

孙娟娟:《10 种中药材道地产地的本草文献研究》,中国中医科学院 2010 年硕士学位论文。

胡安徽、卢华语：《历史时期武陵山区丹砂产地分布及其变迁》，《中国历史地理论丛》2011年第4辑。

胡安徽：《从本草著作看黄连产地的分布变迁》，《中国中药杂志》2011年第17期。

胡安徽：《"兵部行〈市办药料星赴督师军前〉稿"的药学价值》，《中成药》2014年第7期。

马玉峰、余继平：《重庆石柱黄连种植文化研究》，《安徽农业科学》2014年第18期。

胡安徽、万四妹：《〈新安名族志〉的医学文化史价值》，《中华医史杂志》2016年第1期。

胡安徽：《〈板桥杂录〉民间验方探析》，《医疗社会史研究》2016年第2期。

翁晓芳等：《〈养生方〉药物"非廉"考释及"飞廉"文化内涵探讨》，《中华医史杂志》2020年第1期。

（二）国外学者论著

（日）石户谷勉著，沐绍良译：《中国北部之药草》，商务印书馆1950年版。

（日）朝比奈泰彦：《正仓院药物》，（日本）植物文献刊行会1955年版。

（日）加藤繁著，吴杰译：《中国经济史考证》（第2卷），商务印书馆1963年版。

（日）加藤繁著，吴杰译：《中国经济史考证》（第3卷），商务印书馆1973年版。

（日）岩生成一：《日本の历史》，（日本）中央公社论1983年版。

（日）西嶋定生著，冯佐哲等译：《中国经济史研究》，农业出版社1984年版。

（美）阿兰·兰德尔著，施以正译：《资源经济学》，商务印书馆1989年版。

（日）大庭修著，徐世虹译：《江户时代日中秘话》，中华书局1997年版。

（日）加藤繁：《唐宋时代金银之研究》，中华书局2006年版。

（英）贝克著，阚维民译：《地理学与历史学》，商务印书馆2008年版。

附　录

一、实地考察图片

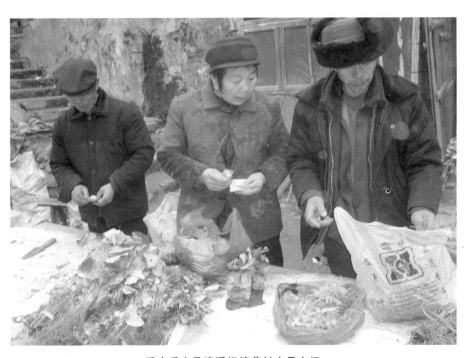

重庆秀山县清溪场镇药材交易市场

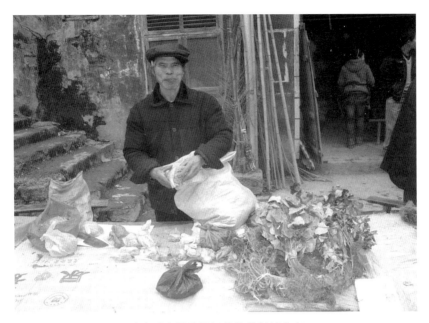

重庆秀山县清溪场镇的药材销售者

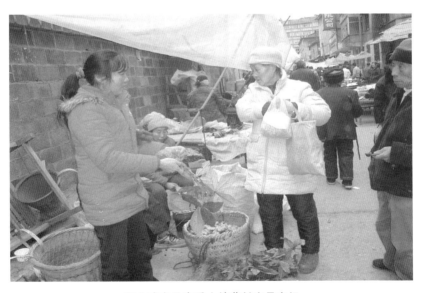

湖北咸丰县高乐山镇药材交易市场

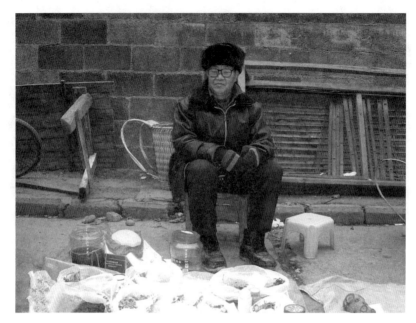

湖北咸丰县高乐山镇的药材销售者

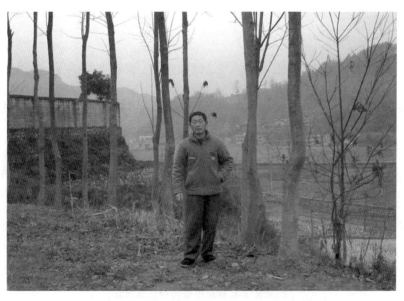

重庆黔江区马喇镇胡长仲和他栽种的杜仲树

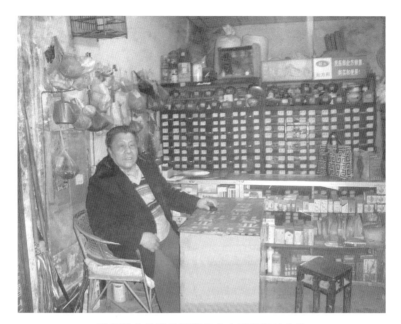

重庆彭水县德昌元药店老中医黄远波先生

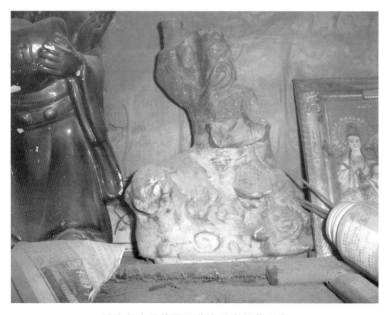

重庆彭水县德昌元药店供奉的药王像

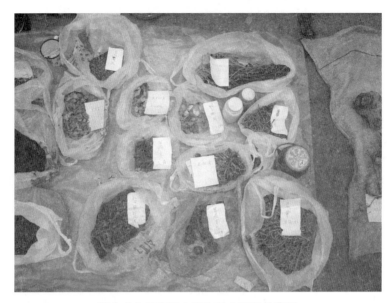

湖北咸丰县高乐山镇市场上销售的药材

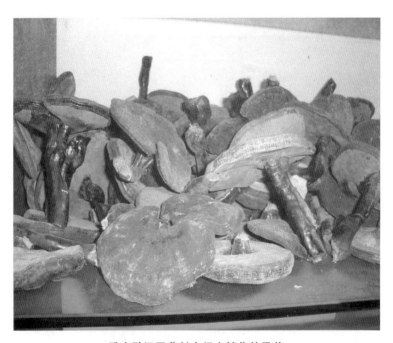

重庆黔江区药材市场上销售的灵芝

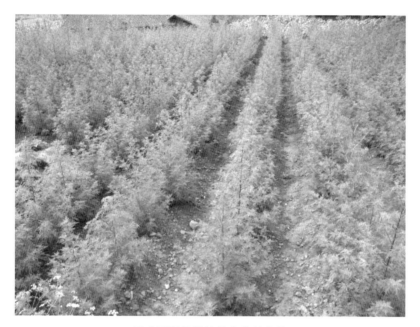

重庆酉阳县种植的中药材青蒿

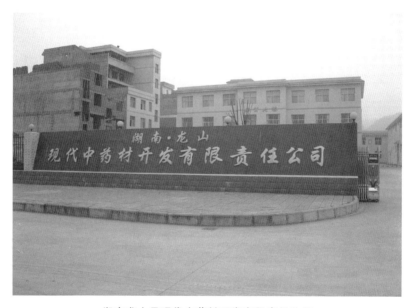

湖南龙山县现代中药材开发有限责任公司

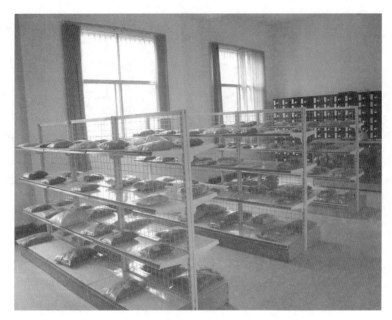

湖南龙山县现代中药材开发有限责任公司生产的中成药

二、考察期间获取的部分档案材料

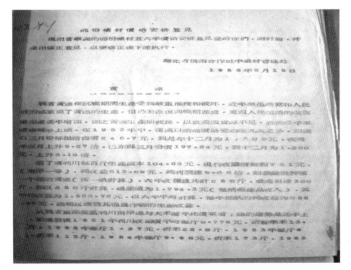

湖北建始县档案馆收藏的湖北省 1956 年中药材价格方案和实施意见原件

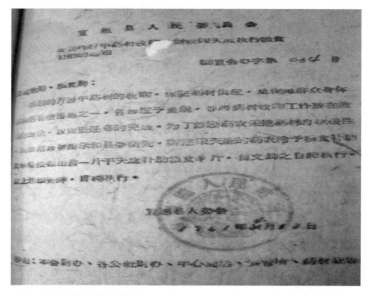

湖北宣恩县档案馆收藏的 1961 年宣恩县收购天麻补助粮食通知原件

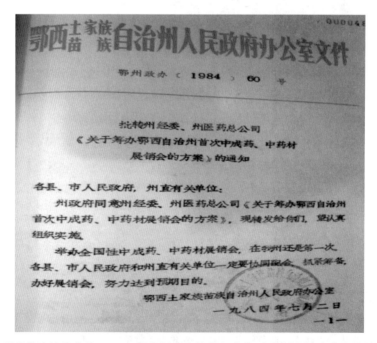

湖北宣恩县档案馆收藏的 1984 年鄂西州政府筹办中成药、中药材展销会的方案通知原件

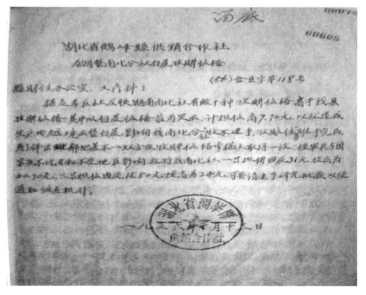

湖北宣恩县档案馆收藏的宣恩县长潭河侗族乡舒家界中药材样板简介原件

湖北鹤峰县档案馆收藏的 1956 年鹤峰供销合作社为调整南北分社

白及收购价格通知原件

三、大湘西中药材产业开发研究①

本附录所指大湘西是一个广义概念,包括湘西土家族苗族自治州、张家界市、怀化市、邵阳市和永州市所辖江华瑶族自治县、江永县等 39 个县市区,域内面积 79948 平方公里,约占湖南省总面积的 37.75%,人口 1764.18 万(截至 2011 年),约占湖南省总人口的 25.77%。该区域位于东经 108°47′～112°05′,北纬 24°10′～38°84′之间,地处湖南西部边陲和武陵山—雪峰山腹地,与鄂、渝、黔、桂、粤五省毗邻,既是我国第二阶梯向第三阶梯过渡的接合部,又是中部次发达地带与西部欠发达地带的过渡区,也是湖南省主要的欠发达地区、少数民族地区和生态脆弱地区,还是巴蜀文化、湖湘文化、中原文化、云贵高原文化的交汇地。本区在湖南乃至中部地区和全国都具有极其重要的战略地位。

(一)大湘西中药材资源现状

大湘西不仅是一个特殊的文化区域,而且有着丰富的中药材资源,据统计,本区现有中药材资源 2000 多种,其中植物药 1900 多种、动物药 150 多种、矿物药 23 种,素有华中"生物基因库"和"中药材宝库"之美誉。在本区丰富的中药材资源中,列入国家重点中药材资源的有 175 种,其中茯苓、天麻产量居全国第一。② 除此之外,大湘西还有许多闻名全国的名优特产道地药材,如麻口皮子药、大通草、黄柏、杜仲、厚朴、木瓜、金银花、桑白皮、五倍子、吴茱萸、黄连、玄参、七叶一枝花、云木香、白术、黄精、何首乌、续

---

① 本部分是湖南省党校系统 2012 年社会科学规划项目(项目编号 2012B33)成果,项目于 2013 年 6 月结项。由于结项较早,所用资料多是 2013 年之前的材料,本次出版前增补了一些新的材料,同时根据当前实际对中药材产业发展中存在的问题以及思路与对策做了简单修改。由于网络媒体的快速发展,不少中药材产业发展的事例多在网络上报道,故而新增材料多取自网络媒体。

② 湖南省人大民族华侨外事委员会课题组:《大湘西生态经济区建设研究》(湖南省发展和改革委员会发展规划处网站,http://www.hnfgw.gov.cn/site/QYGH1/22220.html)。

断、麦冬、天冬、天麻、枳壳、夏枯草、白及、半夏、徐长卿、葛根、石菖蒲、黄姜、水银、朱砂、猴骨、豹骨、麝香、穿山甲、蕲蛇、金钱百花蛇、牛黄、乌梢蛇、熊胆[①]、党参、八角莲、茯苓、五加皮、丹皮等。[②]　正是由于中药材资源丰富，本区被人们亲切地称为"带药味的湘西"。[③]

　　大湘西丰富的中药材资源和闻名全国的名优特产道地药材为本区药材产业化的实施奠定了重要的物质基础和前提条件。

　　需要说明的是，由于植物药材是中药材最主要的组成部分，以及限于资料等原因，本研究主要以植物药材为例说明大湘西中药材产业开发问题。

　　(二)大湘西中药材产业状况

　　1.新中国成立至20世纪90年代初的中药材产业状况

　　新中国成立至20世纪90年代初，本区常年收购的药材即有150种左右，年收购量约2500吨，最高年收购达208种、3833吨，其中每年出口和支援外地即高达2000吨左右。不少中药材的年产量和收购量都相当可观，现以湘西州为例说明。该州年收购夏枯草15000吨，葛根5000吨，半夏1200吨，云木香1000吨，五倍子、玄参、石菖蒲各500吨左右，枳壳400吨，桑白皮、白术、何首乌、续断分别约300吨，木瓜约200吨，天冬150吨，麦冬最高收购量达141吨，黄柏、杜仲、金银花、黄精、白及分别在100吨上下，乌梢蛇50吨左右，徐长卿8～50吨，吴茱萸和黄连分别约15吨，七叶一枝花10吨左右，麻口皮子药、天麻、蕲蛇分别约5吨，水银、豹骨各100公斤，牛黄约5公斤，熊胆3000～5000克，麝香数百克。[④]

　　湘西州仅是大湘西的一个组成部分，其中药材年产量和年收购量即如此巨大，由此可知大湘西的中药材年产量和年收购量将会更大。如此巨额的中药材年产量和收购量表明，大湘西有着良好的中药材产业发展基础。新中国成立至20世纪90年代初，地处大湘西的湘西州、张家界市、邵阳市等所属药材公司、医院纷纷收购中药材，极大地活跃了中药材市场，促进了

①　向碧波主编：《湘西名优特产集锦》，湖南科学技术出版社1991年版，第48～73页。
②　周志德编著：《风景明珠张家界》，中国旅游出版社1986年版，第96页。
③　王燕生：《带药味的湘西》，载王锡炳主编《对酒当歌》，作家出版社1996年版，第257～258页。
④　向碧波主编：《湘西名优特产集锦》，湖南科学技术出版社1991年版，第48～73页。

中药材产业的快速发展。与此同时,一批药材企业崭露头角,典型的如湘西州制药厂。该厂成立于1958年,建厂之初仅有职工干部5人,到20世纪90年代初即有职工干部464人,1988年创利税143.02万元,出口创汇则达993万元。该厂30多年来,先后生产过120多种产品,其中60多个中西制剂产品如木瓜冲剂、香连片等不仅畅销全国20多个省市,而且也畅销德国、美国、日本、苏联、荷兰、芬兰、瑞士、印度等10多个国家和地区。[①]

根据查阅文献资料和实地考察可知,新中国成立至20世纪90年代初的大湘西药材产业发展,其资源开发主要是在国营林场和农场对部分植物药材的人工培植和对动物药材的人工饲养,以及对矿物药材的开采、提炼的基础上,依靠少部分农户对野生药材资源尤其是植物和动物药材资源的开发;其市场开发则是以各州市县所属国营药材公司、公立医院和国有制药企业对中药材的采购、经销和开发利用为主,很少有民间资本进入中药材产业领域。湘西州植物药材的开发利用尤为典型。从20世纪50年代到70年代初,该州即以开发利用野生资源为主,少量人工栽培;从20世纪70年代到80年代末,植物药材开始进入大规模的人工栽培阶段,全州植物药材资源面积和产量居全省之首,占全省总量的50%。虽然植物药材收入成为不少乡镇主要经济来源,如龙山县1988年以"三木"药材(即厚朴、黄柏、杜仲)为主的收入过百万元的乡镇就有3个,药材收入超万元的97户[②],但以药材为主要收入来源的乡镇约占当时龙山县乡镇总数(47个)的1.4%,药材收入超万元的户约占当时总户数(10.80万户)的万分之九。由此可见,大湘西药材产业的开发仍相当滞后。这主要受制于该时期国家经济政策和计划经济体制以及经济发展水平的影响,同时也与当时人们对中药材产业的认识和药材产业在国民经济中的地位有一定关系。正因为如此,该时期本区药材产业发展规模相对较小,产业布局较为零散,龙头企业相对较少。尽管如此,新中国成立至20世纪90年代初大湘西药材

---

① 王祥彬:《武陵山下金凤凰——记湘西自治州制药厂》,《湖南党史月刊》1991年第4期,第35~36页。

② 杨国平:《湘西林药产业发展前景及主要栽培技术》,载吴晓芙、柏方敏主编《经济林产业化与可持续发展研究——首届中国林业学术大会经济林分会学术研讨会论文集》,中国林业出版社2007年版,第100页。

产业开发仍为此后本区药材产业更进一步发展奠定了坚实的基础。

2.20 世纪 90 年代至今的中药材产业状况

伴随着邓小平南方谈话和 1992 年党的第十四次全国代表大会关于建立社会主义市场经济体制目标的确立,多种经济成分快速发展,资源的配置和优化组合主要由市场来调节。在此背景下,大湘西中药材产业迎来了一个新的发展时期。

(1)药材培植面积扩大和农户收入提高

20 世纪 90 年代以来,大湘西中药材的培植面积不断扩大,如湘西州"三木"药材在 1977 年仅有 0.57 万公顷,1988 年发展到 0.85 万公顷,增幅约为 33%,2006—2010 年间则扩大到 2 万公顷,较 1988 年增幅约 135%,增幅之大可见一斑。据统计,该时期湘西州植物药材培植面积共3.33万公顷[①],约占该州总面积(154.6 万公顷)的 2%,数量已相当可观。2013 年,全州共建设涉林中药材基地 35 万亩,中药材加工产值 8.7 亿元;各县区立足丘陵优势和农民种植习惯,八仙过海各显神通,突出特色,致力打造武陵山区中药材生产基地:凤凰县发展金银花基地 2 万余亩,吉首市种植黄柏、杜仲、厚朴等中药材 3 万亩,泸溪县种植迷迭香、马比木 2 万亩;龙山县洗洛乡发展百合种植 1 万亩,年产百合 1 万吨,人均收入 6000 元;泸溪县、永顺县推行"厚朴+党参""厚朴+黄连""杜仲+迷迭香"等多种模式,提高种植农户收益。该州先后引进、培育了湘泉药业、现代中药、本草制药、老爹杜仲等 40 余家林药加工企业,形成中药材产业链条,推进中药材产业的发展。[②] 湘西州 2019 年中药材面积约 30 万亩、种植面积达 20 万亩。[③] 伴随着中药材种植面积的扩大,中药材在农户经济收入中的地位日益提升。如1988 年湘西州龙山县大安乡村民中药材年收入仅为 243 元[④],2007 年张家

---

① 杨国平:《林药产业发展前景及主要栽培技术》,《湖南林业科技》2005 年第 5 期,第 92 页。

② 佚名:《湖南湘西州:"四轮驱动"推进中药材产业发展》,《团结报》2014 年 3 月 20 日,第 1 版。

③ 王敏:《加快我州中药材产业发展》,《团结报》2019 年 2 月 26 日,第 3 版。

④ 杨国平:《林药产业发展前景及主要栽培技术》,《湖南林业科技》2005 年第 5 期,第 91 页。

界市桑植县八大公山乡粟树垴村村民种药材年收入约 2 万元①,是 1988 年大安乡村民中药材年收入的约 100 倍,2011 年永定区大坪镇余家山村部分农户中药材年收入四五万元②,是 2007 年粟树垴村村民种药材年收入的 2～2.5 倍。再如靖州县中药材种植面积已达 22800 亩,100 亩以上的有 27 户,其中在文溪、新厂、铺口等乡镇栽培茯苓 10040 亩,产值达 9320 万元,农民可增收 529 万元;在三锹、飞山、寨牙乡等乡镇种植金银花、百合、黄柏、天麻、灵芝菌等中药材 12760 亩,预计产值 3350 万元,农民可增收 1127 万元。③ 邵阳市 2006 年中药材种植面积 62 万亩,2007 年中药材年销售量 15 万吨,成交额突破 10 亿元,实现总产值 8.68 亿元,销售收入 7.8 亿元,药农年创纯收入 3.9 亿元。④ 邵东县矸石曹乡 2009 年有中药材基地 4000 亩,种植玄参、丹皮、玉竹等中药材,每年创收 1500 多万元,人均增收 380 元⑤;2011 年末,该县中药材栽培面积即达 11.89 万亩,年产值达 7.3 亿元,仅中药材种植就为农民增收 3 亿元⑥。 由此可见,邵东县中药材种植面积不断扩大,农民收入不断提高。此外,邵阳县郦家坪培育壮大中药材种植面积 1.3 万亩⑦,洞口县创建了万亩优质金银花基地⑧,新宁县李洪荣承包数千亩荒地种植厚朴和金银花,销售额约 450 万元⑨。 还如桑植县竹叶坪乡药农有木瓜基地 2000 多亩,黄柏基地 2000 亩,林下参 1500 亩,虎

---

① 皮运楚:《药材林木 人均一亩——桑植大做林地文章》,《张家界日报》2007 年 8 月 7 日,第 1 版。

② 万毅、鲁絮:《余家山药材变"财"》,《张家界日报》2011 年 11 月 19 日,第 1 版。

③ 梁华、曹明辉等:《靖州发展中药材富民》,《怀化日报》2012 年 4 月 9 日,第 1 版。

④ 佚名:《邵阳市药农去年创收 3.9 亿元》,《中国中医药报》2007 年 3 月 1 日,第 2 版。

⑤ 谢新顺:《十里矸石曹闻药香》,《邵阳日报》2009 年 11 月 7 日,第 2 版。

⑥ 杨立军、粟德:《省农业厅调研邵东中药材产业》,《邵阳日报》2012 年 8 月 6 日,第 2 版。

⑦ 康煌、杨小丰:《郦家坪打造五个万亩产业基地》,《邵阳日报》2012 年 7 月 2 日,第 2 版。

⑧ 吴理少、杨静:《洞口县创建万亩优质金银花基地》,《邵阳日报》2010 年 3 月 4 日,第 1 版。

⑨ 杨坚、李焕阳、李中平:《身残志坚写传奇》,《邵阳日报》2011 年 12 月 12 日,第 2 版。

杖 500 亩,金银花 300 亩,累计实现增收 800 多万元,比普通农民增收 30%。[①] 这都显示了上述县域中药材种植面积的扩大和农户收入的提高。隆回县的小沙江镇尤为典型,该镇在 20 世纪 90 年代前是隆回县最贫穷落后的乡镇,人均纯收入不足 100 元,90% 的居民靠救济和乞讨度过饥荒;村民居住的大都是茅草棚,"千元户"尚属稀罕。"有女莫嫁小沙江,酷暑六月也飞霜;红薯饭就南瓜汤,年年岁岁饿肚肠。"这首流传在当地的民谣是那时民众艰难生活的真实写照。经过 20 多年的发展,至 2011 年小沙江发生了翻天覆地的变化:在隆回县,小沙江的私家小汽车最多,新房子最多,"红票子"也最多,几十万元、几百万元户比比皆是;社会存款已突破 3 亿元,人均纯收入一路飚升到近 3000 元,在其他兄弟乡镇中独占鳌头。带来这喜人变化的是因为该镇 95% 的农户从事金银花种植,种植面积达 6.5 万亩,年产干花 6500 余吨,年产值达到 2.6 亿元。[②] 2018 年,小沙江镇中药材种植面积达 10 万余亩,药材品种达 300 余个,销售天麻、白术、杜仲、板蓝根、金银花等中药材 3000 多万公斤,为药农直接增收上亿元。[③] 2015 年,慈利县竹叶坪乡茶垭村村民赵光海栽了 300 亩黄柏,预计 2020 年后收入达 150 万元。[④] 2018 年,永州零陵区鹿鸣塘村周军利用家边的荒坡种了 4 亩槐树、4 亩黄栀子,其中槐花年收入 5000 多元、黄栀子年收入 2000 多元。[⑤]

由此可见,随着时间推移和社会发展,大湘西农户种植中药材的收入在不断提高。中药材种植面积的扩大和农户种植中药材收入的提高,从另一角度表明 20 世纪 90 年代至今大湘西药材产业有了新的发展。

(2)制药企业的增多与规模的扩大

制药企业在中药材产业化过程中具有重要地位,它把药农种植的药材

---

① 黎治国:《桑植万祥中药材专业合作社带农增收 800 多万元》,《张家界日报》2011 年 5 月 26 日,第 1 版。

② 袁进田:《小沙江:金银花飘香"南国药乡"》,《邵阳日报》2011 年 8 月 2 日,第 2 版。

③ 马美姣、陈远志:《隆回小沙江镇中药材鼓起药农钱袋子》,红网(https://hn.red-net.cn/c/2018/12/07/4789217.htm)。

④ 黎治国:《桑植县竹叶坪乡中药材产业鼓了药农"钱袋子"》,张家界旅游网(ht-tps://www.sohu.com/a/50777791_119911)。

⑤ 杨坤:《零陵:让中药材成为脱贫致富的"药神"》,永州新闻网(http://city.yong-zhou.gov.cn/2018/0712/430158.html)。

收购后进行加工,制成市场需要的商品进行销售,从而完成了中药材从资源向商品的转化,是连接药农和市场的重要桥梁。20 世纪 90 年代以来,大湘西制药企业在原来的基础上数量不断增多,规模不断扩大,产值不断增加,取得了良好的经济效益和社会效益。以湘西州而言,该州 2004 年拥有规模中药业加工企业 8 家,生产规模 1000 吨以上,年创产值 1 亿元以上。① 位于该州永顺县芙蓉镇的湖南本草制药有限责任公司成立于 2003 年 9 月,注册资本 2000 万元,现有固定资产 5240 万元,是国家高技术产业化项目企业、国家少数民族特需物品定点生产企业、湖南西部开发重点企业和湘西州农业产业化重点龙头企业。该公司 2004 年开发种植青蒿 1500 亩,曼地亚红豆杉 500 亩;2005 年种植虎杖 2300 亩;2007 年种植南方红豆杉 5000 亩;2009—2010 年种植蛇足石杉 5000 亩,预计年农产增收 2202 万元,可带动近数千名农民脱贫致富②,2018 年创收超过 12 亿元,切实提高了中药种植户创收,助力了当地经济发展③。再如张家界市制药厂,该制药厂是张家界市政府于 1992 年 6 月在原武陵实验药厂的基础上投资 367 万元进行技术改造后建设而成,主要有中药冲剂、片剂、丸剂生产线;1995 年 5 月,该药厂利用市域及周边县市丰富的药用植物资源,又投资数百万元建成杜仲、黄柏深加工生产线及杜仲纯粉中试生产线;1997 年 10 月,年产 200 吨的杜仲纯粉中试生产线开工建设,次年投产;2000 年 12 月,中药保护品种"肠康胶囊"开始投入生产;1999—2001 年,该药厂销售收入和工业总产值连续 3 年成倍增长,2001 年销售收入 2000 万元,累计实现工业总产值 7000 万元,创税 260 万元。制药厂现已形成以湖南为中心,辐射全国 20 多个省市自治区的营销网络,并与全国数百家医药公司建立稳定的业务关系④。又如位于吉首市雅溪科技园的湖南湘泉制药有限

---

① 杨继东:《药业将成为我州农村第四大支柱产业》,《团结报》2004 年 11 月 26 日,第 1 版。

② 湖南本草制药有限责任公司网站(http://www.hnbencao.cn/gywm.html)。

③ 佚名:《湘西中草药材被盯上,列入重大产业项目奖补名单》,微湘西网站(https://www.sohu.com/a/306657896_156269)。

④ 张家界地方志编纂委员会编:《张家界市志》,湖南省越来越好印务有限公司 2006 年印刷,第 278 页。

公司,其前身是始建于 1958 年的州制药厂,在 2003 年改制后发展迅猛,目前已是国家优秀企业、国家扶贫龙头企业、省农业产业化龙头企业、省高新技术企业,是湘西地区产业建设规划项目的首批项目业主。公司已有药材种植基地 14 个,面积 2.3 万亩,其中以黄柏、杜仲、厚朴、吴荣萸为代表的多年生木本药材共计 2 万余亩,以莪术、山药、丹参、板蓝根、苦参、木香等为代表的当年生草本药材 3000 余亩。2007 年,公司基地产值达到 380 万元,受益农民逾万人;公司规划用 3～5 年的时间把基地建设规模发展到 30 万～50 万亩,建立 2～3 个经国家认证的 GAP 种植基地,把湘西地区建设成为全省乃至全国著名的地道药乡,把州府所在地吉首打造成为四省市边区中草药材集散地,建立湖南省最大最好的中药材植物提取中心。① 再如位于吉首市乾州新区建新路的湘西华立制药有限公司,现有总资产 8500 万元,固定资产 5500 万元,占地面积 45000 平方米,建筑面积 2 万平方米,包括标准化原药材贮藏仓库 10000 平方米,年处理加工中药材 1 万吨的防爆生产车间,既是全球第二大青蒿素原料药生产企业,又是湖南省高新技术企业。②

在规模较大的制药企业之外,还有不少小型制药企业和药材加工户,如 2006 年邵阳市兴办了 16 家粗具规模的中药材加工企业,年加工能力 3 万吨;邵东县流泽乡药材加工户 1500 多个,隆回荷香桥乡年加工药材 30 吨以上的专业户有 5 个③;邵阳市隆回县七江乡高家村村民刘期郡 2009 年自办中药材加工厂,在每年的七八月份每天加工湿金银花 5 吨,每年产出金银花成品超过 150 吨、玉竹成品 5 万多公斤④;邵东县 2011 年中药材加工企业有 205 家⑤。此类例子还有很多,说明大湘西中小型中药材加工企业遍地开花,表明了中药材产业发展势头良好。

① 湖南湘泉制药有限公司网站(http://www.xqzy.com.cn/jd/)。
② 湘西华立制药有限公司网站(http://xxplantxx.ce.c-c.com/)。
③ 佚名:《邵阳市药农去年创收 3.9 亿元》,《中国中医药报》2007 年 3 月 1 日,第 2 版。
④ 湘南、肖大松、曾日:《金银花加工稳坐"赚钱台"》,《邵阳日报》2012 年 8 月 12 日,第 1 版。
⑤ 杨立军、粟德:《省农业厅调研邵东中药材产业》,《邵阳日报》2012 年 8 月 6 日,第 2 版。

综上可知,较之 20 世纪 90 年代前,本区制药企业无论是在数量还是规模和产值上,都有扩大和增加。

(3)制药企业发展的平台不断搭建

为使制药企业有更好的发展平台,大湘西个别地市开始筹建医药产业招商城,如怀化市经济开发区内的武陵山民族医药产业城,总占地面积3000 亩,总投资 10 亿元。招商城将充分开发中草药资源储备全国第一的武陵山区域丰富的中草药资源,拟建设项目为中药材种植基地、饮片加工、物流中心、交易中心、博物会展中心、民族特色医院、神草堂医馆、民族医药科学研究院、民族医药职业技术学院等。项目建成后,年实现产值 100 亿元以上,年创利税 10 亿元以上,将使武陵山区域的中草药资源优势迅速转化为巨大的经济优势。[①]

中药材合作社是制药厂重要的原料来源地,大湘西同样拥有不少中药材合作社,如地处张家界市武陵源区的武陵源中药材合作社,是湘西最大的农民专业合作社,是张家界市级农业产业化龙头企业,现拥有生产基地10000 亩,示范基地 5 个,药用植物观光园 1 个,主要种植品种有无籽皱皮木瓜、槐米、金银花、玫瑰花、葛根、何首乌、杜仲、黄柏、厚朴、辛夷、迷迭香等;野生品种众多,像七叶一枝花等。[②]再如位于桑植县竹叶坪乡的万祥中药材专业合作社,成立于 2008 年末,由 40 户农民发起,第二年发展到200 人,现有药农 1020 户,社员 10080 人,种植林下参、金银花等中药材6300 多亩,涉及周边 12 个乡、30 多个村;2010 年年末,该中药材专业合作社还被评为"市级龙头企业"。[③]还如张家界广惠中药材专业合作社,其是最早一批发展起来的农民专业合作社,经过社员多年的苦心经营已从当初几十名社员、100 多亩示范基地的微笑合作社发展到今天 20000 多亩生产基地、500 多名社员、带动农民 1000 多户、年产值 1000 多万元的规模农民

① 中国投资咨询网(http://www.ocn.com.cn/ifm/201103/m6cce24d86d03d083.shtml)。
② 张家界广惠中药材专业合作社网站(http://www.zgycsc.com/sp/? c=10884)。
③ 黎治国:《桑植万祥中药材专业合作社带农增收 800 多万元》,《张家界日报》2011年 5 月 26 日,第 1 版。

专业合作社,被三九集团定为原材料生产基地。① 再如新宁县李洪荣2009年创办"新宁县仁和中药材种植专业合作业",到2010年种植厚朴面积达到3万多亩。②

医药产业招商城的筹建和中药材专业合作社的发展,为制药企业的进一步发展搭建了完善的平台,也为中药材产业化创设了优良的条件。

(三)大湘西中药材产业发展存在的问题

毋庸讳言,大湘西药材产业的发展还存在着一定的问题。正确认识这些问题有利于今后进一步推动本区中药材产业的健康、快速发展。

1.价格不稳定,变化较大

中药材是特殊商品,"多了是草,少了是宝",市场变化较大,被业内人士称为"鬼市","涨得惊人,跌得吓人"是药材市场的生动写照。影响中药材价格的因素很多,如中药材产量和销量、自然灾害、疫情、人为炒作、国家政策等因素。

其一,不少中药材遭受自然灾害时,其种植和产量都会受到不同程度的影响。如枳壳,如果遇到大雪天气,枳壳树遭受冻害,挂果就会减少。据业内经验,一般花和果实类药材,像红花、山茱萸和五味子等,容易受恶劣天气环境的影响,造成果实脱落和受粉不正常等,导致减产严重。又如黄芩,如果春季干旱少雨,土壤中水分少,则家种黄芩的出苗率仅有40%～50%。再如西五味,如果气温回升迟,干旱少雨,土薄水少,则其开花时间较往年推迟20多天,对坐果也有影响。还如益母草,如果天干旱,则其长势不好,产新时间也会推迟。另如元参,如果春季长期干旱少雨,其长势就会普遍较差,单产量就难以提高。自然灾害的影响导致中药材价格不稳的典型事例,如2009—2010年,中药主产地云南遭遇百年一遇的旱情,直接造成了中药材的减产,以三七为首的中药价格迅猛上涨,带动国内中药材价格飞涨;旱灾间接的影响是许多药材的种苗由于缺水致死,而培育这些中药种苗需要一年甚至几年以上的时间,这在直接打击了药农积极性的同

---

① 肖磊:《张家界农民专业合作社遍地开花》,红网·湖南频道(http://hn.rednet.cn/c/2012/11/02/2800387.htm)。

② 杨坚、李焕阳、李中平:《身残志坚写传奇》,《邵阳日报》2011年12月12日,第2版。

时,也造成了近几年内部分中药材品种产量的萎缩。大湘西部分地区气候变化较为剧烈,一定程度影响了中药材的生长,如2010年冬季气温偏低,溆浦县金银花植株受冻,单植株产量有所降低;2011年该县金银花再次受天气影响,产新时间推迟近半个月。这显然会影响金银花的价格。其二,自20世纪90年代以来,由于家种中药材面积较大,产量增加,货源丰富,按照市场供求关系和价值规律,部分家种中药材的价格下降,农户增产不增收。其三,野生药材由于被无计划采挖,资源破坏严重,产量急剧下降,市场供不应求,导致其价格节节上扬。其四,湖南省外的药材进入湖南,也会对大湘西的中药材价格产生影响。其五,疫情和天气也会影响药材价格,如2003年的"非典"疫情导致金银花、板蓝根等中药材价格一路飙升;2004年,受天气炎热影响,广州消暑解毒的中成药价格不断攀升。其六,不法商人的炒作也导致药材价格的起伏。如前述云南三七为首的中药价格迅猛上涨,以及近几年内部分中药材品种产量的萎缩让一些不法投机商囤积居奇,操控药材市场,进一步加剧了中药材价格的跌宕起伏。其七,国内消费品价格的全线上扬、通货膨胀、生产药材的各个环节成本的增加、人们生活水平的提高、养生观念的转变、终端消费群体的改变、国家医疗改革之后处方的放开也同样是中药材价格变化的原因。[1]

上述影响因素在全国都普遍存在,大湘西当然也不例外。农户种植中药材的目的是盈利,他们希望中药材有个稳定的盈利价格。如果药材价格大起大落,农户承受不起,一定程度会影响其种植积极性。如邵阳市隆回县七江乡种植玉竹的农户达4000余户,但仅有180户获得不错的收入[2],获得不错收入的农户仅占所有种植玉竹总户数的4.5%,比例之低可见一斑。如此下去,必然会影响中药材的生产。生产是商品流通的最初环节,没有原料的生产,商品流通的其他环节就是无本之木,因此农户对中药材的生产至关重要。而影响农户生产药材积极性的主要因素是价格,故而价格因素尤为重要。

---

[1] 潘虎:《中药材价格趋势"涨升一片"》,《怀化日报》2011年6月7日,第2版。

[2] 胡富元、阳日军:《七江乡农民种玉竹赚"洋钱"》,《邵阳日报》2012年2月13日,第1版。

2.中药材专业合作社数量较少,规模不大

中药材专业合作社是农户互助性的经济组织,它为农户提供生产资料的购买,中药材的销售、加工、运输、贮藏以及与中药材生产经营有关的技术、信息等服务等,能够形成聚合规模经济,节省交易费用,增强市场竞争力、提高经济效率、增加成员收入。同时,它还能为市场提供企业所需的制药原料,因此,中药材专业合作社的兴办对中药材产业化具有重要作用。尽管大湘西目前已存在不少这类专业合作社,但较之于本区中药材产业发展的迅猛势头而言,其数量较少,规模不大。据笔者实地调研,湘西州的中药材专业合作社办的相对较好,其他州市的中药材专业合作社仍需要进一步提升办社水平,尤其要在技术指导、药材销售、生药加工等方面加大力度。调查中还发现,不少县乡基本没有中药材专业合作社,农户种植药材多是单打独斗,形不成规模经营。正是由于缺少中药材专业合作社,一些地方的中药材市场建设滞后,这就造成大部分规模小的种植户只能自找门路,或直接卖给本地加工企业,或通过药材商贩卖往外地,失去了价格主动权;而且由于缺少专业合作社,也不利于本地中药材加工业的发展,使中药材加工落后,增值幅度小,势必影响到整个中药材产业的增收,进而影响整个中药材产业的又好又快发展。[①] 还要强调一点的是,大湘西的一些著名药材企业如张家界市制药厂因多种原因,目前已在网络上查不到相关信息,湘西华立制药有限公司等还有很大的提升空间。

3.中药材种植粗放,质量不高

中药材的生长往往受地理生态、气候环境等因素的影响,自古就有"道地性"之说。如果仅凭经验而不按照技术规范随意种植,就可能导致"橘生淮北则为枳"的结果,同时由于中药材抗病虫害能力差,也极易遭病虫侵袭,既影响产量,又影响质量。大湘西部分地区农户多重视粮油作物种植,轻视中药材种植,仅凭经验种植药材,因此造成栽培的中药材质量差、产量低,甚者品种变异退化,导致"道地药材"及优良品种逐步退化和减少,加上野生资源逐渐枯竭,给中药材产业的可持续发展带来相当大的挑战。

4.其他

如中药材种植的盲目性。在调查中发现,大湘西的某些乡镇不考虑本地的实际情况,盲目照搬其他乡镇的做法,又未进行科学规划,几乎是举全乡之力种植杜仲、黄柏等木本药材,而后续的加工、销售等环节不能及时到位,结果导致中药材的滞销,引起农户的不满,挫伤其生产积极性。又如市场发展不规范。大湘西的邵阳市廉桥中药材市场是全国十七大中药材专业市场之一,是我国南方最大的中药材集散地,素有"南国药都"之美誉,但这里曾经被列为全国十大假劣药品重灾区,市场内存在的人工增重、染色、制假行为、非法经营等违法行为[1],干扰了中药材市场的正常秩序,从而一定程度影响了中药材产业化的发展。

(四)大湘西中药材产业发展的思路与对策

1.扶持龙头制药企业,推行"产学研合作"创新开发,向科技要效益

首先应该培育、扶持龙头制药企业做强做大。大湘西目前有不少龙头制药企业,如湖南湘泉药业股份有限公司,该公司加速药材产业基地开发建设,充分挖掘湘西州丰富的药材资源,保护日益减少的野生资源,完善贫困地区的产业结构。为此,公司于2004年独自注册成立了湘西州摆手堂药材开发有限公司,专抓药材基地建设。经过多年的探索与努力,终于摸索出一条适合湘西农村中药材种植业的发展道路,即形成了以制药公司为龙头,以公司+基地+农民为链条,以猪、沼、药为模式,实行植物、动物、矿物、药材相结合,较为完善而坚固的滚动式药材基地发展体系。目前,"湘泉制药"已经形成了自己独特的品牌优势。再如湖南本草制药有限责任公司,该企业立足于湘西武陵山区丰富植物资源,致力于传统中药换代升级,走现代中医药产业化发展之路。公司在国家和地方政府产业政策引导下,按照"大学+公司+基地+农产"的产业化经营模式,走"产—学—研一体化,贸—工—农大循环"的现代中医药产业化发展之路;依托中科院上海药物研究所、重庆邮电大学、吉首大学林产化工重点实验室等科研的技术优

---

① 刘克勤:《邵阳:专项整治中药材市》,《中国医药报》2012年5月4日,第2版;刘克勤、黄萍:《为了"南国药都"更繁荣——市、县两级药监部门联合整治廉桥中药材专业市场纪实》,《邵阳日报》2013年3月3日,第2版。

势,从 2004 年起,开始建设虎杖、青蒿、红豆杉、蛇足石杉 GAP 种植基地,2011 年 1 月建成石杉碱甲精提生产线,并以此为依托打造植物提取综合性平台;公司坚持以市场为导向、以科技为基础的扶贫开发理念,以持续发展为目标,经过多年努力,先后在永顺县石堤镇、羊峰乡、青坪乡的 10 多个村展开扶贫种植项目;2004 年开发种植青蒿等中药材 14300 多亩。又如湖南湘泉制药有限公司、华立(吉首)青蒿素制药有限公司承担的特色中药材精深加工项目,如对湘西州的青蒿素高效提取新工艺研究开发,青蒿系列产品双氢青蒿素、青蒿酮、丁香烯的新工艺研究开发,丹参系列产品总丹参酚酸针剂中试及产业化关键技术研究,复方丹参片和脑心清、心脑健滴丸产业化新工艺技术研究,丹参、青蒿 GAP 种植基地建设关键技术研究。项目实行政府引导扶持、企业化运作、产学研相结合的方式。两公司联合上海中药研究所、湖南中医药大学和西南大学等科研院所、高校共同开发。高校和科研院所主要负责项目的技术开发,并协助企业进行技术研发平台的建设;企业主要负责项目的产业化示范推广和技术研发平台的建设。双方通过技术入股、一次性买断、有偿技术服务等方式实现产学研合作。

以湖南湘泉制药有限公司和湖南本草制药有限责任公司、华立(吉首)青蒿素制药有限公司为代表的龙头制药企业,从各自实际情况出发制定不同的发展模式,但无论如何,它们都高度重视产学研合作对企业发展的巨大推动作用,把基地作为企业的"第一生产车间"培育。这种成功的做法值得总结和发扬。

其次要引进专业技术人才,在"产学研合作开发"的基础上,积极转化中药材研究成果,助推中药材产业链向纵深发展,尤其要以资本为纽带形成中药材种植、加工、销售、科研的产业化链条,如中药养生、中药观光园、中药文化会展、中药材深加工等。

最后需要相关部门通过公司的形式抓好中药材高效益种植示范基地,提高示范基地的科技含量,把技术传到每一户药农,既要让药农掌握种植中药材的技术,又要看到种植中药材的经济效益和社会效益,提高种植中药材的积极性和提升中药材种植的技术含量。

2.大力发展生物医药业,培育战略性新兴产业

大湘西既有丰富的药材资源又有珍贵的民族医药,因此,大湘西要以

家种药材和天然药材为主,充分挖掘民族医药遗产,发展生物医药和民族医药工业。其一,生物制药方面,围绕土家医药、苗医药等少数民族医药技术及特色中医药材的传承保护与产业开发,加快生物与医药产业基地及创新研发平台建设,抓紧实施一批标准化中医药提取物及功能食品加工项目,重点扶持本草制药蒿白气雾、怀化集团湖南西部药谷、茂源化工五倍子加工、科源生物制药、湘泉制药、泰康药业等龙头企业做大做强。对接长沙市浏阳生物医药园,抓紧组建湘西地区中医药产业园和中医药交易市场,比照享受浏阳生物医药园相关政策,将其建成具有国际水平、特色鲜明、在全国有竞争力和有影响力的现代生物医药成果转化基地和产业基地。[①]其二,鼓励国内外制药企业到大湘西开办药厂,建设中药材生产基地,并在中药材主产区建设中药材交易市场,带动中药材种植。通过大资本带动大项目,将大项目纵向延伸,形成系列配套的产业链,通过横向拓展,形成优势互补的企业集群。怀化市在这方面的做法颇值得研究。如前所述,该市在经济开发区内专门筹建了武陵山民族医药产业城,对外招商引资,充分开发横跨湖南、贵州、重庆、湖北、广西五省(自治区、直辖市)周边的武陵山区域丰富的中草药资源,并根据区域的实际情况,民族医药城将建设中药材种植基地、饮片加工、物流中心、交易中心、博物会展中心、民族特色医院、神草堂医馆、民族医药科学研究院、民族医药职业技术学院等项目。项目建成后,年实现产值 100 亿元以上,年创利税 10 亿元以上,可以使包括大湘西在内的武陵山区域经济迅速壮大,使区域内的中草药资源优势迅速转化为巨大的经济优势。这种做法为大湘西中药材产业化未来的发展提供了思路和启发。

3.壮大中药材专业合作社

壮大中药材专业合作社,既有利于发挥技术优势,又能够发挥互动联动作用,拓宽产品销售渠道。中药材专业合作社首先可以为农民收集、整理、传递、发布准确、及时、全面的市场信息,指导农民根据自然条件、市场

---

① 湖南省人大民族华侨外事委员会课题组:《大湘西生态经济区建设研究》,湖南省发展和改革委员会发展规划处网站(http://www.hnfgw.gov.cn/site/QYGH1/22220.html)。

需求,选择那些品质好、产量高、市场销量大、效益高的药材品种进行栽培;能够把千千万万种植户与大市场连起来,发挥其沟通市场、调控价格、协调生产、保护各方利益的作用,使农民与相关方形成利益均沾、风险共担的经营机制,增强农民市场竞争能力和抵御市场风险的能力。其次,中药材专业合作社能够积极运用"公司＋农户"的模式,让公司直接和农民签订合同,公司负责提供种植技术和垫支部分生产资料,并负责保护价收购产品,使农民和公司结成利益共同体。这样,农民可以安安心心搞种植,不必为销售发愁,同时也降低了中药材价格大起大落的风险,有利于保护药农的生产积极性。

4.抓好 GAP 基地建设,科学发展中药材

科学发展中药材是社会发展的必然。众所周知,我国耕地资源日益紧缺,环境压力不断加大。在此情况下,要实现中药材生产的可持续发展,必须走科学发展之路,紧紧依靠科技进步推动中药材由传统向现代转型,积极深化药材种植产业结构调整升级,努力实现药材种植业发展由主要依靠增加物质资源投入向主要依靠科技进步、劳动者素质提高和管理创新转变,提高土地产出率、资源利用率、劳动生产率,使大湘西中药材种植产业逐步走上科学发展道路。龙山县在科学发展中药材上重点抓好了两方面工作,颇值得学习:一是抓好重点品种生产的区域化布局。根据自然条件、品种特点和生产现状,因地制宜地将中药材种植向优势区域相对集中,实行连片种植,形成主导方向明确、专业化水平较高的中药材种植区和种植带;充分发挥当地道地药材如天麻、黄柏、杜仲、厚朴、木瓜、金银花等生产历史久远、知名度高、产量较大、市场畅销等优势,按照"区域化布局、科学化管理、规范化生产、集约化经营、社会化服务"的要求,采取以规模种植为主、分散种植为辅的模式,分品种建立好中药材生产基地;对既有经济效益又有生态效益的山木药材可以遍地种植。二是加强良种繁育基地建设。要建立起正规的良种繁育基地和相关技术推广应用体系;要转变观念,向良种要效益,加强良种繁育基地建设,积极开展良种繁育;要按 GAP 的要求,实施良种工程,大力加强名优道地药材品种的选育与改良,同时更要加强对无公害中药材品种的培育,通过对育种方法、施肥、浇水、病虫害防治、苗种复壮等方面的研究,培育出优良品种,先在育种基地或生产基地对优

良品种实行小规模示范栽培,待积累了经验,再逐步推广普及,实行科技化、标准化、规范化种植,为中药材产业化发展奠定坚实的基础。① 龙山县的这些做法无疑值得大湘西其他地区借鉴和推广,也是本区中药材产业发展的一个重要策略。为此,要以城步、沅陵、中方、洪江、会同、靖州、通道、溆浦等县为重点,建设黄姜、天麻、茯苓、银杏等中药材基地;在隆回、新宁、绥宁发展药材种植;在龙山、永顺、保靖、吉首、辰溪、花垣建立中药材基地;在慈利、桑植建立杜仲、黄柏基地。②

5.整治中药材市场,有效规范市场秩序

产业化离不开成熟的市场,成熟的市场需要制度的规范和约束;相反,混乱的市场只能阻碍产业化的发展和进程。大湘西中药材产业的进一步发展必须要有成熟的市场,这就需要有关部门加大对市场的整治力度,规范市场。如前述我国南方最大的中药材集散地、素有"南国药都"之美誉的邵阳市廉桥中药材市场,曾被列为全国十大假劣药品重灾区。近年来,市药监局不定时牵头召开市、县药监联合执法协调会,制定了"日常监管与重点打击并举,全面规范与重点指导并重"的市场监管措施,按照国家局、省局的要求,组建专门班子,制订工作方案,市、县两局选派精兵强将,联合公安、工商、林业等职能部门开展为期半年的集中整治行动。经过多轮专项整治,如今呈现在人们眼前的是经营管理规范、质量安全保障的市场运行新秩序,廉桥市场公司化改造成为全国中药材市场改造的"样板工程"。③廉桥市场仅是大湘西中药材的一个代表和缩影,大湘西其他地区还有很多中药材交易市场,其中存在的不规范问题不容忽视。廉桥市场成功的做法为其他市场的规范提供了蓝本。

6.其他

首先,要克服盲目生产,树立市场决定产品的现代意识。资源不等于商品,有药材资源不等于就有药材商品,产品开发受制于市场,因此在大湘

---

① 李志勇:《龙山县中药材产业发展探析》,湖南扶贫开发政务信息网(http://www.hnfp.gov.cn/newsdetail.aspx? id=3016)。

② 郑自军、田定湘等:《湘西地区三大产业发展初探》,《民族论坛》2008 年第 4 期,第11 页。

③ 刘克勤、黄萍:《为了"南国药都"更繁荣》,《邵阳日报》2013 年 3 月 3 日,第 2 版。

西中药材产业化过程中,无论是政府还是农户,一定要克服盲目生产的小农意识,在头脑中牢牢树立市场决定产品的意识。只有这样才能少走或不走弯路,农户才能尝到种植中药材的甜头。其次,种植业和制药业并举,新老产品并举,采用新技术、新工艺、新设备,兴办和引进中药材加工企业,生产和国际接轨的标准规范的中药产品,促进中药材多渠道商品化。这些做法既有助于中药材附加值的增加,又有助于减轻农户因中药材价格变化带来的风险,从而增加收入。最后,利用国家鼓励土地流转的大好时机,实行土地租用制,由产业大户承包种植、经营,进行集约化生产。这不仅有利于进行单一品种成片成块专业化、标准化种植,还有利于确保中药材的质量,便于市场流通和为制药企业提供原料,更有利于做大做强中药材产业。

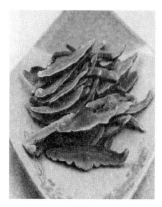
灵芝

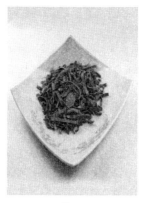
黄柏

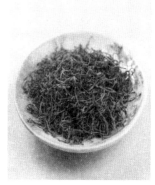
金银花

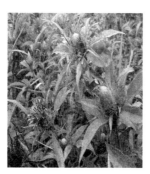
白术

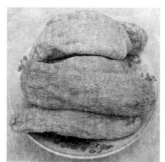
天麻

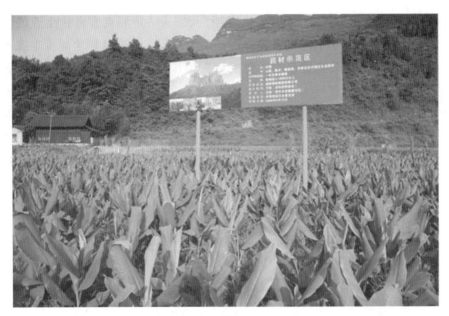

湖南湘泉制药有限公司药材示范区

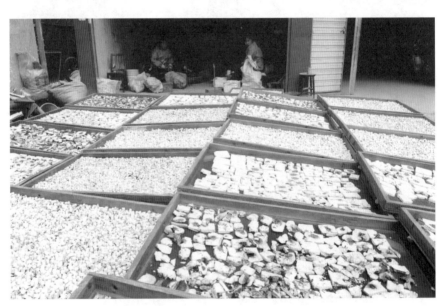

绥宁县长铺子苗族乡村民加工晾晒茯苓

(图片来自《邵阳日报》2011 年 12 月 28 日第 2 版)

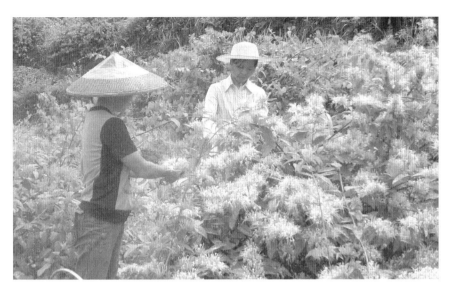

新邵县农户喜摘金银花

（图片来自《邵阳日报》2012 年 7 月 10 日第 2 版）

四、铜仁市药材产业化研究[①]

铜仁市位于贵州高原东部,地处东经 107°46′～109°25′,北纬 27°08′～29°05′,东邻湖南,北接重庆,西与贵州遵义市相邻,南与贵州黔东南州交界。本区深处武陵山腹地,是连接中原地区与西南边陲的纽带,同时又是云贵高原连接东部沿海地区的重要交通要道,是西部地区重要交通枢纽之一,故有"黔东门户"之美誉。铜仁总面积 18003 平方公里,2012 年总人口 420 万,有汉、土家、苗、侗、仡佬等 29 个民族,现辖江口县、石阡县、思南县、德江县、玉屏侗族自治县、印江土家族苗族自治县、沿河土家族自治县、松桃苗族自治县和碧江区、万山区等 8 县 2 区。该市属典型的中亚热带季风湿润气候,春温多变,绵雨较多;夏季炎热,光照充足;秋温速降,多潮多雨;冬少严寒,无霜期长。年均气温 13.5℃～17.6℃左右,年均日照数 1250 小时,年均无霜期 275～317 天,年均降水量 1100～1400 毫米,雨量充沛,光热水同季。铜仁境内土壤主要有红壤土、黄壤土、黄棕壤土、山地灌丛草甸土、石灰土、紫色土、潮土、水稻土等多种土壤类型。全境以山地为主,占全区总面积的 67.8%,其次是丘陵占 28.3%,坝子及其他地貌面积仅占 3.9%,平均海拔在 500～1000 米之间。境内出露地层较全,从老到新有净山群(变质岩)、板溪群(浅变质岩)、震旦系、寒武系、奥陶系、志留系、二叠系、三叠系至第四系,其中以寒武系地层分布最广;岩性以碳酸盐岩为主,约占 70%,次为碎硝岩及岩浆岩。本区森林覆盖率在 2006 年已达44.74%,主要类型有针叶林、阔叶林、针阔叶混交林、竹林、灌丛等。

综上可知,铜仁市自然环境相当优越,为药材的生长、发育、生存提供了有利的生态条件。同时,本区交通设施便利,为药材产业化提供了良好的基础条件。

---

① 本文是贵州师范大学 2013 年博士科研启动金项目的阶段性成果。以上信息来源于铜仁地区地方志编纂委员会编《铜仁地区志·地理志》(贵州科技出版社 2011 年版)、《铜仁地区志·国土资源志》(贵州人民出版社 2006 年版)、《铜仁地区志·林业志》(贵州人民出版社 2004 年版)等。

（一）铜仁市目前经济状况

对于药材资源富集的铜仁市而言,药材产业化是其区域经济发展的一个重要组成部分。这就需要我们了解目前铜仁市区域经济发展概况。

资料显示,在 2011 年贵州省所属 9 个地州市中,铜仁市生产总值为357.96 亿元,生产总值绝对量排名第八;人均财政一般预算收入为 919 元,排名第九;税收总计为 404658 万元,排名第九;城镇居民家庭人均可支配收入为 13846.46 元,排名第九,但该项目 2011 年比 2010 年增长率为25.9%,位居全省第一;城镇居民家庭人均消费性支出为 9385.42 元,排名第九,而该项目 2011 年比 2010 年增长 32.3%,位居全省第一;农村居民家庭人均纯收入为 4002 元,排名第七;农村居民人均年现金收入 4104 元,排名第八;农林牧渔业总产值 167.30 亿元,排名第三;公路里程 21509.31 公里,位居第三。就全省 88 个县级行政单位 2011 年生产总值情况看,铜仁市所属碧江区名列第 27 位(以下省写)、万山区 88、江口县 76、玉屏县 55、石阡县 64、思南县 38、印江县 53、德江县 44、沿河县 45、松桃县 37;按人均生产总值看,碧江区 18、万山区 48、江口县 60、玉屏县 12、石阡县 75、思南县 64、印江县 49、德江县 54、沿河县 72、松桃县 61。就各县农民人均纯收入看,碧江区 22、万山区 82、江口县 61、玉屏县 24、石阡县 67、思南县 77、印江县 71、德江县 84、沿河县 72、松桃县 78。[①]

上述数据表明,目前铜仁市经济总体水平在全省相对落后,需要进一步加快经济发展步伐。就单项指标看,铜仁市农林牧渔业总产值和公路里程位居全省前列。就内部各区县情况看,铜仁市经济发展水平极不平衡,碧江区各项经济指标不仅位居全市 10 县区首位,而且在全省也有较高名次,反映了该区经济发展的良好势头;相反,万山区、德江县、思南县、松桃县等各项经济指标则在全省均较为落后。在全省上下脱贫攻坚、"后发赶超,和全国同步实现小康"的大背景下,经济发展的现实状况迫切要求铜仁市必须立足本区实际,审时度势,充分发挥区域资源优势,找准经济增长的着力点,确定经济发展的增长点。中药材即是本区资源优势之一,理应成

---

① 以上数据来源于贵州省统计局、国家统计局贵州调查总队编:《贵州统计年鉴2012》,中国统计出版社 2012 年版。

为经济增长的着力点和增长点。

(二)铜仁市中药材资源状况

如前所述,铜仁市优越的自然地理环境为本区药材产业的发展提供了良好的资源优势。这种资源优势在历史时期就表现得较为突出。

1.历史时期中药材资源概况

记载历史时期铜仁药材资源概况的主要是铜仁市的地方志。现据历史时期有关铜仁市的地方志记载的药材品种,将明清以来本区药材资源整理如下:

五味子、生姜、杜若、鬼臼、党参、杜仲、藁本、独活、牛膝、茯苓、防风、五加皮、苦楝皮、紫苏、赤芍、白芍、天麻、葛根、升麻、天丁(皂角刺)、天丁(老鼠刺)、贝母、何首乌、厚朴、天花粉、瓜蒌、桃仁、杏仁、石斛、续断、威灵仙、桔梗、苍耳子、柴胡、苦参、尾参、枸杞、细辛、牛蒡子、地骨皮、石菖蒲、薄荷、黄连、辛夷、白及、木通、木贼、木瓜、大黄(羊蹄根)、乌头、黄荆子、麦门冬、蒲公英、白苎麻、谷精草、毛菜、粉果根、芡实、九里光(千里光)、樟脑、薏苡、青蒿、贯众、枳实、陈皮、青皮、淫羊藿、打不死、女贞子、过山龙、旱莲草(鳢肠)、牵牛子、骨碎补(巴山虎)、山胡椒(荜澄茄、见肿消)、大茴香、小茴香、茱萸、鹅肠草、马鞭草、毛蜡烛、红花、土细辛、土黄芪、土牛膝、土党参、土人参(沙参)、土降香、土茯苓(土萆薢)、土角茴、桑白皮、桑寄生、青木香、刘寄奴、紫草、旋覆花(金沸草)、葳蕤、黄精、黄柏、艾、白药子、青葙子、商陆、密蒙花、鹅不食(石胡荽)、车前、忍冬、前胡、钩藤、狼毒、常山、木鳖子、蓖麻子、豨莶草、雷丸、伸筋草、茜草、半夏、射干、龙胆草、夏枯草、荆芥、当归、川芎、三棱、水菖蒲、款冬花、芦苇(芦根)、山豆根、九龙盘、八角草、半边莲、百部、烟(巴孤)、独角莲、寻风藤(青风藤)、三七(金不换)、蚤休(七叶一枝花)、蜀葵、黄蜀葵、还阳草、天茄、羊踯躅、大蓟、小蓟、浮萍、蘩、苹、地榆、远志、姜黄、石长生、景天、虎耳、酸母、蒺藜、瓦松、隔山消、钉把刺、苌楚(羊桃)、倒挂刺、乌蔹母、饭藤、蛇见退、奶浆包(天仙果)、鸡矢藤、红藤、狗尾草、翻白草、芫花、蘡薁、曼陀罗、观音莲、毛茛、苧麻、益母、鱼腥草、水灯草、苦蒠(野菊花)、淡竹叶、鸡舌草、金樱子、百合、高良姜、泽兰、鹤虱、连翘、香附、肉桂(官桂)、山丹、羌活、萹蓄、皂荚、茵陈、追骨风、红三七、天南星(虎掌)、降(真)香、白茅、漆、罂粟、秦椒(海椒、蜀椒)、筋骨草、马蹄草、花椒、紫花地丁（犁头草）、香薷、锯齿草、王不留行、海金沙、黄芩、白藓皮、臭牡丹、甘菊（菊花）、干葛（葛根、粉葛、葛藤）、白芷、大戟、仙茅、木芙蓉、黄药子（木药子）、瞿麦、萆薢、八角莲、菟丝子、络石草、蛇床子、地肤子、地锦草、蜡烛草、丹参、金顶龙牙草（白鹤草）、续随子、决明子、栀子、山慈菇、凤尾草、卷柏、马兰、鸭舌草、马勃、血藤、甘遂、山楂、灯心草（灯草）、银杏、金毛狗脊、天门冬、虎刺、芰（菱）、白蒿（蓬蒿）、（灵）芝、藿香、钩吻（断肠草）、葶苈子、蒲黄、泽泻、金棱草、血竭、地黄、甘草、丁香、丁公藤、猪苓、木莲、仙人掌、覆盆子、橘皮、艳容草、蘼芜（香草）、石耳、石松、枫香、白苏、枸橘、水竹叶、山药、知母、龙牙草、紫葛、菝葜（金刚藤）、川楝子（苦楝子、苦蓛）、白头翁、石蒜、吉祥草、雨点草（石黄草、狗尾升麻）、粉丹（丹皮）、马蹄香、天精、土藿香、李仁、柏子仁、松节、松花、六月雪、苏子、槐角、神曲、天泡子（灯笼草）、侧柏叶、酸枣（仁）、巴豆、茅苍、地蜈蚣草、蛇莓、藜芦、附子、佛甲草、佛手柑、橄榄、木椒、水高粱、阳雀花、仙桃草、樗白皮、一支箭（夜关门）、白扁豆、慈女归、扁蓄、天仙藤、水仙根、榆白皮、乌桕木、水杨柳、赤柽柳、竹根三七、白术、草麻子、青藤香、蓺草、朱砂莲、莱菔子、倒筑伞、夜落金钱、苍术、草麻子、青藤香、鼠尾草、防己、预知子、甘松香、苦药子、蒟蒻（酱）、金星草、露筋草、半天回、小儿群、野兰根、崖棕、红茂草、紫背金盘草、野猪尾、金棱藤、大木皮、石合草、瓜藤、鸡翁藤、马接脚、蓬蘽、莽草、土三七、巴戟天、马甲子、瓮菜、芭蕉、菊芋、缩砂仁、石楠、蒻竹、地蚕、退血草、龙头草、算盘子、见风消、薪蓂子、元参、乌药、大枫子、芒荆、老鸦蒜、过岗龙、楮实、羊膻草、使君子、乳香、龟板、鳖甲、蜜蜡（黄蜡）、白蜡、蜂房、蜜、麝香、山獭（獭肝）、五倍子、蟾蜍、蛇蜕、蝉蜕（虫退）、望月砂、夜明砂、甲珠、鹿茸、穿山甲、桑螵蛸、白花蛇、狗宝、熊胆、羚羊角、牛黄、水银、朱砂、雄黄、硫黄、石膏、硝（芒硝、朴硝）、密陀僧、滑石、硝石等。①

史书所载药材品种众多，表明历史时期本区的药材资源即相当丰富。

---

① 以上资料来源于《大明一统志》、弘治《贵州图经新志》、嘉靖《贵州通志》、嘉靖《思南府志》、万历《贵州通志》、《大清一统志》、康熙《思州府志》、乾隆《贵州通志》、乾隆《玉屏县志》、嘉庆《重修一统志》、道光《思南府续志》、道光《铜仁府志》、道光《松桃厅志》、道光《印江县志》、光绪《石阡府志》、民国《贵州通志》、民国《铜仁府志》、民国《思南县志稿》、民国《沿河县志》、民国《德江县志》、民国《石阡县志》等。

尤其是民国《铜仁府志》卷七《物产》记载了民国及其以前铜仁地区所产的特色药材,如五加皮,"蜀语谓之白刺颠,或白刺叶,作酒面药。按,五加皮一名文章草,高四五尺,有黑刺一枝,五叶,三四月开白花,香气如榄橄,结实如豆,北方者长丈余,类木"。又如紫草,"《田居蚕室录》:生山中,花叶似胡麻,惟圆干,结子如苏麻子大,根紫红色,生,秋后叶落干枯,其根始红,掘之供用"。再如海芋,"《益部方物略记》:叶似芋,而有干,根皮不可食,方家号隔河仙,云可变金,或云能止疟。《本草纲目》:海芋一名观音莲。按,郡产观音莲当即此"。还如夜落金钱,"产深山绝壁上,纤藤细叶,开黄花,四季长青,不易得,可以已风,并治诸疾"。另有降真香,"《旧志》:郡产。《通志》:出深箐中,悬岩上藤所结,历久乃香。《虞衡志》:烧之或引鹤降"。定风草,"《通志》:即天麻,俗名土罗卜,性辛温,治诸风,明亮坚实者佳,苗名定风草"。再有麝香,"《本草》:麝香形似獐,常食柏叶,五月得香,本作香,俗加鹿字,汇兽,如小麋,身有虎豹之文,脐有香,为人所迫,即自投高岩,举爪剔出其香,就毙且死,犹拱四足保其脐,故象退齿、犀退角、麝退香,皆辄掩覆,知其珍也"[①]。

现实是历史的延续。上述药材资源至今在铜仁市依然广为存在,为当代本区开发中药材及药材产业化提供了历史积淀和依据。

2.当代中药材资源概况

当代铜仁市的中药材资源同样相当丰富。不同时代的资源普查或调查都证明了这一点。据《铜仁地区志·地理志》记载,有关部门在 1985—1987 年全国中药材资源普查中统计,铜仁地区共有野生中药材 2069 种,隶属 319 科 904 属,其中蕨类 31 科 58 属 68 种,裸子植物类 10 科 18 属 26 种,被子植物类 143 科 593 属 1566 种。区内的药用植物主要有杜仲、天麻、刺五加、菌灵芝、白芍、山药、麦冬、桔梗、天冬、金银花、艾粉、黄草、茱萸、木瓜、黄连、枸杞、牡丹皮、荆芥、紫苏、百合、何首乌、葛根、女贞子、夏枯草、鸡血藤、南沙参、半夏、鱼腥草、蒲黄、苦参、防己、续断、茜草、威灵仙、野菊花、蜘蛛香、土茯苓、紫菀、一口血、竹乡草、一朵云、龙胆草、车前草、曼陀

---

① 中共贵州省铜仁地委档案室、贵州省铜仁地区政治志编辑室整理:民国《铜仁府志》卷 7《物产》,贵州民族出版社 1992 年版,第 109 页。

罗、苏铁、银杏、华山松、马尾松、黑松、柳杉、杉木、柏木、黄柏、刺柏、扁柏、侧柏、圆柏、龙柏、罗汉松、篦子三尖杉、粗榧、红豆杉、穗花杉、南方红豆杉、响叶杨、垂柳、杨梅、山核桃、野核桃、化香树、枫杨、锥栗、板栗、茅栗、甜槠、麻栎、槲栎、白栎、高山栎、栓皮栎、吴茱萸、石斛、朴树、构树、小构树、桑树、银桦、油茶桑寄生、槲寄生、马齿苋、皂荚、栀子花、紫荆、檫木、鹅掌柴、鹅掌楸、香果树、钟萼木（伯乐树）、喜树（旱莲）、厚朴、南方五味子、樟树、淫羊藿、珙桐、悬钩子、盐肤木、野蔷薇、黄连木、黄连、枇杷、无花果、蛇足石杉、石松、地刷子石松、藤石松、翠云草、江南卷柏、兖州卷柏、深绿卷柏、细叶卷柏、二刑卷柏、毛枝卷柏、大问荆、笔管草、节节草、阴地蕨、薄叶阴地蕨、心叶瓶尔小草、福建观音座莲、紫萁蕨、华中瘤足蕨、野鸡尾金粉蕨、铁线蕨、团羽铁线蕨、白恶铁线蕨、单芽狗蕨、对马耳蕨、段蹄盖蕨、峨嵋介蕨、金星蕨、荚羽卵果蕨、铁角蕨、长叶铁角蕨、东方荚果蕨、狗脊蕨等。药用蕨类资源有千层塔、深绿卷柏、狗脊蕨、心叶瓶尔小草、阴地蕨、福建观音座莲、海金沙等 68 种，其中，深绿卷柏为制取石上柏片的主药；狗脊蕨具有强腰、除风湿、补肝肾之效；心叶瓶尔小草具有祛风湿、治毒蛇咬伤的效用；阴地蕨具有镇咳作用。区内还有水獭、林麝等药用动物。[①] 至于水银、朱砂等矿物药材，更是享誉全国。

另据 2009 年的《铜仁年鉴》记载，铜仁境内现有药用植物 500 种以上，已考察准确的高等药作植物有 100 科 227 属 413 种，其中有清热解毒植物药 96 种；止咳、祛痰、平喘植物药 44 种；止血植物药 43 种；祛风除湿、舒筋活血植物药 60 种；补中益气、散寒解表植物药 33 种；其他功能的植物药 95 种。此外，在省内外都畅销的民间常用植物药有珠子参、雪里见、蛇莲、八爪金龙、穿心莲，以及小蘖属、十大功劳属植物等。产量较大的植物药有吴茱萸、杜仲、厚补、黄柏、五倍子、金银花、瓜蒌、射干、半夏、天麻等。境内大型真菌也很丰富，蕴藏有 33 科 77 属 151 种，其中竹黄、灵芝、茯苓、乌勃等 21 种可作药用。含抗癌物质或有抗癌作用的有采绒草盖菌、菱红菇等

① 铜仁地区地方志编纂委员会：《铜仁地区志·地理志》，贵州科技出版社 2011 年版，第 458、462、498 页。

12种。①

　　学术界对铜仁市的药材资源也颇有关注。钟颖等学者经过调查,认为铜仁市是贵州主要产药区之一。该地区以武陵山主峰梵净山的资源最为丰富,约有植物2000种,其中梵净山特有药用植物15种,铜仁药用动植物976种。该区中草药1200多种,其中植物药近1000种,动物药100余种,中草药蕴藏量为360万吨,主要品种有天麻、何首乌、石斛、淫羊藿、黄柏、杜仲、孩儿参、厚朴等。②

　　就梵净山而言,该地域药用植物资源丰富、品种多,除有不少名贵常用药如天麻、杜仲、厚朴、黄连、独活等外,还有民间常用并畅销湖南、两广的珠子参(土名萝卜三七)、雪里见、蛇莲、朱砂根、高乌头、八角莲等药物。据《贵州梵净山科学考察集》记载,梵净山有高等植物药100科72属410种,其中具有清热解毒毒药96种,止咳、祛痰平喘药44种,止血药43种,祛风除湿、舒筋活血药60种,补中益气、散寒解表药33种,理气止痛、活血通经药42种,其他功用药物92种,药用菌21种,含抗癌物质或有抗癌作用的菌类有12种。③ 正因为如此,自20世纪90年代开始,梵净山即被誉为"中药材资源库""中药材生物基因库"④"中华野生中草药库"⑤。

　　又据《铜仁地区志·卫生志》所载信息,铜仁市境内各县级政区的中药资源也十分丰富,特别是地处梵净山东、西、北麓的江口、印江、松桃县中药材资源又优于其他县。据1984年统计,铜仁地区中药材资源达2193种,

---

① 《铜仁年鉴》编辑部编:《铜仁年鉴2009》,贵州人民出版社2009年版,第32页。

② 钟颖、张永东、瞿显友、田华咏:《武陵山区中草药资源研究》,《中医药导报》2006年第2期,第64页。

③ 贵州梵净山科学考察集编辑委员会编:《贵州梵净山科学考察集》,中国环境科学出版社1987年版,第7页。按,该文所述内容与《铜仁年鉴2009》所载内容相比,梵净山一隅药材资源中,高等植物药的"属""种",以及"其他功用药物"均有所增加,但"理气止痛、活血通经药42种"在《铜仁年鉴2009》中缺载,似是漏登。这表明梵净山药材资源在不断增加。

④ 铜仁地区地方志编纂委员会编:《铜仁地区志·卫生志》,贵州人民出版社2003年版,第243页。

⑤ 黎明:《铜仁高标准招商引来大批有识之士》,《中国青年报》2003年10月8日,第1版。

其中药用植物 1924 种,药用动物 219 种,药用矿物 26 种,总蕴藏量达 50 多亿公斤。松桃县有各类药材 557 种,其中植物药 410 种,动物药 135 种,矿石药 12 种;江口县有 6 大类中药 802 种,其中植物类 717 种、菌类 6 种、地衣类 1 种、蕨类 56 种、动物类 21 种、矿物类 1 种;印江有天麻、杜仲等中药 588 种,其中药用菌类植物 3 种、地衣类植物 1 种、蕨类药用植物 35 种、药用果子植物 7 种、药用被子植物 508 种、动物类药材 29 种、矿物类药材 5 种,全县中药材资源蕴藏量达 900 余万公斤;铜仁市即今碧江区有 321 个药材品种,其中蕴藏量最丰富的主要有吴茱萸、杜仲、半夏、朱砂、何首乌、金银花、麦冬、百合、阔叶大功劳、青牛胆等;德江县有中药材 648 种,其中藻类 1 种、菌类 10 种、地衣类 3 种、苔藓类 4 种、蕨类 63 种、裸子植物 15 种、被子植物 521 种、动物类 26 种;玉屏县野生中药品种多、分布广,有中药材种类 166 种,藏量最丰富的主要有茯苓、草乌、前胡、竹叶柴胡、女贞子、白及、金银花、续断、南沙参、桔梗、菟丝子、黄精、天门冬、麦冬、半夏、金樱子等;沿河县境内有中药材 897 种,其中蕨类 24 科 53 种、菌类 10 科 26 种、种子植物类 126 种、动物类 57 科 89 种、矿物类 8 种;石阡县境出产中药材近 500 种;万山区境内有 429 个药材品种。[①]

以上材料说明,从古至今,铜仁市的药材资源都相当丰富。这为今后本区药材产业化的发展提供了极大的可能性和物质基础。只要有关部门重视并进行科学合理规划,铜仁市药材产业化之路必将越走越宽,对本区经济未来的发展必将产生相当大的推动和促进作用。

(三)铜仁市中药材产业化状况

铜仁市古代药材经济即比较发达。明代思南府(治今贵州思南县)"上接乌江,下通楚、蜀,舟楫往来,商贾鳞集"[②]。思南府之所以商贾鳞集,与该地药材贸易不无关系,"府县属地土产寥寥,惟桐油、柏油、山漆及务川之朱砂、水银可以远行,产亦无多,下此则药材矣"[③]。思南县,"由潮砥渡而下至新滩,经沿河达四川之涪州,可通舟楫。上运则以盐为大宗,其余则为

① 铜仁地区地方志编纂委员会编:《铜仁地区志·卫生志》,贵州人民出版社 2003 年版,第 242、243 页。

② 嘉靖《思南府志》卷 1《地理志·形胜》,嘉靖十五年(1536)刻本。

③ 道光《思南府续志》卷 2《地理门·风俗》,道光二十一年(1841)刻本。

广食、药材、杂货;下运则为米麦豆菽、油漆木材等器物"[1]。这说明思南县当时通过水路与外界有药材之贸易。思南县所产雄黄,"贾用是售或贩进贵阳或贩下汉口,故居人逢三七日两场期背负肩挑,由小岩关进城市售"[2]。雄黄是重要的矿物药材,思南县居民或肩挑或背扛将其运到思南县城,再由商贩继续贩卖到贵阳或汉口,这再次表明该县存在着以雄黄为代表的药材交易市场和贸易。清代铜仁府(治今贵州铜仁碧江区),"舟楫西来,泝沅水,历麻阳,经郡治以达江口,商旅辐辏,亦西南之都会也"[3]。铜仁府商旅辐辏同样与药材交易有关,因为该区盛产高质量的药材朱砂,"府南大万山,产朱砂,月可得万斤"[4],"朱砂形如箭镞号箭头砂,最为可贵,产于万山厂。他砂皆产于土中,此砂独产于石夹缝中,取之最难,每块并无重至一两者。市场五,渡口九"[5]。"市场五"表明铜仁当时即有围绕朱砂交易的市场。朱砂在宋代,"大者重七八斤,价十万,小者五六万"[6]。此后,朱砂价格一直居高不下,如此高的价格不仅让商人趋之若鹜,就连明代政府也在万山设置了专门的管理机构——朱砂场局。17世纪以前,商贾和游人不断进入铜仁境内采购麝香、虎骨、熊胆、豹骨、吴茱萸、五倍子等名贵中药材,并在铜仁、江口、印江、松桃等县城集市贸易,诸多中药材远销贵阳、湖广沿海各地[7],故而铜仁成为西南之都会则不足为奇。石阡县药材贸易同样不可小觑,"药材多行销外省各地,如茱萸、五倍子运销湖南;冻绿皮运销湖北、江西两省;金银花、桔梗、厚朴、龙胆草等则出售四川"[8]。

以上材料表明古代铜仁地区药材贸易就比较繁荣。近代以来,由于本区域社会不够稳定,战乱和匪患不断,一定程度妨碍了药材的种植、采收,

---

① 民国《思南县志稿》卷1《地理志》,1965年贵州省图书馆据馆藏钞本复制油印本。
② 民国《思南县志稿》卷3《食货志》,1965年贵州省图书馆据馆藏钞本复制油印本。
③ 乾隆《贵州通志》卷2《地理志序·铜仁府图说》,乾隆六年(1741)刻嘉庆修补本。
④ 宣统《贵州地理志》卷6《铜仁府》,宣统二年(1910)油印本。
⑤ 清·爱必达:《黔南识略》卷19《铜仁府》,道光二十七年(1847)重刊本。
⑥ 宋·江少虞:《宋朝事实类苑》卷60《辰砂》,中华书局1981年版,第786页。
⑦ 铜仁地区地方志编纂委员会编:《铜仁地区志·卫生志》,贵州人民出版社2003年版,第245页。
⑧ 民国《石阡县志》卷11《经业志·林业》,1966年贵州省图书馆据石阡县档案馆藏稿本复制油印本。

从而对药材贸易的发展带来不利影响。资料显示,新中国成立前,铜仁境内仅有少数农家房前屋后零星栽种杜仲、吴茱萸、牡丹、芍药等,其主要目的在于绿化环境,较少当作药用。新中国成立后,党和政府开始有计划地组织发展药材生产。在此背景下,自 1956 年起,各县药材公司按生产计划抽派技术人员,到农村动员并指导农民种植药材。1956—1957 年,铜仁地区开始试种生地、川芎、大中膝、党参、黄草、吴茱萸等药材,尤其是江口县,引种吴茱萸约 10 万株,形成规模化种植,取得了良好的经济效益。但此后不久,由于政策的失误以及药材生产管理经验不足和种植技术的滞后,本区中药材的种植、栽培工作逐步陷入低潮,药材产业化受到很大影响。经过一段时间的沉寂,20 世纪 70 年代,铜仁地区继续对中药材进行大面积的生产栽培,种植的中药材品种在原来的基础上进一步增加,主要有川芎、菊花、白术、泽泻、红花、白芷、麦冬、黄连、白芍、三七、丹皮、杜仲、黄柏、大力子、半夏、香独活、茯苓、枳壳等;同时,开始引种试验部分药材品种,如芋肉、川贝母、使君子、连翘、一号除虫菊、大黄等;另外,尝试将野生药材变为家种药材,试验的品种主要是黄花射干和独脚连等。改革开放初期,铜仁行署陆续引种杜仲、天麻、吴茱、白术等品种并取得了成功。此后,万山区建立了杜仲、吴茱萸、白术、天麻、麦门冬、枝子、金银花等中药材生产基地,带来了相当的经济效益。20 世纪 80 年代后期,由于受到药材生产、收购、销售等诸方面因素的影响,中药材产业化一定程度遭受挫折。20 世纪 90 年代中期,在经济体制的转轨和经济利益的影响下,铜仁有关部门再次确定了中药材产业化的政策,经过几年的努力,该区已发展中药材基地 76 个,总面积达 3 万余亩,其中杜仲、黄柏基地 60 个 800 多万株,银杏基地 10 个 5000 余亩,桔梗、白术、黄栀子及其他药材基地 6 个 2000 亩。1998 年,万山区开发了 1000 杜仲基地和 700 亩白术、半夏、桔梗基地。[①]

21 世纪以来,随着国家发展中药产业一系列政策的出台,铜仁市药材产业化发展势头较为迅猛,如德江县栽培杜仲 2 万亩,印江县建中药材基地 4 万亩,主要栽培五倍子、吴茱萸、杜仲、黄柏等药材,并建立较为完善的

---

① 铜仁地区地方志编纂委员会编:《铜仁地区志·卫生志》,贵州人民出版社 2003 年版,第 244、245 页。

配套设施,为全县中药材生产提供了有力保证。正是由于政策、技术等条件得力,印江县成为全国吴茱萸生产基地之一,产品出口欧洲和东南亚。再如松桃县,农户将种植加工中药材作为最主要的经济来源,取得了可喜的经济效益:2008年全县种植百合12000亩,带动农户12100户,产值高达3000万元;2009年种植中药材菊花、金银花、白术、玄参等20多种,面积达60000亩;大坪场镇干串村创办中药材示范基地1500亩,两年来为该村创收近210万元;长兴堡镇岩科村杨文勇在2010年种植金银花123亩,年收获生花近4300斤,按每斤6元,收入达2.5万余元,如按干花每斤30元,收入可近10万元。三年来,该县新增中药材种植面积35500亩,覆盖全县28个乡镇,涉及农户28900多户,实现净产值5800万元。截至2010年,该县共有中药材提纯加工厂1家、中药材基地22000亩,引进药业公司3家。至今,该县已有中药材协会45个,入社农户2700户,带动农户8000余户,助农增收3700余元,实现年产值5100万元;利用土地流转的政策优势,松桃县种植药材已达30000亩,涉及农户35000余户,辐射带动并建成中药材生产加工基地40000余亩。[①] 松桃县中药材产业持续发展,近年来政府采取多种举措,使中药材产业成为该县拉动农村经济发展的新引擎和贫困户增收致富的主渠道。该县的做法值得借鉴:第一是"谋"规划,优化产业布局,采取林药结合、草药结合、粮药结合、果药结合等立体种植模式,因地制宜在东部片区乡镇(街道)重点发展铁皮石斛、丹参、半夏等草本药材,配套发展花椒、百合、鱼腥草等品种;在西部片区乡镇(街道)重点发展花椒、藤椒等木本药材,配套发展苦参、白术等草本药材。第二是建立后续管抚机制,坚持种管并重,确保产业提质增效、农民增收致富。第三是做大做强龙头企业,凸显规模效应。该县引进贵州健神农业科技发展有限公司、松桃鼎泰药业有限公司等龙头企业,带动壮大县域企业、专业合作社等新型农业经营主体,提升中药材精深加工能力和市场拓展能力。同时,出台奖励政策,对种植铁皮石斛、丹参、太子参每亩分别补贴14400元、960元、600元。重赏之下必有勇夫。全县目前共有中药材产业企业7家、合作社

---

① 龙再刚、齐敏:《药材飘香富路宽——松桃发展中药材产业纪实》,《铜仁日报》2010年9月3日,第5版。

30 家、加工企业 1 家,其中省级龙头企业 2 家、市级龙头企业 3 家,累计种植、抚育各类中药材 5.37 万亩。第四是融入高科技,提升产品收益。加强与相关部门建立合作关系,邀请专家及企业家到现场授课、实地指导种植技术,培育本地的"土专家"。第五是多渠道筹集资金,补齐发展短板。2017 年以来,该县共聚集各类资金 10700 万元用于发展中药材产业,补齐了产业发展资金不足的短板。同时,积极动员群众采取承包、租赁、入股等方式,开展 10～15 年期限的标准土地流转,切实降低种植成本,全面提高种植积极性,助推产业稳步快速推进。第六是创新合作机制,推动多方共赢。创建"龙头企业＋合作社＋贫困农户""龙头企业＋合作社＋基地＋村集体＋贫困农户"等产业运作机制,促进中药材产业链条各环节与贫困农户增收脱贫有机结合。2017 年,该县种植和抚育中药材 3.05 万亩,产量19860 吨,带动农户 3022 户 10570 余人(其中,贫困户 600 余户 2100 余人),实现户均收入达 3632 元(带动贫困户 1400 人脱贫)。2018 年,该县累计完成百合、花椒、丹参、铁皮石斛等中药材种植及抚育 2.32 万亩,带动贫困农户 7530 余户在家门口就业创业。[①] 松桃以外的其他县也在大力发展药材产业,如 2011 年,沿河县官舟镇在枣树村建立了 2000 亩金银花基地[②];2012 年,万山区敖寨乡两河村引进黄柏树种苗 6400 株、葛根 1300株,建起了 30 余亩名贵中药材种植示范基地[③];2013 年沿河县又投入 200万元扶贫资金发展中药材,在土地坳镇木坪、安坡等村建成能栽植 4 万平方米的中药材育种基地[④]。2018 年春,思南县许家坝镇发展中药材白及、铁皮石斛 1000 余亩;2020 年,思南县新增中药材种植面积 2 万亩,总面积达 10.13 万亩,实现产量 2 万吨,产值 2.7 亿元;创建道地药材规模化基地 2万亩,打造示范基地 5000 亩,坝区草本中药材种植面积 2140 亩,引进培育

① 余伶、胡伟:《药材满园产业兴——松桃加快发展中药产业》,《铜仁日报》2018 年 5月 2 日,第 2 版。

② 杨友:《沿河建设中药材基地》,《铜仁日报》2011 年 3 月 17 日,第 1 版。

③ 王飞:《市公积金中心帮助两河口村建中药材种植基地》,《铜仁日报》2012 年 4 月17 日,第 3 版。

④ 杨再成:《沿河投入 200 万元扶贫资金发展中药材》,沿河政府网(http://www.yanhe.gov.cn/yhdt/ShowArticle.asp? ArticleID＝8152)。

龙头企业 2 家,覆盖贫困户 825 户,贫困人口 3150 人。[1] 德江县政府专门下发《德江县 2019 年中药材种植大县培育工作方案》,形成以天麻、花椒为主,罗汉果、石斛、刺梨等其他优势品种为补充的集中连片种植格局,确保在 2019—2020 年间,全县稳定发展中药材种植面积 10 万亩以上,其中天麻面积 80 万平方米以上,年产鲜麻 1500 吨以上,产值 3 亿元以上,新建天麻后续林 2 万亩;发展其他中药材优势品种 1 万亩以上。[2] 石阡县有中草药 7 类 156 科 1051 种,立足中药材先天资源禀赋,大力发展中药材产业,该县龙塘镇集中连片分区种植头花蓼、金丝黄菊、黄精、钩藤等中药材 7000 亩,聚凤乡种植各种中药材 5000 多亩,河坝镇中宅村种植 2000 余亩黄精。该县融合发展林药、果药、茶药 7 万余亩,惠及 7135 户贫困户 27287 人,预计产量 14000 余吨、实现产值 27000 余万元,中药材产业发展示范初步形成。[3]

涓涓细流汇成江河。正是各县大面积种植药材,推动了整个铜仁市药材产业化的快速发展,到 2012 年,本区已完成中药材种植面积 12.5 万亩,涉及全市 10 个区县 61 个乡镇 223 个村 29202 户。[4] 截至 2013 年 10 月,铜仁中药材种植面积已达 50.03 万亩,预计总产量 14 万吨,总产值 17 亿元,主要种植品种有射干、头花蓼、丹参、金银花、太子参、天麻、玄参、苡仁、银杏、青蒿、桔梗、山药、芍药、前胡、元胡、川芎、白术、茯苓等 17 个,覆盖全市 10 个区县 89 个乡镇 260 个行政村,覆盖农户 16 万户 67 万人,预计实现药农人均增收 3000 元;培育市级中药材种植及加工农业产业化龙头企业 10 家;组织培育中药材种植农民专业合作社 52 个。[5] 目前,以贵州神

---

[1] 陈慧:《思南许家坝:致富良方中药材》,思南微党建(https://www.sohu.com/a/404208486_100013204)。

[2] 参见德江县人民政府办公室《关于印发德江县 2019 年中药材种植大县培育工作方案的通知》(德府办发〔2019〕108 号)。

[3] 谭文斌:《石阡:补齐中药材短板 提升产能附加值》,人民网·贵州频道(http://gz.people.com.cn/n2/2020/0407/c375236-33930786.html)。

[4] 晏武芳:《中药材产业初显规模——培育市级中药材种植及加工龙头企业六家启动一个武陵山中药材大市场建设》,《铜仁日报》2013 年 1 月 27 日,第 2 版。

[5] 张柔:《铜仁种植中药材 50 万亩 预计总产值 17 亿元》,铜仁市人民政府网(http://www.tongren.gov.cn/html/2013/1030/bsyw61394.html)。

奇、本草制药为代表的一批知名制药企业已在铜仁市投资建厂,年产值可达 4 亿元以上。① 为加快推动药材产业化,更好地为药材产业发展提供平台和服务,铜仁市拟计划投资 15 亿元,建设一个占地面积 300 亩的武陵山中药材市场。该项目建成后,预计年销售额可达 50 亿元,覆盖农户 3.3 万余户,是目前贵州省乃至武陵山区规模最大、功能最全、覆盖面最广的中药材交易市场。同时,铜仁市将围绕建成贵州苗药主产区的目标,在"十二五"期间将加快中药材产业建设步伐,发展中药材基地 100 万亩。建设铜仁武陵山中药材大市场,构建中药材交易平台。② 该交易平台已初见成效,2015 年 8 月 16 日,中国武陵山(铜仁)首届中药材·新医药博览会在铜仁市碧江区举行,来自国内外 250 家企业的 1800 多种药材参展③,有力地推动了铜仁药材产业化的发展。

综上所述,铜仁市药材产业化有着良好的基础,为今后本区做好、做大、做强药材产业提供了有利条件。毋庸讳言,本市药材产业化也存在不少问题,如享誉海内外的品牌不多、品牌效应不够明显、药材经营不成规模、部分中药材如栀子的产量不高、个别药材缺乏竞争力和盲目种植、GAP 种植基地建设滞后、产品缺少技术含量、药材深加工不足、新药研发缺乏后劲、医药产品流通不畅等。以杜仲为例,其资源规模小、产量低;生产规模化、标准化程度不高,不能满足产业化生产需求;资源综合利用率不高,没有形成产业链;缺乏新产品开发的技术等。④

(四)铜仁市知名中药材介绍

铜仁市享有盛名的中药材很多,如天麻、何首乌、石斛、淫羊藿、黄柏、杜仲、孩儿参、厚朴、朱砂等。现就天麻、杜仲、黄栀子、银杏、五倍子、朱砂等名贵中药材简要介绍如下。

---

① 铜仁市民政局:《铜仁市概况》,铜仁市人民政府网(http://www.trs.gov.cn/news/2013223/n22.html)。

② 张著昶、寇启伟:《铜仁投资 15 亿元建武陵山中药材市场》,《贵州都市报》2012 年 12 月 17 日,第 A12 版。

③ 佚名:《千余药材　铜仁参展》,《贵阳晚报》2015 年 8 月 19 日,第 A7 版。

④ 王卫华:《委员呼吁建立杜仲产业化循环经济体系》,《贵州政协报》2011 年 3 月 3 日,第 B2 版。

1.天麻

天麻又名赤箭,是一味常用而较名贵的中药,很早就被我国医药学家认识和使用。《神农本草经》称其"主恶气,久服益气力,长阴肥健"①,《名医别录》云:"消痈肿,下支满,疝,下血。"②《日华子本草》记曰:"助阳气,补五劳七伤,通血脉,开窍,服无忌。"③《开宝本草》载:"主诸风湿痹,四肢拘挛,小儿风痫、惊气,利腰膝,强筋力。"④《本草汇言》称:"主头风,头痛,头晕虚旋,癫痫强痉,四肢拘挛,语言不顺,一切中风风痰等证。"⑤《本草蒙筌》记载:"治小儿风痫惊悸,疗大人风热头眩。驱湿痹拘挛,主瘫痪塞滞。通血脉开窍,利腰膝强筋。诸毒痈疽,并堪调愈。……气力强阴,下支满除疝。杀鬼精虫毒,消恶气肿痈。久服增年,轻身肥健。"⑥《本草纲目》称:"天麻乃肝经气分之药。眼黑头眩,风虚内作,非天麻不能治。天订乃定风草,故为治风之神药。今有久服天麻药,遍身发出红丹者,是其祛风之验也。"⑦天麻在临床上多用于治疗头痛眩晕、肢体麻木、小儿惊风、癫痫、抽搐、破伤风等症,同时还有降低血压、明目、增智的功效。目前较为常用的全天麻胶囊和天麻丸即是用天麻作为主要成分的中成药,前者可平肝、息风、止痉,用于肝阳上亢导致的头痛眩晕、肢体麻木、癫痫抽搐等症状,以及肝风上扰所致的眩晕、头痛、肢体麻木;后者祛风除湿,舒筋通络,活血止痛,用于肝肾不足、风湿瘀阻、肢体拘挛、手足麻木、腰腿酸痛、风痉口噤、腰

---

① 尚志钧校注:《神农本草经校注》卷2《上品药·赤箭》,学苑出版社2008年版,第31页。

② 尚志钧辑校:《名医别录辑校本》卷1《上品·赤箭》,中国中医药出版社2013年版,第13页。

③ 五代·日华子著,尚志钧辑校:《日华子本草》(辑校本)卷8《草部·中品之下·天麻》,皖南医学院科研处1983年油印本,第48页。

④ 宋·卢多逊等撰,尚志钧辑校:《开宝本草》(辑复本)卷6《草部上品之上·赤箭》,安徽科学技术出版社1998年版,第146页。

⑤ 明·倪朱谟编著,戴慎、陈仁寿、虞舜点校:《本草汇言》卷1《草部·天麻》,上海科学技术出版社2005年版,第29页。

⑥ 明·陈嘉谟撰,张印生、韩学杰、赵慧玲校注:《本草蒙筌》卷1《草部上·天麻》,中医古籍出版社2008年版,第63页。

⑦ 明·李时珍著,王育杰整理:《本草纲目》(第2版)草部第12卷《草之一·天麻》,人民卫生出版社2004年版,第592页。

背强直、不可转侧、肝热生风、头晕头痛、手足挛痛麻木、半身不遂、肝风筋脉拘挛、脚膝疼痛、心神虚烦等。用天麻制成的天麻酒,具有很好的保健作用,对冠心病、高血压、高脂血症及肥胖等症都有着良好疗效。由此可见,天麻药用广泛,有着巨大的开发价值和潜在市场。

新中国成立后,铜仁地区有关部门开始收购天麻。1950—1960 年,本区天麻年均收购量 4 吨左右,1962 年最高达 6.8 吨。由于长期掠夺性采挖,野生天麻日益减少,资源枯竭、市场紧缺。20 世纪 70 年代,全区天麻年产量仅在 0.5 吨左右。铜仁市天麻主产地在德江。德江天麻历史悠久,在清朝时,该县野生天麻就驰名中外,具有个大、肥厚、质坚实的特点,被称为"明麻"。1972 年人工栽培成功,1974 年 11 月开始推广。当时有沙溪、楠杆、长丰、高山、泉口、堰塘等 15 个村组栽培 140 平方米,产量逾 300 公斤;1980 年有 30 个村组栽培,面积达 4000 平方米,产量逾 5000 公斤;1985 年收鲜天麻逾 14 万公斤;20 世纪 90 年代初,年产天麻 76 万公斤,产值达千万元。"八五"期间,德江天麻生产列入省级扶贫项目和"星火计划"。1993 年,德江引进天麻有性繁殖技术和密环菌培育技术,使天麻生产发生了一场技术革命,当年在泰国曼谷中国优质农产品及科技成果设备展览会上获银奖。1996 年,经贵州省中医研究所化验检测,德江天麻含天麻素 0.23%,比《中国药典》规定含量高 0.13%,维生素 C 的含量和 14 种游离氨基酸的总含量均高于《中国药典》规定的标准,和野生天麻极为接近。因此,德江天麻以优异的内在质量,树立了良好的品牌形象。1998 年底,德江县人工栽培天麻已覆盖 12 个乡(镇)、212 个村、11391 户,面积达 25 万平方米,产量 50 万公斤。德江县农业局设有天麻管理站,天麻公司负责天麻栽培技术指导,实行收购、加工、销售一条龙服务。2005 年,德江县高山土家族乡、沙溪土家族乡分别建起了 2 万平方米的天麻示范基地和加工企业。德江县开发的天麻酒获得了一系列荣誉:1981 年获铜仁地区科技成果奖;1983 年获对外经济贸易部荣誉证书;1987 年获铜仁地区第一届"梵净山杯"金奖;1988 年获全国优质保健食品奖和首届中国食品博览会金奖;1990 年被列为第十一届亚运会指定产品。德江天麻以其高质量而远销日本、东南亚各国等。①

2.杜仲

杜仲是我国特有名贵中药材,野生资源稀少,被有关部门定为国家二级珍贵保护树种。杜仲又名丝连皮、扯丝皮、丝棉皮、玉丝皮、思仲、思仙、木棉等,自古便以名贵药材而著称。中医古籍对其功效和主治做过详细叙述。如《神农本草经》将其列为药中上品,认为杜仲"主治腰脊疼,补中,益精气,坚筋骨,强志,除阴下痒湿,小便余沥。久服轻身,耐老"②。《名医别录》云:"主治脚中酸疼痛,不欲践地。"③《本草蒙筌》曰:"补中强志,益肾添精。腰痛不能屈者神功,足疼不能践者立效。除阴囊湿痒,止小水梦遗。"④《本草纲目》记载杜仲可以治疗肾虚腰痛、风冷伤肾、腰背虚痛、病后虚汗及自流汗、产后诸疾及胎体不安等症。⑤ 现代药理研究表明,杜仲在抗炎、抗病毒、抗肿瘤、抗衰老、抗高血压方面及对免疫系统具有一定的影响,在临床医学领域具有重要的开发利用价值。⑥《本草品汇精要》载:"主腰脊疼,补中,益精气,坚筋骨,强志,除阴下痒湿,小便余沥,久服轻身,耐老。脚中酸疼痛,不欲践地";"初生嫩叶,食,去风毒脚气,及久积风冷,肠痔下血"⑦。杜仲树皮有镇释、镇庙、安胎、利尿、降血压等功能,主治原发性高血压、筋骨无力、腰膝疼痛、风湿、习惯性流产、孕妇腰痛和排尿困难等症。杜仲除木质部外,各种组织或器官都含有高量的硬橡胶,绝缘性能优异,是制造海底电缆和耐酸碱容器的主要材料;杜仲木材纹理细致,不翘不

① 铜仁地区地方志编纂委员会编:《铜仁地区志·地理志》,贵州科技出版社2011年版,第83、84页。

② 尚志钧校注:《神农本草经校注》卷2《上品药·杜仲》,学苑出版社2008年版,第52页。

③ 尚志钧辑校:《名医别录辑校本》卷1《上品·杜仲》,中国中医药出版社2013年版,第31页。

④ 明·陈嘉谟撰,张印生、韩学杰、赵慧玲校注:《本草蒙筌》卷4《木部·杜仲》,中医古籍出版社2008年版,第226页。

⑤ 明·李时珍著,王育杰整理:《本草纲目》(第2版)木部第35卷《木之二·杜仲》,人民卫生出版社2004年版,第1636页。

⑥ 胡佳玲:《杜仲研究进展》,《中草药》1999年第5期,第394页。

⑦ 明·刘文泰:《本草品汇精要》卷17《木部上品之下·杜仲》,人民卫生出版社1982年版,第480、481页。

裂,宜于制造家具及作为其他建筑用材。[1]

　　近代医学研究发现,杜仲除传统的医疗功效外,还具有双向调节血压的作用,并可降低人体胆固醇含量,预防心脑血管硬化。1948—1951年,俄罗斯学者用杜仲皮提取液做药理实验,证明其降血压作用好,且具有持久性。并对100多位高血压病人进行临床治疗,取得满意的效果。1955年,在列宁格勒召开的首次国际杜仲药理学研究学术讨论会上,正式公布了杜仲降低血压的研究成果。1976年,美国威斯康星大学的学者在俄罗斯研究的基础上再次试验,证实杜仲确有调节血压作用。美国哈佛大学胡秀英教授研究认为,杜仲是目前世界上最高质量的无毒副作用的天然降压药物。美国夏威夷大学姚香雄教授认为"杜仲是最温和而安全的降血压药物"。北京医科大学药学院研究证明,杜仲具有促进记忆、抗疲劳、抗衰老、抗肿瘤及提高综合免疫力的独特效用。美国航天局专家认为,杜仲能促进机体代谢和预防老年骨质疏松,可用于加工生产航天食品和老年保健用品。陕西省杜仲临床观察协作组认为,杜仲治疗高血压的一个重要特点是在降压的同时,有明显的症状治疗。[2] 目前,用杜仲生产的杜仲茶、杜仲速溶粉、杜仲冲剂、杜仲晶、杜仲咖啡、杜仲可乐及杜仲酒等保健品也先后上市,并远销日本、韩国、加拿大、美国等国。可以预见,利用杜仲皮或杜仲叶提取物作为保健食品添加剂有着极为诱人的前景。此外,杜仲叶还可生产饲料添加剂,杜仲叶粉掺入畜、禽及鱼类饲料内,不仅可以提高畜禽及鱼类免疫力,减少疾病的发生,还可以提高畜、禽及鱼类产品的品质,使其味道更浓、更香,深受消费者欢迎。杜仲一向是我国外贸当中大宗出口的名贵中药材,在国际市场上享有盛名,每年为我国换回大量外汇。近些年来因货源供不应求,杜仲价格一直保持在高位。[3] 杜仲不仅药用价值高,还被

---

[1]　陕西省生物资源考察队:《秦岭北坡适宜发展杜仲》,《陕西农业科学》1972年第10期,第29页。

[2]　佚名:《中国几大药典中对杜仲的记录》,凤凰网中医频道(http://zhongyi.ifeng.com/news/zyzs/20103/40415.shtml)。

[3]　铜仁地区地方志编纂委员会编:《铜仁地区志·地理志》,贵州科技出版社2011年版,第473～474页。

用于橡胶和塑料工业等方面,被人们誉为"植物黄金"。[①]

古代铜仁地区便有野生杜仲分布,主要在思南、沿河、石阡[②]等地。新中国成立后,铜仁有关部门开始大量收购杜仲,如 1950—1960 年,全区杜仲年均收购量 40 吨左右,其中 1955 年最高达到 64.15 吨。由于过度挖掘,导致野生杜仲资源产量日益减少,20 世纪 70 年代,全区杜仲年产量仅在 0.5 吨左右。为解决供求矛盾,20 世纪 80 年代初,铜仁地区沿河、石阡、德江等县开始采用杜仲种子育苗,栽培杜仲林。1991—1993 年,石阡县政府即在山地上栽种 1 万亩杜仲。[③] 1994—1997 年,铜仁地区南巨药业有限责任公司先后投资 20 多万元,建成杜仲基地 2 个,种植杜仲 15 万株。[④] 2006 年第三次森林资源调查显示,铜仁全区杜仲林面积为 168 公顷,其中栽培杜仲林较多的是沿河县、德江县和铜仁市(今碧江区),分别为 37 公顷、29公顷、27 公顷,占全区杜仲林面积的 55.36%。[⑤] 1998 年,万山区开发了 1000 亩杜仲基地。[⑥] 2019 年,万山区又建成了包括杜仲在内的中药材 1 万余亩。[⑦] 这些为今后铜仁市对杜仲进行集中连片集约化经营奠定了基础。

3.黄栀子

黄栀子又名山栀子、红栀子、越桃、黄果树、黄荑子、木丹、林兰等,是传统中药材。《本草经集注》《名医别录》《药性论》《食疗本草》《本草图经》《医

[①] 王卫华:《委员呼吁建立杜仲产业化循环经济体系》,《贵州政协报》2011 年 3 月 3 日,第 B2 版。

[②] 见道光《思南府续志》卷 3《食货门·土产》,道光二十一年(1841)刻本;民国《沿河县志》卷 3《风土志·方物》,民国三十二年(1943)铅印本;民国《石阡县志》卷 10《风土志·方物》,民国十一年(1922)铅印本。

[③] 杨再全:《希望在山 潜力在山——石阡县开发非耕地资源调查》,《农村经济与技术》1994 年第 8 期,第 28 页。

[④] 罗雪峰:《绿色产业——经济林木的成本核算》,《中国乡镇企业会计》1998 年第 1 期,第 25 页。

[⑤] 铜仁地区地方志编纂委员会编:《铜仁地区志·地理志》,贵州科技出版社 2011 年版,第 473~474 页。

[⑥] 铜仁地区地方志编纂委员会编:《铜仁地区志·卫生志》,贵州人民出版社 2003 年版,第 244、245 页。

[⑦] 李杰、杨帆:《万山持续深入推进农村产业革命》,《铜仁日报》2019 年 7 月 11 日,第 10 版。

学启源》《本草纲目》《本草蒙筌》《药类法象》《本草备要》等医学著作对栀子的功效均有记载,如《本草图经》:"主五内邪气,胃中热气,面赤,酒疱皶鼻,白癞,赤癞,疮疡。"①《本草蒙筌》:"家园栽者,肥大且长,只供染色之需,五棱六棱弗计;山谷产者,圆小又薄。堪为人药之用,七棱九棱方良。""留皮除热于肌表,去皮却热于心胸。"②《本草纲目》:"治吐血、衄血、血痢、下血、血淋、损伤瘀血,及伤寒劳复、热厥头痛、疝气、汤火伤。"③当代研究结果表明,栀子具有泻火、清热解毒之功效,以及护肝、利胆、降压、镇静、止血、消肿等作用。在中医临床常用于治疗黄疸型肝炎、扭挫伤、高血压、糖尿病等症,还可以外治扭挫伤痛等。④

栀子的临床应用在古医书中也多有记载,如《伤寒论》《寒温条辨》《金匮要略》所载"栀子柏皮汤",可主治伤寒身黄发热、湿热郁于肌表。《太平惠民和剂局方》所记"八正散"(车前子、瞿麦、扁蓄、滑石、山栀子仁、甘草炙、木通、大黄)具有清热泻火、利水通淋之功,常用于湿热淋证。⑤《外台秘要》所记"黄连解毒汤"(黄连、黄芩、黄柏、栀子)主治一切实热火毒、三焦热盛之证,以及大热烦躁、口燥咽干、错语、不眠、热病吐血、衄血、热甚发斑、身热下痢、湿热黄疸;外科痈疽疔毒,小便赤黄,舌红苔黄,脉数有力,还常用于败血症、脓毒血症、痢疾、肺炎、泌尿系感染、流行性脑脊髓膜炎、乙型脑炎以及感染性炎症等。⑥《圣济总录》记录的"栀子仁汤"(栀子仁、赤芍药、大青、知母、甘草、石膏、杏仁、升麻、黄芩、柴胡)治疗阳毒伤寒、壮热、

①　宋·苏颂编撰,尚志钧辑校:《本草图经》卷11《木部中品·栀子》,安徽科学技术出版社1994年版,第372页。

②　明·陈嘉谟撰,张印生、韩学杰、赵慧玲校注:《本草蒙筌》卷4《木部·山栀子》,中医古籍出版社2008年版,第222页。

③　明·李时珍著,王育杰整理:《本草纲目》(第2版)木部第36卷《木之三·栀子》,人民卫生出版社2004年版,第1716页。

④　沈爱宗、刘圣、汤源泉:《栀子药理作用及临床应用进展》,《基层中药杂志》1997年第2期,第49页。

⑤　宋·太平惠民和剂局编,刘景源点校:《太平惠民和剂局方》卷6《治积热·八正散》,人民卫生出版社1985年版,第212页。

⑥　唐·王焘:《外台秘要》卷1《伤寒上 十二门》,人民卫生出版社1955年版,第72页。

百节疼痛;"栀子檗皮汤方"(栀子、黄檗、草炙)治伤寒身黄发热。①《普济方》所记"山栀子散","山栀子不拘多少,烧存性,末之,搐入鼻中",可治疗衄血、痨瘵吐血咯血。②

栀子不仅是重要的中药材,而且从栀子果实中提取的天然色素栀子黄为绿色添加剂,广泛应用于食品、化工等行业,作为食品色素对人体无副作用,作为工艺品的染色素具有长期保持鲜亮不易褪色的优点。目前纯天然黄色素在食品业、染色业中所占比例仅为 10%,而国内每年以 20%～30% 的需求速度增长,市场前景广阔。③

栀子在铜仁地区的开发历史也比较悠久,无论是民国《铜仁府志》(卷7《物产》)还是民国《沿河县志》(卷 13《风土志》)均有记载,但未见有明确的栀子贸易之记录。20 世纪 90 年代末,铜仁地区才开始引种栽培黄栀子,现已兴建黄栀子基地 312 公顷。目前发展较快的是松桃苗族自治县,已兴建黄栀子基地 174 公顷,其次是德江县,已兴建 53 公顷,两县占全区黄栀子面积的 72.76%。目前黄栀子产量不高,但行间可套种花生、豆类、绿肥作物,总体经济效益较高。④

4.银杏

银杏又名白果、公孙树,是现存裸子植物中最古老的孑遗物种之一,人称"活化石"。银杏种子营养丰富,在诸多的干果中,其经济价值排名第三。银杏的叶果是出口创汇的重要产品,尤其是防治高血压、心脏病重要的医药原料,从银杏叶中提取的物质达 160 余种,主要有黄酮类、酚类、生物碱、白果醇等,可以"捍卫心脏、保护大脑"。银杏果是高级滋补保健品,具有天然保健作用,长期食用能够延缓衰老、益寿延年,在宋代被列为皇家贡品。

---

① 宋·赵佶敕编,王振国、杨金萍主校:《圣济总录》(第 3 册)卷 27《伤寒门》、卷 28《伤寒门》,中国中医药出版社 2018 年版,第 764、776 页。

② 宋·许叔微:《普济本事方》卷 5《肠风泻血痔漏脏毒》,上海科学技术出版社 1959 年版,第 72 页。

③ 赖联赛等:《黄栀子特征特性及高产栽培技术》,《甘肃农业科技》2006 年第 1 期,第 45 页。

④ 铜仁地区地方志编纂委员会编:《铜仁地区志·地理志》,贵州科技出版社 2011 年版,第 473 页。

明代嘉靖《思南府志》卷3《田赋志·土产》即记载当时思南府出产银杏。银杏在铜仁地区各县均有分布,而且区内各县都还保存有古银杏树。如印江县喻家寨千年银杏树,树高42米,周长13.7米,直径4.36米,主干分7枝,每枝恰似一棵大树。遗憾的是,成片的银杏林很少。铜仁地区是在21世纪初才开始人工兴建银杏基地林,现有的银杏林大部分是近几年来才栽培的未成林。区内过去和现在销售的银杏种子,绝大部分是从保存的古银杏树上采摘来的。2006年调查结果表明,全区有银杏林113公顷。目前在积极发展银杏的是沿河县、印江县、德江县、石阡县与玉屏县。[①]

5.五倍子

五倍子又名文蛤、百虫仓、百药煎、盐肤子、木附子、漆倍子、红叶桃、旱倍子、乌盐泡等。五倍子在医学上用途广泛,《日华子本草》:"治中药毒,消酒毒。"[②]《本草图经》:"生津。"[③]《开宝本草》:"疗肺脏风毒流溢皮肤,作风湿疮瘙痒脓水,五痔下血不止,小儿面鼻疳疮。"[④]《本草衍义》:"口疮以末掺之,便可饮食。"[⑤]《本草蒙筌》:"煎汤洗眼目,消赤目止疼,专为收敛之剂。"[⑥]《本草纲目》记载:五倍子能够敛肺降火,化痰饮,止咳嗽,消渴,治盗汗、呕吐、失血、久痢、黄病、心腹痛、小儿夜啼,治眼赤湿烂,消肿毒、喉痹,敛溃疮、金疮,收脱肛、子肠坠下,其气寒,能散热毒疮肿;其性收,能除泻痢湿烂。[⑦]五倍子还可以用来治疗火伤及烫伤。[⑧]

①　铜仁地区地方志编纂委员会编:《铜仁地区志·地理志》,贵州科技出版社2011年版,第474页。

②　五代·日华子著,尚志钧辑校:《日华子本草》(辑校本)卷13《木部下品·盐肤子》,皖南医学院科研处1983年油印本,第79页。

③　宋·苏颂编撰,尚志钧辑校:《本草图经》卷9《草部下品·五倍子》,安徽科学技术出版社1994年版,第316页。

④　宋·卢多逊等撰,尚志钧辑校:《开宝本草》(辑复本)卷11《草部下品之下·五倍子》,安徽科学技术出版社1998年版,第254页。

⑤　宋·寇宗奭:《本草衍义》卷12《五倍子》,商务印书馆1937年版,第71页。

⑥　明·陈嘉谟撰,张印生、韩学杰、赵慧玲校注:《本草蒙筌》卷4《木部·五倍子》,中医古籍出版社2008年版,第240页。

⑦　明·李时珍著,王育杰整理:《本草纲目》(第2版)虫部第39卷《虫之一·五倍子》,人民卫生出版社2004年版,第1832页。

⑧　段虹:《自制五倍子散治疗烫伤16例》,《云南中医中药杂志》2009年第9期,第35页。

除了药用价值,以五倍子为原料制成的单宁酸、没子酸和焦性没食子酸单宁酸,还可以用于金属防腐蚀、稀有金属提炼、石油钻井、医药卫生、食品、合成纤维印染固色、三废处理和化学分析等方面,还可以制造墨水、印刷染料、感光材料等。[1] 因此,五倍子用途广泛,市场巨大,为其产业化提供了很好的条件。

铜仁地区古代即有大面积的五倍子产地,嘉靖《思南府志》(卷3《田赋志·土产》)、乾隆《玉屏县志》(卷5《赋役志·物产》)、道光《思南府续志》(卷3《食货门·土产》)、道光《松桃厅志》(卷14《食货门·土产》)、民国《沿河县志》(卷13《风土志》)、民国《石阡县志》(卷10《风土志·方物》)、民国《德江县志》(不分卷)等都有关于五倍子的记载,足见其分布之广。民国三十七年(1948)11月的调查结果显示,石阡县人工经营的五倍子面积为125.47公顷,有1320户经营,年产量4.71吨。迄今为止,铜仁仍是贵州省五倍子的主产区,产量位居全省第二。区内成片的倍林很少,绝大部分是混生在其他林分内。铜仁五倍子产量经历一个曲折变化的过程。从1950—1998年,全区五倍子年均产量203吨,1998年产量达到497吨。在20世纪50年代,全区五倍子产量多在300吨左右。20世纪60—90年代初,产量下降,年产量在100~200吨左右徘徊。1995年以后,全区五倍子年均产量达到了300吨以上。区内五倍子资源主要分布于石阡、松桃、沿河、印江、思南、德江、江口等县海拔600~1200米的潮湿坡谷地带。区内五倍子共有角倍、园角倍、倍蛋、倍花、红倍花、枣铁倍、蛋铁倍、红小铁枣、铁倍花9个品种,其中以角倍产量最高,占全区五倍子产量的95%以上。全区自然倍林夏季主密度每公顷平均1770株,平均结倍株率为21.67%,每公顷平均产量为9.15公斤,单产较低。20世纪80年代至90年代初,五倍子一直是国内外市场的抢手货,沿河、石阡等县均将其列为"八五"期间的重点支柱产业加以开发,引进扶贫资金800万元,建设0.87万公顷的五倍子人工生产基地。1993年开始,印江县政府也规划栽种14万亩五倍子。但是,在20世纪90年代后期,由于五倍子用途逐渐被塔拉取代,其价

---

[1]　赖永祺:《五倍子丰产技术》,中国林业出版社1990年版,第18、19页。

格急剧下滑,故而严重影响了区内农户从事五倍子种植的积极性。[①]

6.朱砂和水银

朱砂,又称朱沙、丹、丹粟、丹沙、丹镞、丹朱等,是提取水银的原料。唐代《新修本草》称其"通血脉,止烦满,消渴,益精神,悦泽人面,杀精魅邪恶鬼,除中恶、腹痛、毒气、疥瘘、诸疮"[②],是重要的矿物药材。朱砂同时还是重要的颜料,水银则是重要的工业原料,还可用作防腐剂。因此,朱砂和水银有诸多用途,市场需求量很大。

铜仁地区的朱砂开采历史悠久。相传秦时就有人在区内采矿,汉代已闻名国内。唐《元和郡县图志》卷30《江南道》载开元贡:思州,朱砂。[③] 唐代思州治今铜仁沿河县一带,思州贡朱砂既表明该地朱砂质量高,又说明这里有朱砂开采。明初即在铜仁一带设有朱砂场局,"惟贵州大万山长官司有水银、朱砂场局"[④],对朱砂生产进行管理,其中思南府(治今思南县),"岁解水银一百九十七斤八两",水德司(今思南县西)四斤,蛮夷司(今思南县东南)三斤,印江县(即今印江县)二十三斤;铜仁府(治今铜仁碧江区),"岁解水银二十九斤八两,朱砂一十六斤八两";省溪司(今江口县北)"一十一斤",万山司(今万山区)"五斤八两"[⑤]。清代,本区朱砂产地亦存在,"铜仁产者有形如箭镞号箭头砂,最为可贵,产于万山厂。他砂皆产于土中,此砂独产于石夹缝中,取之最难,每块并无重至一两者"[⑥],"府南大万山,产朱砂,月可得万斤"[⑦]。由此可见,今铜仁万山区所产朱砂不仅质量好而且产量不菲。此外,印江、松桃、玉屏等县也有朱砂矿资源。[⑧] 清光绪二十五年(1899),英国、法国在万山城设英法水银公司,开采10年,掠夺水银700

---

①　铜仁地区地方志编纂委员会编:《铜仁地区志·地理志》,贵州科技出版社2011年版,第474页。

②　唐·苏敬等修,尚志钧辑校:《新修本草》卷3《玉石部上品·丹砂》,安徽科学技术出版社1981年版,第86页。

③　唐·李吉甫撰,贺次君点校:《元和郡县图志》,中华书局2005年版,第741页。

④　清·张廷玉等:《明史》卷81《食货五》,中华书局1974年版,1974页。

⑤　嘉靖《贵州通志》卷3《土产》,嘉靖三十四年(1555)刻本。

⑥　乾隆《贵州通志》卷15《食货志·物产》,乾隆六年(1741)刻嘉庆修补本。

⑦　宣统《贵州地理志》卷6《铜仁府》,宣统二年(1910)油印本。

⑧　贵州省图书馆编:《贵州矿产资料辑录》,贵州人民出版社1984年版,第33、34页。

多吨,获利 400 余万银圆。民国二十七年到民国三十五年(1938—1946),国民政府资源委员会在铜仁设矿务局,8 年间生产水银、朱砂近千吨,产品绝大部分销往美国。民国三十五年(1946)9 月,铜仁县资源委员会汞业管理处将其在区内的资产及矿权出让给益民股份有限公司,同时将岩屋坪、大硐喇的矿权出让给黔东民生股份有限公司。万山汞矿开采盛极一时。1955 年,地质人员经过实地调查后认为,从明初朱砂水银场局到 1949 年万山解放的 580 余年间,铜仁产汞量共 0.8 万吨左右。1950 年 10 月,铜仁区公署成立公私合营万山汞矿公司,后过渡为国营贵州汞矿。近 40 年来,国家以近亿元的投资,把万山区建成国内最大的汞系列产品生产基地,有职工 5000 余人,有现代化设备和厂房,有年产汞上千吨的生产能力,主要产品有"银河牌"汞、"红菱牌"朱砂、氯化汞、氧化汞、钛汞齐、汞触媒、人造朱砂等汞系列产品。"银河牌"汞和"红菱牌"朱砂两度获国家银质奖和贵州省优质产品证书,汞产品驰名五洲四海,畅销 40 多个国家和地区,在国际市场享有免检资格。40 年间,贵州汞矿共产汞 1.84 万吨,朱砂 0.154 万吨,总产值 6.2 亿元,为中国有色金属工业总公司的大型企业。目前,铜仁所属石阡、沿河、思南、德江、印江、松桃、玉屏等县和万山区均有朱砂和水银产地,其中万山区所产的朱砂散生水晶石中,红白绚映,艳丽夺目,有比重大、色泽鲜红、半透明亮、金刚光泽的特点[①],在市场上有较大的竞争力。但需要注意的是,朱砂和水银属不可再生资源,开采愈久,资源愈少,因此朱砂药材的产业化当慎重,应采取保护性开采政策。

以上对铜仁市特色药材的简要叙述,有助于我们对本区药材产业化发展的方向有所认识和理解。另外,本区内还有国家二级保护动物如水獭、水鹿、毛冠鹿、林麝等,它们是名贵的动物药材,对其之利用应该由野生转向家养,以实现动物药材资源的可持续发展。

(五)铜仁市药材产业化策略

铜仁市已有的药材产业基础为今后本区药材产业化的进一步发展奠定了良好的基础,创造了有利条件。在现有基础上如何进一步做好、做大、

---

① 铜仁地区地方志编纂委员会编:《铜仁地区志·地理志》,贵州科技出版社 2011 年版,第 86~87 页。

做强中药材产业是目前和未来铜仁市有关部门重点思考的问题。笔者以为,铜仁市药材产业化应注意以下策略。

1.科学规划,长远布局

科学规划、长远布局既是药材产业化的关键举措,又是药材产业化的战略抉择。一个科学的规划和布局,对药材产业化的发展具有重要的指导意义。在现实生活中,笔者发现一些地方政府没有科学规划药材产业,不切实际地盲目上马一些药材产业项目,结果又因效益低、前景差而下马,不仅劳民伤财,而且给今后发展药材产业带来极为不利的负面影响。因此,科学规划、长远布局是做好药材产业化的关键,也是第一步要做好的工作。铜仁市有关部门应该在立足本地区自然、社会、市场等实际的基础上,用动态的眼光对中药材未来的发展走向和趋势做出合理判断,以便为本区药材产业发展制订出科学合理的规划。这个规划至少要有 10 年的指导价值。如何科学规划,有关部门不妨参阅民革贵州省委在省政协十届四次会议上的提案《关于综合利用杜仲资源,大力发展杜仲产业的建议》。在该提案中,民革贵州省委提出,应将建立杜仲产业循环经济体系纳入贵州省"十二五"规划;建议由省政府牵头组建推动杜仲产业化联盟;探索构建多层面的循环经济体系模式,做大做强杜仲产业,形成以杜仲橡胶系列新材料开发为中心的杜仲资源综合开发利用的战略性新兴产业。① 此外,松桃县《关于加快中药材产业发展的意见》和《关于中药材产业发展奖励扶持政策》也有不少亮点。以此为参考,铜仁市应将药材产业化体系纳入铜仁市"十三五"乃至"十四五"规划,在规划中选取数种有发展潜力的中药材,如前所述的杜仲、天麻、五倍子、银杏、栀子等,在种植面积、技术研发、市场销售、产业联盟、循环经济体系模式、功能区等方面进一步细化具体措施,以保证药材产业化有步骤、有目的地实施。特别要指出的是,在制订规划时,切忌拍脑袋、假大空、喊口号,盲目上马,一定要在尊重铜仁实际的基础上,广泛吸收专家、农户、制药企业等多方面的意见,形成合力去制订规划。

---

① 王卫华:《委员呼吁建立杜仲产业化循环经济体系》,《贵州政协报》2011 年 3 月 3 日,第 B2 版。

2.加大科技研发力度

铜仁市地处山区,土地面积有限,要增加药材产量,依靠增加土地面积是行不通的。但没有一定的产量做基础,药材产业化就会大打折扣。因此,这就要求在提高单位面积产量上下功夫。而要提高单位面积产量,必须加大科技研发力度,依靠科技进步解决问题。铜仁市在这方面曾有好的做法和经验。如为提高五倍子单位面积产量,原铜仁地区林业科学研究所积极开展科研试验工作,将区内五倍子自然林分划分成利用型、抚育型、补植型、改造型等4种经营类型进行分类经营管理。1986年,通过采取五倍子系列增产技术,在思南县炉山林场48.73公顷的五倍子基地中创造了角倍大面积丰产的全国纪录,将自然倍林五倍子单产由9公斤/公顷提高到了68.25公斤/公顷。1991年,经过进行野生倍林改造,使每公顷平均产量进一步上升至138公斤水平,其中有逾6.67公顷倍林每公顷产角倍达到了300公斤以上水平。由于五倍子是昆虫资源,常受气候、环境和人为等因子的影响不能稳产,在20世纪90年代,科技人员采用蚜虫工厂化生产的新技术,通过人工挂袋释放倍蚜虫的方法,不仅实现了五倍子稳产高产目的,还进一步扩大了五倍子的产结范围。[①]

原铜仁地区中药厂的科技创新工作同样值得参考。该厂于1971年建立,生产的主要产品是天麻酒,该酒在1982年重庆召开的全国同类产品评比会中,获得总分第二名,受到中国药材公司表彰;1983,梵净山牌"天麻酒"被评为省优质产品,复方枇杷膏获铜仁地区优质产品奖。但铜仁地区中药厂并没有沾沾自喜、裹足不前。此后,企业通过对硬件设备、生产环境进行一系列的技术改造,建成了丸、散、膏、片、糖浆、酊水、冲剂等生产车间,生产的产品由原来的天麻酒和复方枇杷膏转向强力银翘片、银翘解毒片、六味地黄丸、大山楂丸、健脾丸、天麻酒、磁珠酒、止咳枇杷露、强力枇杷、2%红药水、复方枇杷叶青、小儿止咳糖浆、山楂冲剂等30多个品种;年生产中成药在1000吨左右,生产的品种有的成为名牌产品,畅销国内大中

_____

① 铜仁地区地方志编纂委员会编:《铜仁地区志·地理志》,贵州科技出版社2011年版,第475页。

小城市。① 铜仁地区中药厂科技创新的成功为目前如何加强技术研发以扩大中药材加工品种提供了思路。

　　既然有如此的经验可资借鉴,铜仁市有关部门应该以原铜仁地区林业科学研究所和铜仁地区中药厂为榜样,找准要解决问题的关键点,集中力量,加强对目前急需要解决的技术难题进行攻关,力争掌握药材产业开发的核心技术。现以杜仲为例说明。杜仲不仅广泛应用于医药领域,而且用于工业、交通、通信、航天、国防和人民日常生活用品中,尤其是杜仲胶将成为21世纪开发新型材料的重点之一。② 但目前包括铜仁在内的贵州各杜仲产地主要是利用杜仲皮作为中药,对杜仲的其他部位如叶子的利用不够,更未能掌握从杜仲皮中提取杜仲胶的核心技术。而要开发杜仲叶子和杜仲胶,必须有相应的先进技术。这就必须重视和加大科技研发的力度。基于此,铜仁市可以考虑引进专业人才,自己研发,以便拥有相关的核心技术,提高以杜仲为代表的中药材产品的技术含量和附加值,从而提高药材的价格。同时要通过科技研发,发掘新的药用资源和新的种质资源,以增强药材产业未来发展的后劲。

　　俗话说:中药材少了是宝,多了是草。在药材产业化的过程中,由于受市场价值规律的作用,中药材不可避免会出现暂时过剩或价格起落的现象,再加上某些药材容易受潮发霉,不宜长久保存。如果药材长时间储存,不仅会影响药材的质量而且会影响药材的经济效益。因此,如何避免中药材发霉变质,就需要在保存技术上有所突破。这无疑也应该加大科技研发力度。

　　不仅如此,科技研发还要关注中药材的衍生品的开发,如金银花,不仅要研发其作为中药材的功能,还要研发其作为观赏植物的功能;杜仲、黄柏、厚朴与银杏等药材,还要加大其作为绿化树种和林下种植、林下养殖、

　　① 铜仁地区地方志编纂委员会编:《铜仁地区志·卫生志》,贵州人民出版社2003年版,第245页。

　　② 王卫华:《委员呼吁建立杜仲产业化循环经济体系》,《贵州政协报》2011年3月3日,第B2版。

森林景观①的研发。

3.合适的开发方式

采用什么样的方式来调动农民种植药材的积极性和主动性,一定程度决定着药材产业化的成败,因为只有农民积极、主动种植药材,才能为药材产业提供必需的原料;同时,还要采取方法调动药材加工企业的积极性,使其能及时将农民种植的药材转化为药材产品,否则药材产业化便是空谈。这就需要有合适的开发方式,既调动农民又调动药材加工企业的积极性。松桃县近年来探索的药材开发方式值得借鉴。该县从实际出发,出台了《关于加快中药材产业发展的意见》和《关于中药材产业发展奖励扶持政策》等一系列优惠政策,始终坚持"建基地与龙头并重,以龙头带基地,以基地引龙头,基地与龙头互促互进"的工作思路,通过"公司+基地+农户""公司+基地+协会+农户"等方式,建成了一批集中连片、高标准、上规模的"药产业"基地。不仅如此,松桃县还极力为企业的药材产业化提供力所能及的帮助和扶持。为了给制药企业、种药大户提供良好的发展软环境,该县积极争取项目资金,协调建设用地,通过政策引导、信息服务、技术示范、典型引路等办法,千方百计扶持中药材龙头企业和种植大户,搞好"药产业"发展。为消除种植户的后顾之忧,让销售有保障,该县药材企业杰峰公司在九江、甘龙、迓驾、乌罗、孟溪等10多个乡镇发展中药材,全部实行合同订单保护价收购,公司负责提供优质种苗和农资产品,每亩补贴农户100元种苗款,为农户购买每亩10元的自然灾害保险,并无偿提供技术服务。与此同时,政府还扶持种植户每亩100元。另外,该县对发展"药产业"的乡镇给予奖励扶持,按发展计划,对完成任务达80%以上的乡镇,经验收后,年终按每亩10元进行奖励,极大地调动了全县干部群众发展中药材产业的积极性。党的十八大提出了土地流转,这为种植药材大户提供了难得的机遇。松桃县抓住时机,加大土地流转的宣传发动,积极鼓励农民

---

① 王胜男、缪光平:《摸底林下经济 规划长远布局》,《中国绿色时报》2013年4月3日,第3版。按,林下种植包括林药、林菌、林粮、林茶、林果、林菜、林草和林花等具体模式;林下养殖包括林禽、林畜、林下特色养殖(林蛙、林鹿、林蜂、林蝉等)等具体模式;森林景观利用主要指"林家乐"或林区"农家乐"等。

以承包、租赁、入股等方式进行土地流转,使土地向中药材种植户、农民专业合作社经济组织和龙头企业手中流转。目前,该县土地流转用于种植药材已达 30000 亩,涉及农户 35000 余户,辐射带动并建成中药材生产加工基地 40000 余亩。组建农民药材专业合作社,提高农民组织化程度,使千家万户的小生产与千变万化的大市场实现对接,最大限度地降低经营风险,保护了农民利益,这是松桃县的又一成功做法。通过中药材专业合作社,该县百合远销上海,并与航空公司进行订单生产,实现年产值 5100 万元。几年来,该县中药材产业在农业经济中的拉动作用日益显现,并逐步形成了特色品牌。2009 年,该县注册成立松桃苗家金银花高新技术开发有限公司,全面启动"苗家金银花"和"苗金花"两个十分具有特色的"药产业"品牌。只要有了经济效益,农民尝到了种植药材的甜头,其积极性自然就会高涨。如松桃县长兴堡镇岩科村杨文勇在 2010 年种植金银花年收入达 2.5 万余元,这无疑增加了他种药材的积极性。松桃县大坪场镇干串村依托松桃杰峰药业有限责任公司,创办了中药材示范基地 1500 亩,两年来为该村创收近 210 万元。① 松桃县采用"公司＋基地＋农户""公司＋基地＋协会＋农户"的开发方式,一头连起农户,一头连起企业,做到农户和企业双赢。这种开发方式无疑具有一定的典型意义,值得其他地区借鉴。当然,随着国家政策的完善和改革的深入,将会有更多的适合区域实际的药材开发模式创新。

4.区域内协作发展

由于铜仁市自然地理环境存在一定的差异,不同地域出产不同种类的药材,如德江的天麻、思南的五倍子、万山的朱砂和水银。近几年,各县区也加大了对本县区中药产业化支持的力度,其中不乏对相同品种争相立项。这既造成相应的资源浪费,也加剧了同质化竞争,给药材产业化带来了不利影响。因此,铜仁市有关部门应统一对区内中药材产区进行科学规划,合理分工,根据实际确定药材主产区;各县区之间也应加强协调,从战略上建立中药材产业化带,建设中药材 GAP 基地,突出区域特色,避免同

---

① 龙再刚、齐敏:《药材飘香富路宽——松桃发展中药材产业纪实》,《铜仁日报》2010年 9 月 3 日,第 2 版。

质化和恶性竞争。

5.开发与保护并重

铜仁市尤其是梵净山地区,既有国家重点保护的野生植物药材,也有国家重点保护的野生动物药材。由于以往不合理、不科学的开发,野生药用动植物数量急剧下降,给药材资源的可持续开发利用带来了严峻的挑战。这就需要将名贵的野生动植物加以保护,因而急需建立自然保护区,特别是对本地珍稀品种和特有品种进行就地保护。为解决市场对药材的需求,在保护野生资源的同时,应该注意对其科学的开发利用,力争做到开发和保护并重。要做到这一点,加大对野生药材植物转化为家种、对野生药材动物转化为家养的研发力度,应该是当务之急。另外,对朱砂和水银等矿物药材,同样也应该科学合理开发,注意保护资源。

6.培植龙头企业,增强辐射带动作用

20世纪80年代,为了充分利用本地中药材资源,铜仁地区利用国家扶贫贷款,通过以工代赈等方式,先后建成了德江县银杏黄酮厂、思南县药用雄黄厂、万山区药用汞系列加工厂,并对铜仁制药厂进行了技术改造,使其消耗中药材原料在4000吨左右。[①] 除此之外,目前在铜仁市投资药材产业的著名企业有贵州神奇、本草制药为代表的一批知名制药企业。除此之外,贵州信邦中药材发展有限公司、贵州恒霸药业有限责任公司、贵州南长城企业集团、贵州康奇药植开发有限责任公司等中药材种植和加工龙头企业6家,相继入驻铜仁。在铜仁所属县域也有一些药材开发企业,如松桃苗家金银花高新技术开发有限公司和杰峰药业有限责任公司等。就这些药材企业目前情况看,其规模仍有待进一步扩大,资金需要进一步增加,核心技术需要进一步提升。只有进一步培植药材企业,使其成为龙头企业,增强对药材产业发展的辐射带动作用,才能形成集聚效应,才能更好地发展药材产业,推动药材产业做好、做大、做强。

---

① 铜仁地区地方志编纂委员会编:《铜仁地区志·卫生志》,贵州人民出版社2003年版,第245页。

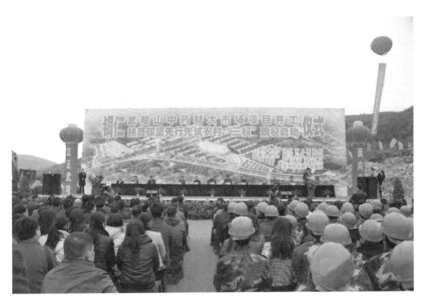

铜仁武陵山区中药材大市场项目启动仪式现场

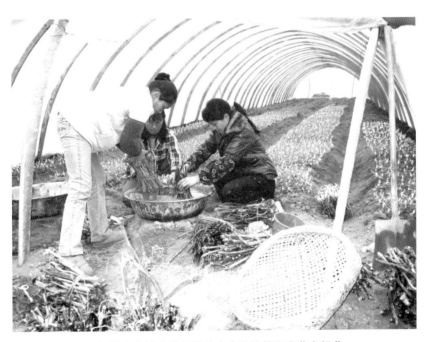

沿河县官舟镇中药材基地农户在嫁接和育苗金银花

后 记

本书是笔者自 1993 年参加工作 27 年来,第一次出版的专著,是在本人博士学位论文的基础上,经过修改、补充后完成的。本书的完成首先得益于我的博士导师卢华语先生耐心细致的指导。先生逐字逐句、逐行逐段地批阅,留下的一串串红色笔迹,烙下的一句句刻骨话语,至今还印在脑海之中,激励我在学术研究的道路上踏踏实实、认认真真,一丝不苟严格要求自己。导师的爱人邓堪先生,对我教诲颇深,本书在未成文之前,每用错的一个字和一个标点,他都要说个子丑寅卯来,让我现在写作或审阅他人文稿时,总是一个字、一个标点都要推敲一二,斟酌一番。现在两位先生都已是古稀老人了,谨以此书的出版向两位恩师致以崇高的敬意和谢意!

本书之所以能够出版,也离不开我家人的倾力支持和诸多师友的帮助。本书在作为博士学位论文之际,曾得到陕西师范大学周伟洲教授、四川大学刘复生教授、华中师范大学龚胜生教授的书面指点和修改意见;在答辩之际,又得到武汉大学杨果教授、中山大学司徒尚纪教授,以及西南大学黎小龙教授、蓝勇教授、张文教授等的当面指导。此外,西南大学历史文化学院、历史地理研究所的领导、老师、同门、学友也对本书的写作提供了不少帮助,在此一并谢过!

还要提及的是,为完成本书,2010 年 1 月 19 日至 2 月 1 日,笔者在渝东南、鄂西南、湘西等地进行实地考察和搜集资料时,黔江区档案馆周光春主任、张琼馆员,政协黔江学习文史委员会何开荣主任,黔江区方志办刘素碧女士,黔江区马喇镇农民胡长仲,酉阳县档案局(馆)黎洪局长,酉阳县经贸委郭函副主任,酉阳县农委药材产业化办公室张向军科长、王学晴女士,秀山县清化场镇药农杨胜荣、张远祥、杨友祥、石胜全,彭水县档案局张仙泉主任,彭水县德昌元药店黄远波先生,咸丰县档案局陈学军局长、李娅馆员,咸丰县高乐山镇药农苏元梅、付光伦,咸丰县人大退休干部刘德山,来凤县史志办赵春峰主任,政协龙山县学习文史委员会彭文炳先生,宣恩县档案馆康敏馆员,宣恩县方志办黄德凌副主任,宣恩县药材办刘宏局长,鹤峰县档案局(馆)魏鉴平局长、郭淑静副局长、龚敏科长,鹤峰县史志办裴德超,鹤峰县同源堂药店龚彩芹先生,建始县档案局田其武局长、黄思令馆员、陈艳宇馆员等人提供了许多帮助;西南大学育才学院的胡光婧同学也做了大量的工作! 在本书即将付梓印刷之际,特致谢意!

我还要特别感谢厦门大学出版社的支持,感谢章木良编辑的辛勤工作,使得本书得以顺利出版。每每看到木良编辑在书稿上改过的笔迹,一方面感激之情油然而生,真诚地为她细心的劳动点赞,一方面为自己写作时的纰漏给她工作带来的不便深深自责,让我今后更加细心更加认真,努力避免错误。

我还要感谢贵州师范大学历史与政治学院的大力资助。正是学院的资助,使本书出版有了经费保障。同时还要感谢贵州师范大学提供的博士科研启动项目,以这个项目为契机,笔者在博士学位论文的基础上经过多年的修改和补充,使本书内容得以完善。

毫不夸张地说,本书的出版,是多人帮助的结果,是众多因素促成的结果,所以对本书我有着特殊的感情。当然,由于本人学术水平、研究能力有限,本书疏漏、欠缺之处在所难免,还有不少需要改进之处。敬请各位专家、学者和同人、朋友指正为盼。

最后,再次向所有关心、支持、帮助我的老师和朋友们表示最诚挚的感谢,并送上最美好的祝福!

胡安徽

2020 年 7 月于贵州师范大学